外科皮肤美容缝合教程
——心形皮下缝合技术

Aesthetic Skin Closure Techniques in Surgery:
Heart-Shaped Subcutaneous Suturing

主编 舒茂国 杨东运 何 林

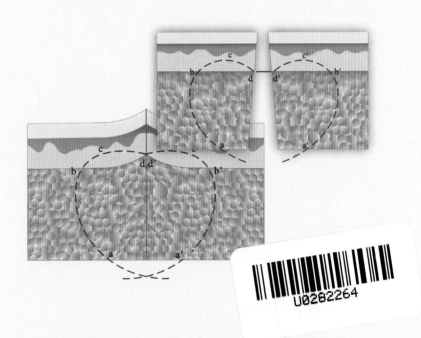

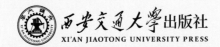

西安交通大学出版社
XI'AN JIAOTONG UNIVERSITY PRESS

图书在版编目(CIP)数据

外科皮肤美容缝合教程：心形皮下缝合技术 / 舒茂国，杨东运，何林
主编. — 西安 ：西安交通大学出版社，2024.8
　ISBN 978 - 7 - 5693 - 2994 - 0

Ⅰ. ①外… Ⅱ. ①舒… ②杨… ③何… Ⅲ. ①美容—整形外科
手术—缝合术 Ⅳ. ①R622

中国版本图书馆 CIP 数据核字(2022)第 243235 号

WAIKE PIFU MEIRONG FENGHE JIAOCHENG：XINXING PIXIA FENGHE JISHU

书　　名	外科皮肤美容缝合教程——心形皮下缝合技术
主　　编	舒茂国　杨东运　何　林
责任编辑	赵文娟
责任校对	张静静
封面设计	任加盟

出版发行	西安交通大学出版社
	（西安市兴庆南路 1 号　邮政编码 710048）
网　　址	http://www.xjtupress.com
电　　话	(029)82668357　82667874(市场营销中心)
	(029)82668315(总编办)
传　　真	(029)82668280
印　　刷	西安五星印刷有限公司

开　　本	787mm×1092mm　1/16　**印张** 15.25　**字数** 320 千字
版次印次	2024 年 8 月第 1 版　　2024 年 8 月第 1 次印刷
书　　号	ISBN 978 - 7 - 5693 - 2994 - 0
定　　价	128.00 元

如发现印装质量问题，请与本社市场营销中心联系。
订购热线：(029)82668357　(029)82667874
投稿热线：(029)82668805

编委会

刁建升　西安交通大学第一附属医院整形美容颌面外科

林昱遥　西安交通大学第一附属医院整形美容颌面外科

柳　霖　西安交通大学第一附属医院整形美容颌面外科

武　娟　西安交通大学第一附属医院整形美容颌面外科

邵　蕾　西安交通大学第一附属医院整形美容颌面外科

邓　茜　西安交通大学第一附属医院整形美容颌面外科

绘　图　张　梨　西安美术学院设计艺术学院

丁淑瑶　西安美术学院设计艺术学院

序 一

一台手术就是用刀子、剪子、钳子、镊子、钩子和针线等手术器械进行切开、剥离、止血和缝合四个基本动作，关键是在恰当的时候用恰当的器械做恰当的动作，难度是在度的把握。

传统的缝合训练更多的是培养外科医生将皮肤伤口关闭起来即可，缝合质量的好坏更多的是看伤口能否一期愈合，没有多少医生关注瘢痕的大小。因为是"皮毛"上的事，绝大部分外科医生认为皮肤的缝合"不关大局"，也就不重视。所以一代又一代的外科医生在缝合这件事情上是"老猫房上睡，一辈传一辈"，除了缝合材料不断有变化，缝合技巧上常常是几十年不变花样。甚至医生们认为缝合材料是厂家的事，与自己关系不大，所以，虽然缝合材料从丝线换成了合成材料，可吸收线从酶解变成了水解，但医生们鲜有人认真研究和学习各种缝合材料的特点，选择起来也很随意。

但整形外科医生不一样，整形外科医生吃的是"外观"这碗饭，缝合得好坏事关瘢痕的明显与否，事关最终的效果，所以，整形外科医生一直很关心缝合材料和缝合技术的进步。

我老师那一辈教导我们，要缝合好伤口，最好用小针细线，要分层缝合，要减张缝合，但具体缝线怎么选、伤口怎么缝，那一代人并没有研究得很清楚。

我们这一代人真正开始认真研究如何把伤口缝合好。当年我在西京医院工作的时候，艾玉峰教授从日本留学归来，带来了缝合前将伤口修成倒梯形的理念，其目的是想让缝合的伤口能够外翘隆起，给伤口变平留有足够的余地，当隆起的伤口逐渐变平之后，瘢痕不至于太宽，这一点理念和技术是我们从国外引进的。

但是，简单地把伤口修成倒梯形并不能达到很好的效果，真正需要研究的是选择什么缝合材料，从哪里进针、从哪里出针，针线运行的轨迹如何走，线结打在哪里更合适，其中最关键的是怎样做才能达到持久减张的效果。因为大家一致认为减张很重要，但传统的减张力落在了皮下组织上，持续不了几天脂肪组织就会被切割开，很快就会失去减张效果。

提出问题难，解决问题更难。当年我们在西京医院工作提出这些问题时，很多医生跃跃欲试，想找到解决问题的办法，但最终实现突破，获得持久减张缝合效果的是舒茂国教授。舒教授是一位很有天赋的外科医生，他的手很巧，因为缝合得好，后来如果遇到较为棘手的缝合伤口，通常大家会首选他。

实践上获得突破之后，我们从理论上进行了梳理，提出了所谓"深入浅出、浅入深出"的缝合方法，我们认为"能用细线不用粗线"，"能用可吸收线不用不可吸收线"，

"线结要打在深处"，"通过控制切口两侧进出针的位置（真皮、皮下交接处）来实现两侧伤口精准的对合"，"减张的着力点位于伤口两侧的真皮内，而非伤口边缘"，等等。

带着丰富的临床经验和一系列的理论观点，舒茂国教授在全国各地开坛授课，一时间，把"缝伤口"这件小事变成了外科医生人人感兴趣的大课题，他也因此把伤口缝合当成自己重要的研究课题，带着研究生做研究、发论文，伤口缝合成为了他的一大特色技术。现如今，他又将工作中积累的经验总结成书，要我写个序，便有了今天这两页文字。

我一直很看重临床创新工作，舒茂国教授在缝合伤口这件事情上是有自己的创新与独特体会的，所以我将这本书推荐给年轻医生，除了学习缝合技术之外，大家也可以从中看到临床创新的过程和意义。

郭树忠

2023 年 1 月

序 二

外科的基本操作包括切开、分离、显露、止血、缝合等内容。大学实习的时候，带教老师曾告诉我，想做外科医生，练习好基本操作是非常重要的，基本操作是外科医生的基本功。我自己很崇拜操作熟练、手术完成漂亮的医生。那时皮肤缝合时也给实习医生比较多的操作机会。1984 年毕业后，我开始从事整形外科工作，记得上级医生带我做的第一台整形手术是手背瘢痕切除松解全厚植皮，他在侧腹部把皮肤和皮下脂肪切取下来后对我说："我修皮，你把供皮区缝起来。"我当时感觉这不就和普通外科的关腹缝皮差不多嘛，实习的时候这活干的多了。我刚缝了几针，上级医生摇了摇头说："你的缝合方法不对，不是整形外科的缝法。"说罢，给我做了示范，我当时觉得怎么和之前学的不一样呢？于是照猫画虎，可总感觉与上级医生缝出来的效果差别很大，中间被上级医生纠正了好几次，一条十来厘米长的切口，我缝得满身大汗，感觉不但缝合方法不一样，用的线和针，甚至镊子的型号和夹持方法都不一样。但缝合完后，看着效果确实比我实习的时候缝合的切口要精细、漂亮得多，当时觉得整形外科的缝合还真是一门独特的技术。工作很多年以后，我慢慢地体会到要想把皮肤缝好，达到愈合后瘢痕尽可能细和平整不是一件简单的事情，其中蕴含着很大的学问。

缝合是整形美容外科最终体现手术效果的一个非常重要的环节，决定着伤口愈合的情况和瘢痕的程度。皮肤的缝合不仅仅是对伤口的简单关闭，还要考虑到皮肤、皮下组织在解剖学和组织学层面的复位与减张，这决定了缝合的操作方法、材料和器械等与一般外科都有很大的不同，同时还要求整形外科医生对伤口的愈合机制和瘢痕形成的因素要有深入的认识。一个整形外科医生要想达到伤口愈合后满意的效果，是理论认识和实际操作不断提高的过程。

舒茂国和杨东运教授长期致力于伤口愈合的研究，对缝合技术有着扎实的理论认识和实践基础，并在该领域的教学方面有着丰富的经验，学术交流会上我曾多次听到他们的精彩演讲。这本书倾注了他们的大量心血，从理论到实践，图文并茂，将美容缝合的相关内容全面地进行了介绍和总结，是一本非常有参考价值的教程，读后收获颇丰，值得从事整形美容外科的医生特别是年青医生认真学习。

感谢作者在本教程出版之际给我提前拜读、学习的机会。

韩岩

2023 年 1 月

自 序

一直都认为自己是一个不聪明的人，不善于学习，不善于考试，不善于总结，唯一的特点只是自己的执着，即大家知道的"轴"，有一种不达目的不罢休的执念，正如对外科手术尤其是外科基本功表现出的"吹毛求疵""洁癖"等不良习惯，以致我的学生们一开始跟我上台都会紧张。

1996年，我进入西京医院胸外科工作，一年半后，由于学科整合，我转入整形外科，那时整形外科主要的亚专业是瘢痕、创面、创伤等，美容专业也才刚开始。在胸外科几乎所有的老师均不会重视皮肤缝合，到了整形外科似乎有所改变，最大的变化则是缝合所占手术的时间比重越来越大，缝合效果似乎好了很多，但是整体的手术效果（包括缝合术后的瘢痕改善状况）还是不够让人满意。后来，当艾玉峰教授（当时的西京医院整形科主任）强调并要求大家提升缝合技术并将他的缝合理念灌输给大家的时候，我慢慢觉得，做好美容缝合，是一件非常有成就感的事。再到后来，我慢慢开始了显微外科、器官再造、唇腭裂、颅颌面整形等亚专业后，我对整形外科的工作越来越有成就感，可是，静下心来想想这些年，我可能最喜欢琢磨并觉得最有收获的还是关于皮肤的"美容缝合"，当缝合技术能够大大提升整形美容手术的满意度，当我的缝合推广引起了越来越多外科医生及整形外科医生的关注、学习，同时越来越多整形外科非常有名的教授纷纷加入的时候，我发现，我对缝合的兴趣丝毫没有变淡，而是整个人深深地陷入其中，不能自拔。

外科皮肤缝合一直以来都是外科非常重要的基本功，缝合后的效果、术后的瘢痕、伤口的尽快愈合和缝合具有极为重要的关系，而对整形美容科，由于术后瘢痕本来就是手术成功与否的非常重要的标志，因此皮肤美容缝合是最重要的外科基本功。

关于外科皮肤缝合的专著非常少，这和外科医生的重视程度有关（部分也和市场的需求相关）。传统的外科手术主要来自西医，西医引领着外科手术的发展，但是白色人种自身手术后瘢痕并不明显，因此传统西医对外科缝合的要求也不高，外科皮肤缝合的发展也极为有限。但是，黄色人种有别于白色人种，术后更容易遗留瘢痕，减少瘢痕的需求使得我们对缝合技术的要求相对更高。1997年，我进入整形外科工作，很快对外科缝合产生了浓厚的兴趣，随着思考的深入，我发现越来越多的问题应运而生。外科皮肤缝合的目标是拉拢、对合、减张（过去不太强调），目的是获得最快的愈合、避免伤口愈合不良、减少缝合后的瘢痕（过去不太强调）。但是怎么做到更好的拉拢、精细的对合以及最佳的减张，什么样的缝合相关因素能促进伤口愈合、避免伤口愈合不良、减少缝合后瘢痕的形成等，没有成熟的专著进行剖析，分析其优点和缺点，更多的是方法的改进。

心形皮下缝合的萌芽大概在1998年，虽然开始时的阻力是存在的，但是科室绝大多数老师是包容的。我记得郭树忠主任就是明确支持我的一个人。慢慢地，我发现缝合效果得到了明显的改善，进修生都来跟着我学，郭树忠教授鼓励我出去讲讲我们的缝合经验，从那开始，我便开始了我的缝合交流之路。2005年在西京医院举办的整形科鲁开化、李荟元教授70寿辰大会交流上，在李森凯教授的"埋没导引"缝合发言之后，我讲述了"整形美容缝合技术"，会上及会后受到了李森凯教授的称赞及鼓励；2007年，我在美国杜克大学与章一新教授相识，当我谈及我的缝合技术的体会，一新教授给予了充分的肯定，并给出非常有价值的建议；2009年，西京医院整形科张曦博士将我的理念初步整理成稿并发表〔Aesth Plast Surg（2009）〕；后来，在强生公司的协助下，我开始大范围推广美容缝合技术及理念，开展了"爱的橡皮擦""骨道匠心""外科BST""陕西省适宜技术推广""美容缝合沙龙"等交流活动，也包括各类整形美容相关的全国年会的会前会、会上的发言。缝合及理念相关文章荣获2013年全军第五届整形外科年会汪良能中青年论文大赛第一名。再后来，我和杨东运教授、武晓莉教授一起倡导"美容缝合联盟"，多次举办"美容缝合技术"培训班，也曾两次在郭树忠主委的主持下，组织中华医学会整形外科分会多名专家参与讨论了"美容缝合共识"，最终虽因多种原因共识未发表，但是其核心内容即我们的理念及技术得到大力推广。

我对皮肤美容缝合的持续思考已经有25年了，因为自己的"轴"，因为不放弃，所以部分想法在理念上出现了和传统不一样的差异。随着培训、交流的进一步深入，我们发现在培训过程中缺少一本实用的培训教材，几乎所有的外科医生（当然也包括整形外科医生）均认为他们缺少一本真正专业的从整形外科角度书写的教材，因此我觉得是时候把它写出来，让外科医生去讨论、去批判，就算抛砖引玉，或许能引起更多更权威的外科大咖们的关注，从而真正加入到外科缝合的相关理论、方法及应用推广中来，那才是我们尤其是东方人的幸事。

由于这是本人第一次出书，而且主要以我们团队为基础，每个字每句话都要反复推敲，我深感压力很大，书中很多内容都是建立在个人的理解上，肯定有理解不透甚至是错误的地方，恳请大家批评、指正。

舒茂国

2023年4月

前　言

随着社会发展的不断进步，人们对美的要求越来越高，美容缝合也受到越来越多的重视。遗憾的是，目前还没有一本关于美容缝合的专著或教材，这很不利于美容缝合的培训和推广。为此，舒茂国教授耗时两年多主编了这本教程。本教程系统全面，从皮肤解剖到伤口愈合和瘢痕形成，从外科基本原则、基本技术到缝合线材料，从缝合理论到各部位伤口的具体应用，从手术细节到术后护理，都进行了详细的描述。通过这本书，读者能深入了解到美容缝合技术的精髓和要点，无论是整形外科医生还是其他参与伤口缝合的外科或专科医生，都能够从中受益。

这本书作为该领域的开创性著作，由舒茂国教授主编应该是再合适不过了。舒茂国教授是美容缝合这一领域的开拓者，是他率先将美容缝合理念系统应用于临床，并牺牲自己原本就不多的休息时间做了大量培训，让无数的医生同行和患者受益。毫不夸张也毫无疑问，到目前为止，舒茂国教授是美容缝合领域杰出的贡献者。其贡献主要包括以下几个方面：①首次提出医源性瘢痕的概念；②首次将缝合分为外缝合、皮内缝合、皮下缝合；③首次将缝合的核心定位到皮下；④原创心形皮下缝合技术。

我相信，本书的出版将对广大从事伤口缝合的医生产生积极的影响，为推动美容缝合技术的发展做出重要贡献。

杨东运

2023 年 5 月

目　录

第一章

人体皮肤软组织解剖

第一节　人体皮肤软组织基本结构

　　皮肤是覆盖整个体表的最大生理器官，外科手术除了通过黏膜入路外，多数情况下需要通过皮肤切口入路进行手术。手术切口的愈合与皮肤各部位的解剖特点（如皮肤的厚度、张力线、真皮层弹性蛋白和胶原蛋白的分布特点、表皮层免疫细胞及黑素细胞的激活、皮下筋膜层的张力以及肌肉运动等）密切相关。本节重点介绍人体皮肤的解剖，以便认识伤口愈合的过程，进一步理解心形缝合技术的生物力学基础。

　　皮肤由表皮、真皮和皮下组织层构成（图1-1）。皮肤除自身结构外，还包括皮肤附属器（毛发、毛囊、皮脂腺、大汗腺、小汗腺和甲）以及其他结构（血管、淋巴、神经和肌肉）。正常人皮肤厚度随年龄、性别和部位的不同而有所不同。据Soothwood测量表明，人体皮肤除皮下组织外，表皮和真皮厚度为0.3~3.8mm，平均厚度约为1mm。女性较男性稍薄；就全身而言，眼睑皮肤最薄，足底皮肤最厚。皮肤的厚薄通常取决于真皮的厚度，在大腿和背部，真皮要比表皮厚许多倍。肤色一般取决于皮肤内黑色素和类胡萝卜素的含量，肤色的深浅通常与遗传、生活环境、营养、职业等因素有关。

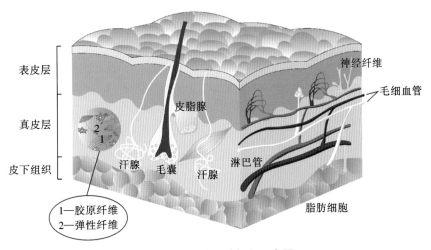

图1-1　人体皮肤解剖示意图

一、表皮

表皮由外胚层分化而来，属复层鳞状上皮，由角质形成细胞和非角质形成细胞组成，后者包括黑素细胞、朗格汉斯细胞、未定类细胞和麦克尔细胞。

角质形成细胞（keratinocytes）是表皮的主要组成细胞，占表皮细胞总数的 80% 以上。表皮的角质形成细胞自下而上分为五层，即基底层、棘层、颗粒层、透明层和角质层。其中，基底层是由表皮最下面一层排列成栅栏状的细胞组成，细胞内可见核分裂相，是人体最具分裂和代谢活性的细胞。正常情况下，角质形成细胞自基底层移行至最外层的角质层表面需 28 天。黑素细胞（melanocytes）主要存在于基底层，在紫外线照射或外伤炎症刺激后产生黑色素颗粒，黑色素颗粒多位于基底层细胞核的上方，起保护作用，多认为伤口愈合早期的色素沉着与其相关。朗格汉斯细胞（langerhans cell）位于表皮中层，是表皮内的活性免疫细胞，具有吞噬、处理异物、提呈抗原的作用，因此外科操作应尽量减少异物对表皮的刺激。

表皮和真皮之间是呈波浪状的基底膜，它是一层富有微孔的半透膜，营养物质、氧气及神经末梢均可通过此膜进入表皮。

二、真皮

真皮自中胚层分化而来，位于表皮和皮下组织之间，属致密结缔组织，由纤维、基质和细胞组成，除此之外，真皮内含有毛囊、皮脂腺和汗腺等皮肤附属器以及丰富的血管、淋巴管和神经。

真皮分为两层，即上部的乳头层和下部的网状层。真皮上部呈乳头状伸入表皮内，与向下伸的表皮部分相互交错，形成真皮乳头层，该层富含毛细血管网、淋巴管和神经末梢感受器；真皮网状层组织致密坚韧，胶原纤维交织成网，增强了皮肤的屏障作用。

真皮中的主要成分是纤维，包括胶原纤维、网状纤维和弹力纤维。在纤维组织之间，分布着能合成胶原组织的成纤维细胞和具有吞噬作用的吞噬细胞和肥大细胞。

（一）胶原纤维

胶原纤维是真皮中含量最丰富、韧性大、抗拉力强，但缺乏弹性的一种纤维，主要由 Ⅰ 型胶原组成，少部分由 Ⅲ 型胶原组成。HE 染色呈淡红色，胶原纤维部位不同，粗细和排列也不同。电镜下，胶原纤维由直径 70～140nm 的胶原原纤维组成。

（二）网状纤维

网状纤维分布于乳头层、附属器、血管和神经附近，主要由 Ⅲ 型胶原组成。其本质是一种幼稚的胶原纤维，HE 染色时难以辨认，银染时呈黑色，故该纤维又被称为嗜银纤维。电镜下，网状纤维由直径 40～65nm 的网状原纤维组成。

(三)弹力纤维

弹力纤维是一种由弹力蛋白和微原纤维组成的使皮肤具有弹性的纤维。HE 染色时难以辨认，醛品红染色时呈紫红色。电镜下，弹力纤维呈波浪状，并且交织成网缠绕于胶原纤维束之间。

三、皮下组织

皮下组织又称皮下脂肪层，由中胚层分化而来，位于真皮和肌膜等组织之间，由疏松结缔组织和脂肪小叶组成。胶原纤维束形成小梁，将脂肪组织分隔成脂肪小叶，纤维梁中富含血管、纤维、神经、淋巴管等。部分汗腺和毛囊也在此层。皮下组织的厚度受部位、性别及营养状况等因素影响而存在差异。皮下脂肪层起着滑动、缓冲和滋养的作用。

第二节　人体皮肤的纹与线

人体皮肤表面有许多因自然或外界因素影响形成的纹与线，这些纹、线可构成人类独一无二的标志，除了与人体识别和衰老等有关外，还与手术时选择皮肤切口的部位和方向有着密切的关系。

一、皮纹与皱纹

皮纹是人体皮肤表面自然形成的许多隆起和凹陷的纹路，在手指、手掌、足掌等部位皮纹尤为明显，也被称为指纹、掌纹等。皮纹具有唯一性和不变性，被广泛应用于刑侦、医学及生物识别领域。皮纹产生的原因是由于皮肤的真皮结构中一束束弹性纤维和胶原纤维总是按照一定方向排列，这种排列具有一定的走向，有的地方凹陷，有的地方凸起，从而形成了纹路。

除皮纹外，人体皮肤还有因各种外界因素影响产生的皱纹。皮肤皱纹属于另一类型的皮肤纹理，其产生原因主要是重力和表情肌的长期收缩，因此老年人的面颈部皱纹相较于年轻人会更加明显(图1-2)。皱纹分为体位性、动力性和重力性三类。体位性皱纹如颈纹，是为了颈部能自由活动，此处皮肤较为充裕，自然形成一些皱纹，这些皱纹一出生便存在。早期的体位性皱纹不表示老化，只有加深、加重的皱纹才是皮肤老化的征象。动力性皱纹是表情

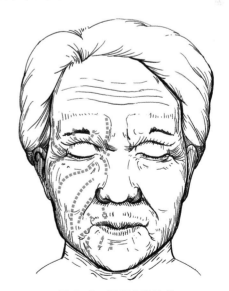

图1-2　面部皮肤皱纹
(虚线所示为沿皱纹设计切口线)

肌长期收缩的结果，如额纹、皱眉纹、鱼尾纹、口角纹等。重力性皱纹是由于人体到了一定年龄后，皮肤松弛失去弹性，在重力作用下逐渐下垂，局部折叠而形成的，常见的有下睑、颊部、额部、颈部等处的皱纹。

二、朗格氏(Langer's)线

1834 年，法国外科医生 Guillaume Dupuytren 在检查伤口时偶然发现，用圆形器械穿刺皮肤后，伤口会纵向拉伸变形产生椭圆形裂口甚至线样裂缝，并且在身体的不同部位椭圆形裂口的长轴或线样裂缝的排列方向也不同。同一时期的解剖家 Malgaigne(1838 年)也观察到了这一现象。后来，维也纳约瑟夫学院解剖学教授 Karl Langer 对这种现象进行了广泛的观察研究，重复了 Guillaume Dupuytren 等人的研究，并且对这种现象提出了假设：如果这些裂线排列得足够紧密的话，那么就可以明确显示出身体各个部位的裂线，并且可以将裂线连接成连续的线。在实践中，他使用尖端为圆锥形、基底部直径为 2.0mm、长度为 2.0～2.5cm 的长钉子，在尸体的各个部位随意地穿刺皮肤。经过大量的实验，他绘出第一张人体皮肤裂线图，后人称之为 Langer's 线(图 1-3)。Langer's 线代表皮肤内部弹力纤维的走向，有一定的规律性，通常和皮肤的自然纹理相一致。

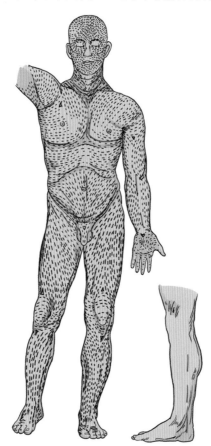

图 1-3 Langer's 线及 Kocher 绘制的手术切口(红色虚线)

三、松弛皮肤张力线

Langer's线是在尸体上试验得到的，它的形成是由皮肤内弹力纤维排列方向所致，未考虑皮下肌肉收缩等因素的影响。Borges 及 Alexander 研究皮下肌肉收缩对皮纹的影响后描述了松弛皮肤张力线（relaxed skin tension lines，RSTL），其中提及皮肤松弛张力线可通过活动关节、收缩肌肉或提捏皮肤来实现，并强调后者是最可靠的，即操作者标记捏提皮肤后形成的沟槽和隆起（在操作者的拇指和手指之间）从而确定松弛皮肤张力线。松弛皮肤张力线在头面部由于表情肌的影响，与 Langer's 线有着较大的区别（图 1-4），而在躯干部，则与 Langer's 线走行相对较为一致（图 1-5）。

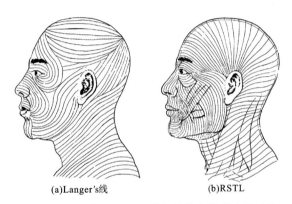

(a)Langer's线　　　　　　　(b)RSTL

图 1-4　面颈部 Langer's 线与松弛皮肤张力线对比

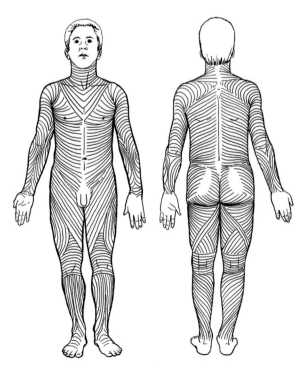

图 1-5　松弛皮肤张力线（躯干部）

四、皮肤切口的设计与皮肤纹线的关系

长期以来，手术切口应该依据哪一条皮纹线进行设计，一直没有公认的结论。早在 1892 年，Kocher 在研究 Langer's 线走行方向后提出，外科切口应沿 Langer's 线，否则缝合后张力较大会导致瘢痕增生。Conway 等人研究提出切口设计应平行于 Langer's 线，可避免瘢痕增宽。1941 年，Cox 通过尸体解剖与临床观察得到线样切口愈合的一个决定因素是切口方向与皮纹的关系，而不是任何特殊缝合方法。术者准确地沿着皮纹方向选择手术切口，将得到最细小的瘢痕，同时他首次提出了肥胖也会影响皮肤张力。迄今为止，许多外科医生仍然建议面部按照 Langer's 线设计手术切口。Motegi 等人指出，垂直于 Langer's 线的手术切口会增加术后发生血肿的风险，同时增加了切口张力。由于真皮的延展性多是由弹性纤维可被拉伸的特性介导的，因此，当切断切口处真皮层的胶原蛋白时，术后很可能产生增生性瘢痕。

20 世纪 50 年代，Kraissl 等通过拍摄老年人面部的皱纹提出了 Kraissl 皱纹线，并对此进行了组织学的研究。他认为面部不应该按照 Langer's 线设计切口，而是应该依据皱纹线设计切口。皱纹线与面部表情肌运动方向垂直，按照此线设计的切口隐蔽，术后瘢痕也小。并且 Kraissl 认为皮肤的皱纹线在活体上是真实存在的，而 Langer's 线是在尸体上得出的，相比于 Langer's 线，皱纹线更适用于临床。Borges 及 Alexander 提出的松弛皮肤张力线，区别于 Langer's 线和皮肤皱纹线，他们认为应当动态地评价面部皮肤的张力方向，同时应当考虑肌肉的作用。临床表明，在面部进行"Z"字成形术及梭形切口手术时按照 RSTL 设计切口效果良好。Borges 等人总结了几种情况下所得到的皮肤皱褶，这些皱褶的方向就形成所谓的松弛皮肤张力线，沿此线设计切口张力最小，但最后他也提出整形外科医生应当总结自己的工作，并根据自己的经验去选择合适的切口方向。皮肤外科医生 Paul 等指出，Langer's 线针对的是切开伤口的皮肤张力线，这与常见的皮肤肿瘤切除术后伤口的皮肤张力线有所不同。2016 年，Paul 等研发了一种双向皮肤张力检测仪，既能检测内层皮肤固有张力，又可检测外层闭合伤口所需的张力。并且还提出了 BEST(biodynamic excisional skin tension)线，即切除皮肤张力线，为各部位皮损修复中直接缝合或局部皮瓣的选择提供了理论基础。

总之，躯体部位手术切口一般公认按照 Langer's 线设计；而面部手术切口的选择是按照 Langer's 线还是面部皱纹线，又或者是松弛皮肤张力线还存在争议，但在儿童时期，皱纹尚未形成，松弛皮肤张力线不易得到的情况下，还是应该按照 Langer's 线设计切口方向。

本章临床问题焦点

1. 皮肤真皮内有大量的弹力纤维、胶原纤维、肌成纤维细胞等成分。只要切开皮肤就会或多或少地切断弹力纤维、胶原纤维等连接成分，由于此类连接成分及肌成纤

维细胞的收缩，导致伤口产生张力。因此，张力属于伤口的固有属性。

2. 皮肤存在皮纹，皮纹的方向和肌肉收缩方向垂直，同时也和弹力纤维、胶原纤维的排列相关。切口若垂直于皮纹，切断的弹力纤维及胶原纤维数量更多，切口处张力更大；切口若平行于皮纹，切断的弹力纤维及胶原纤维的数量少，伤口张力更小。

3. 皮肤伤口一定存在张力，所以需要减张缝合。表皮层薄，且缝合线及线结不能长期存留在表皮层，否则易产生缝合线瘢痕，所以这层不宜进行减张缝合。真皮层厚，且拥有大量的纤维组织，质韧，可承受一定的张力，是减张缝合最适宜的层次。

参考文献

[1] 王炜. 整形外科学[M]. 杭州：浙江科学技术出版社，1999.

[2] 雷万军，代涛. 皮肤学[M]. 北京：人民军医出版社，2011.

[3] DAVID J LEFFELL. 皮肤外科手册：皮肤科治疗实践指导（英文版）[M]. 北京：人民卫生出版社，2018.

[4] BUSH J, FERGUSON W J, MASON T, et al. The dynamic rotation of Langer's line on facial expression[J]. J Plast Reconstr Aesthet Surg, 2007, 60(4)：393 - 399.

[5] 宋连生，孙涌泉. 面部朗格氏线与皱纹线真皮纤维排列的组织学研究[J]. 中华口腔医学杂志，1993，28(4)：212 - 215.

[6] 李福耀. 医学美容解剖学[M]. 北京：人民卫生出版社，1999.

[7] 方彰林，姜世正. 人体美学[M]. 北京：北京出版社，2000.

[8] STEPHEN W C. The tangled web of Langer's lines[J]. Clin Anat, 2014, 27(2)：162 - 168.

[9] 李利，唐莉，MAC - MAR S, 等. 皮肤纹理量化评价及在医学美容中的应用[J]. 中华医学美学美容杂志，2005，11(1)：53 - 55.

[10] BORGES A F. Relaxed skin tension lines（RTSL）versus other skin lines[J]. Plast Reconstr Surg, 1984, 73(1)：144 - 150.

[11] MOTEGI K. Consideration of the formation and biological significance of hypertrophic scar[J]. J Maxillofac Surg, 1984, 12(3)：123 - 127.

[12] SHARAD P PAUL. Biodynamic excisional skin tension lines for cutaneous surgery[M]. Berlin：Springer, 2018.

[13] PAUL S P, MATULICH J, CHARLTON N. A new skin tensiometer device：computational analyses to understand biodynamic excisional skin tension lines[J]. Sci Rep, 2016, 25(6)：30117.

第二章

伤口愈合与瘢痕

第一节　伤口愈合过程

伤口愈合是一个复杂的动态过程，在该过程中，新细胞和组织逐渐替代死亡细胞、损伤的 ECM、丢失的结构和失活组织。伤口愈合过程通常可分为止血期、炎症期、增生期和重塑期。这四个时期并非完全独立，有部分相互重叠。

一、止血期

止血期是伤口愈合的第一个阶段，按照发生的先后顺序分为血管收缩、初期止血（primary hemostasis）和次级止血（secondary hemostasis）三个环节。在止血期中主要发挥作用的是血小板和纤维蛋白原。

在正常状态下，血管内皮细胞能够阻止血小板与 ECM 接触而激活，因此在正常皮肤组织内，血小板既不能与血管壁结合，也不能聚集。纤维蛋白原主要由肝脏合成并分泌入血，同时也存在于血小板中。皮肤组织损伤后，机体即刻启动血管壁收缩反应，随后初期止血和次级止血机制通过两条机制上紧密相连的通路而启动。初期止血指血小板暴露于内皮细胞下基质中胶原蛋白而引发的聚集和栓子形成。次级止血指凝血级联反应激活使得纤维蛋白原被加工并组装成不溶的纤维蛋白网格。血小板栓子和纤维蛋白网格共同构成血栓，发挥止血、释放补体和因子的作用，并为细胞侵入提供临时支架。

皮肤组织完整性被破坏引发出血，血液填充伤口并被 ECM 成分激活。血小板聚集后，凝血因子 XII 被激活，引发纤维蛋白结块并止血。此时，纤维蛋白凝块作为伤口内早期基质，为修复细胞提供了迁移支架。纤维蛋白凝块形成后，纤溶系统被激活并阻止结块延伸，同时酶解纤维蛋白凝块为修复细胞长入提供空间（图 2-1）。

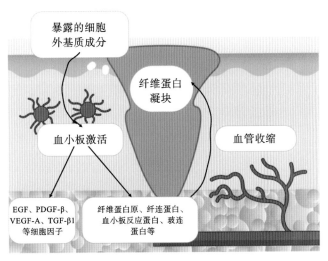

图 2-1 皮肤伤口愈合反应——止血

(一)血管收缩

皮肤组织损伤后，血管迅速收缩阻止破裂的微血管出血。引发血管收缩的因素包括：①损伤血管内皮细胞释放内皮素引发血管平滑肌收缩；②血液循环中的儿茶酚胺类递质及细胞损伤释放的前列腺素参与调控血管收缩；③血小板释放 PDGF 激活血管平滑肌细胞诱发血管收缩。然而，局部血管收缩持续时间仅为 5～10 分钟，血管损伤和收缩引发的局部组织缺氧和酸化可使肌肉被动舒张，造成再次出血。因此，激活凝血级联反应是长时间止血所必需的。

(二)血小板栓子形成

血小板为无核细胞，其胞内有开口于细胞表面凹陷的开放性小管系统和 α 颗粒。在正常情况下，血管内皮完整，血管内皮细胞不仅表面有带负电荷的糖胺多糖，而且还通过产生 NO 和前列环素阻止血小板激活、黏附和聚集。皮肤组织损伤后血管破裂，血管下基质成分暴露，使得血小板被激活。通常血小板表面的 αⅡb β3 和 α2β1 整合素介导血小板与胶原蛋白结合，同时 αⅡb β3 整合素还能识别纤维蛋白原、纤维粘连蛋白和 vWF 等分子中的 RGD 基序，而 α 增强血小板与 ECM 的结合。血小板激活后，从圆盘形变成球形并伸出伪足，使得血小板黏性增加并增强其与 ECM 的黏附能力。

激活的血小板因胞内颗粒与浆膜和开放性小管系统融合使得表面积增大，同时胞内颗粒释放 ADP、血清素、Ca^{2+} 和组胺等 300 余种活性物质，进一步激活血小板。此外，血小板表面糖蛋白 Ib-Ⅸ-Ⅴ 和Ⅵ分别与 vWF 和胶原蛋白作用，使得血小板聚集并与内皮下基质结合。

二、炎症期

炎症期与止血期重叠，在组织损伤后立刻开始。在炎症期，纤维蛋白凝块逐渐降解，毛细血管扩张，微血管通透性增加，使得中性粒细胞和巨噬细胞等炎性细胞进入损伤位点。中性粒细胞在损伤后即刻开始涌入损伤位点并在 24～48 小时达到峰值，其主要作用为吞噬组织碎片和病原体。随着中性粒细胞死亡，其胞内酶得以释放，从而对组织进行消化，而纤维蛋白降解产物能够吸引成纤维细胞和上皮细胞。损伤后 2～3 天，循环单核细胞进入伤口并转化为组织巨噬细胞，对病原体和组织碎片进行吞噬。在损伤后第 3～4 天，巨噬细胞成为伤口内主要的细胞成分，其释放多种细胞因子、生长因子和蛋白水解酶等参与伤口愈合过程。当巨噬细胞功能受损时，肉芽组织形成、纤维组织增生和胶原沉积均会受到抑制，从而延迟伤口愈合(图 2-2、图 2-3)。

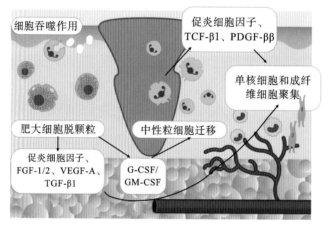

图 2-2 皮肤伤口愈合反应——炎症

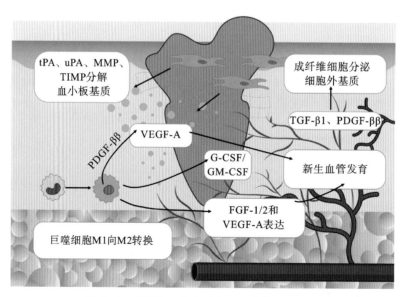

图 2-3 皮肤伤口愈合反应——肉芽组织形成

纤维粘连蛋白是肉芽组织的主要成分，其能促进中性粒细胞、单核细胞、成纤维细胞和内皮细胞迁移进入伤口。血凝块和纤维粘连蛋白交联形成临时基质，使得上皮细胞和成纤维细胞能够在伤口内增殖。

三、增生期

增生期大约从损伤后第 4 天持续至第 21 天，包括表皮再生、纤维组织增生、胶原形成、伤口收缩和新血管形成等病理生理过程。

表皮再生的最终结局为完全再上皮化，从而重新建立保护屏障隔绝细菌和异物。再上皮化最早始于皮肤损伤后 24 小时，由创缘和起源于毛囊和皮脂腺的上皮细胞向伤口中心迁移生长。同时基底层上皮细胞增殖、分化并从基底膜和真皮层分离迁移进入伤口。上皮细胞持续迁移至与对侧上皮细胞汇合并发生接触抑制，接着进入分化阶段开始表皮角化。同时，这些上皮细胞持续增殖使得表皮层变厚。在该过程中，表皮生长在 EGF 和 TGF-α 等因子作用下于伤后 48～72 小时达到峰值(图 2-4)。

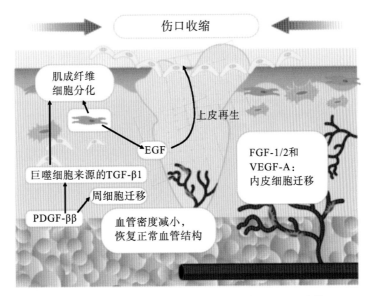

图 2-4 皮肤伤口愈合反应——伤口收缩和再上皮化

EGF 和 TGF-α 不仅促进表皮生长，而且能促进纤维组织和肉芽组织生长。在一期愈合的伤口，再上皮化通常在 24～48 小时内完成，而在全皮层缺损和血供较差的伤口，再上皮化显著延迟，通常需要在肉芽组织形成后才能进行。

肉芽组织形成通常开始于伤后第 3～4 天，成纤维细胞在 C5a、PDGF、bFGF 和 TGF-β 等的作用下大量进入创面，不断增殖并持续合成分泌胶原蛋白、弹性蛋白和糖胺聚糖等细胞外基质成分。同时成纤维细胞还通过分泌多种生长因子和促血管生成因子参与调控伤口愈合过程中细胞增殖和血管生成。此外，成纤维细胞和血管周围的间充质细胞能够转分化为肌成纤维细胞参与伤口收缩。糖胺聚糖在早期肉芽组织反应中发挥重要作用，初期主要为透明质酸，后期逐渐被硫酸软骨素和硫酸皮肤素等替代。

尽管胶原蛋白合成开始于伤后第 3 天，但在第 4 天其合成效率大幅度增加。胶原蛋白分子聚集成丝后，通过分子间相互作用编织成细纤维，最终装配成绳索样胶原纤维。在纤维组织增生早期，胶原蛋白以Ⅲ型为主，随着瘢痕组织成熟，Ⅲ型胶原逐渐被Ⅰ型胶原替代。伤口的抗张强度在愈合早期较低，但随着胶原含量增加而逐渐升高。在伤后第 5~7 天的炎症期，伤口抗张强度不足完全愈合后抗张强度的 10%。一般来说，胶原蛋白合成与降解在伤后第 3 周达到峰值，进入重塑期后胶原蛋白合成与成纤维细胞数量均逐渐回落。

向心性收缩是增生期伤口的一个重要特征，该过程由肌成纤维细胞介导并于伤后 10~15 天达到峰值。当伤口延迟关闭尤其是有明显炎症时，伤口收缩严重。

新血管形成包括血管生成和血管新生，前者是由局部血管内皮出芽形成并分化为血管，后者是由骨髓来源的循环内皮前体细胞从头发育形成血管。伤口局部的巨噬细胞、血小板、淋巴细胞和肥大细胞分泌大量的 bFGF、PDGF、TGF-α、TGF-β 和 VEGF 等生长因子，刺激血管内皮细胞迁移离开基底膜，启动血管生成过程，而血管新生则是机体对损伤产生的系统性反应。同时，伤口局部低氧张力刺激巨噬细胞分泌促血管生成因子，引发新血管形成，而当伤口氧张力达到正常水平时，促血管生成因子表达下调，使得瘢痕内血管密度下降。

四、重塑期

重塑期持续时间较长，通常为组织损伤后第 21 天开始到第 18 个月（图 2-5）。重塑期的特征为胶原蛋白重排和伤口收缩。一般认为当胶原蛋白合成和降解达到平衡时，重塑期开始。在重塑期，Ⅲ型胶原蛋白逐渐被Ⅰ型胶原蛋白替代，并且新合成的胶原蛋白重新排列、交联并与皮肤机械张力线平行。在这个阶段，胶原蛋白约在第 3 周后

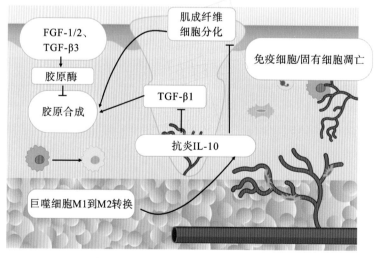

图 2-5　皮肤伤口愈合反应——重塑

恢复其初始抗张强度的 20%，约在 12 周后达到 80%。瘢痕成熟后局部新血管消退，皮肤颜色发白，组织变软，突出皮面不明显，并且瘢痕组织的最大抗张强度达到正常皮肤组织的 80%。

第二节 伤口愈合的细胞生物学

一、中性粒细胞

中性粒细胞由骨髓早幼粒细胞分化而来，罕见于正常皮肤组织。皮肤损伤后，中性粒细胞在 DAMPs、过氧化氢、脂质介质和趋化因子等提供的信号作用下迅速募集至损伤位点。在损伤当日，中性粒细胞可占伤口细胞总量的一半，并且其能够通过释放多种因子招募更多中性粒细胞进入伤口。中性粒细胞能通过释放毒性颗粒、氧爆作用（oxidative burst）、启动吞噬和产生细胞外诱捕网络（neutrophil extracellular traps, NETs）等机制消除感染威胁。中性粒细胞在发育不同阶段可产生不同的颗粒，其中在骨髓阶段产生嗜天青颗粒，含有髓过氧化物酶、天青杀素、溶菌酶、细菌通透性增加蛋白以及组织蛋白酶和弹性蛋白酶等丝氨酸蛋白酶，主要通过与吞噬溶酶体融合对胞内细菌发挥杀伤作用；进入血液循环后产生次级颗粒，含有人阳离子抗菌蛋白 18（human cationic antimicrobial protein - 18）、乳铁蛋白、MMP - 8 和 MMP - 9；最后产生分泌囊泡，含有整合素、生长因子及其受体，并迅速从细胞释放。

蛋白酶是中性粒细胞毒性颗粒的主要成分，其不仅具有抗菌性能，而且能通过降解基底膜和 ECM 使得中性粒细胞能够离开血管进入损伤组织。嗜天青颗粒中的丝氨酸蛋白酶能够降解弹性蛋白、纤维粘连蛋白、层粘连蛋白、玻连蛋白和 Ⅳ 型胶原蛋白，并通过激活 MMPs 和抑制蛋白酶抑制因子增强蛋白水解反应。然而，丝氨酸蛋白酶产生不足会影响细菌清除效率，产生过度会通过切割生长因子及其受体、降解 ECM 等引发组织损伤而影响伤口愈合进程。

NETs 由激活的中性粒细胞产生，其为延伸至胞外区域的丝状染色质，并被覆组蛋白、胞浆蛋白和蛋白酶，具有捕捉和消除胞外病原体的功能。中性粒细胞产生 NETs 有两种方式：①嗜天青颗粒中的弹性蛋白酶和髓过氧化物酶裂解核膜和细胞膜，解凝聚染色质并将之释放至细胞质和胞外，该过程导致中性粒细胞死亡；②在病原体引发补体受体、TLR2/4 激活时，弹性蛋白酶转位入核、诱发染色质解凝聚和核膜破裂，但染色质以囊泡形式排出胞外，此时中性粒细胞仍然存活并具有吞噬等功能。

中性粒细胞能够包裹和降解细菌和细胞碎片，但其吞噬作用与巨噬细胞略有不同。中性粒细胞可同时识别调理抗原和非调理抗原，其中调理抗原由 CD32、CD16、CD64 和 CD11b 识别结合，激活下游 Src 信号通路和 Rho 信号通路，使得浆膜包裹病原体形成吞噬体，进而与胞内颗粒融合。

中性粒细胞清除标志着组织炎症消退的起始，在该过程中凋亡或坏死的中性粒细胞被巨噬细胞吞噬降解或通过胞葬（efferocytosis）作用移除。已经证实，基质细胞蛋白 CCN1 通过桥接中性粒细胞表面的磷酯酰丝氨酸和巨噬细胞表面的整合素并通过 Racl 依赖通路激活胞葬作用。胞葬作用失调会引发中性粒细胞坏死，并通过促炎分子和细胞毒分子释放促进组织损伤。值得一提的是，部分中性粒细胞能够通过逆行迁移（reverse migration）作用离开伤口进入正常组织或者进入血液循环。

二、巨噬细胞

巨噬细胞由单核细胞分化而来，其表面标志物为 CD45$^+$、CD11b$^+$ 和 CD66B$^-$。皮肤组织损伤后 24～48 小时局部巨噬细胞数量大幅度增加。在对健康小鼠的研究中发现，能够于 14 天完成再上皮化的伤口中，巨噬细胞数量于第 3 天达到峰值，第 5 天开始下降，第 10 天回归正常基线水平。已经证实血小板和肥大细胞脱颗粒、组织缺氧及 CXCL12 等趋化因子均可招募单核细胞，同时伤口局部巨噬细胞也可通过产生 MCP－1 招募单核细胞并增强巨噬细胞炎症反应。

巨噬细胞在伤口愈合和组织再生中发挥重要作用，耗竭巨噬细胞会引发中性粒细胞替代性流入，使得血管生成、肉芽组织形成、胶原沉积以及生长因子释放等受到抑制，进而导致伤口延迟愈合；相反，增加局部单核细胞数量能显著促进正常小鼠和糖尿病小鼠的创面愈合过程。

在伤口愈合过程的不同阶段，巨噬细胞的作用大不相同。在伤口愈合早期，巨噬细胞表现为 M1 表型，其表达分泌 TNF－α、IL－6 和 IL－1β，具有杀菌和促炎症活性。此时，巨噬细胞能够识别吞噬并快速杀灭病原体，同时巨噬细胞表达 MMPs 降解 ECM，而 ECM 降解产物能作为 DAMP 激活巨噬细胞表面的模式识别受体，并通过经典的 Toll 样受体和炎症小体信号途径加重伤口局部炎症。此外，在伤后第 3～4 天巨噬细胞通过胞葬作用清除局部中性粒细胞，避免非特异性组织降解和炎症迁延不愈。

在伤口愈合后期，巨噬细胞由促炎向抗炎表型转换，即由 M1 向 M2 转换。M2 巨噬细胞在血管生成中发挥重要作用，其数量与微血管密度密切相关。已经证实，M2 巨噬细胞不仅表达血管内皮细胞标志物 CD202b，而且能够通过将分枝内皮小管与系统循环连接参与血管接合。

在增生期，巨噬细胞能够向皮肤成纤维细胞传递信号。已经证实，CD206$^+$/CD301b$^+$ 巨噬细胞能够诱导成纤维细胞向肌成纤维细胞转化，促进伤口胶原蛋白沉积。同时 M2 巨噬细胞也能转化为纤维细胞即 M2a 表型，通过增加胶原蛋白等 ECM 成分沉积参与瘢痕形成。

再上皮化启动后，伤口进入重塑期。此时的巨噬细胞恢复了吞噬能力并获得纤维溶解表型，即 M2c 表型，能够释放蛋白酶降解过多的 ECM 并吞噬过多的细胞。如若巨噬细胞功能异常则会导致过多的 ECM 和细胞持续存在而引发皮肤纤维化，尤其是在炎症早期伤口，改变巨噬细胞数量会引发瘢痕疙瘩和增生性瘢痕。转录组学分析发现，在小鼠皮肤损伤后第 13 天，一种起源于循环粒细胞巨噬细胞前体的不典型巨噬细胞会在伤口聚集并诱发瘢痕形成。除了功能和数量异常外,巨噬细胞与其他类型细胞相互作用也参与引发皮肤纤维化。已经证实,巨噬细胞激活 T 细胞在增生性瘢痕起病中发挥重要作用,而其与成纤维细胞之间的相互作用则决定着伤口是否能够无疤愈合。如果成纤维细胞过度表达 CD47 信号,则能通过阻止巨噬细胞的清除作用而诱发基质过度沉积。

在糖尿病难愈创面中,趋化因子表达滞后引发巨噬细胞募集和激活延迟,使得中性粒细胞不能及时清除,造成增生期推迟。

三、肥大细胞

肥大细胞起源于骨髓,其前体细胞迁移至皮肤和黏膜的血管旁结缔组织并分化为肥大细胞,其在皮肤中主要功能为介导 IgE 诱发的过敏反应。在伤口愈合过程中,肥大细胞能与多种类型细胞相互作用,并能对机械应力产生应答。

在伤口愈合早期,肥大细胞不仅能够分泌抗菌肽预防皮肤感染,而且能够分泌糜酶和胰蛋白酶参与 ECM 降解。同时,肥大细胞分泌的组胺和 VEGF 能增加血管通透性,从而促进中性粒细胞进入伤口。此外,肥大细胞分泌的组胺能够刺激角质形成细胞增殖和再上皮化,并且组胺和糜酶能够通过促进成纤维细胞增殖和胶原分泌增强伤口收缩。

已知正常小鼠在胚胎期第 15 天时皮肤损伤可无疤愈合,而在第 18 天时则为瘢痕愈合。当在胚胎期第 15 天时在伤口局部注射肥大细胞裂解液则能诱导瘢痕形成。同时,在增生性瘢痕和瘢痕疙瘩组织中肥大细胞数量均显著增加,提示肥大细胞在瘢痕形成中发挥重要作用。

四、角质形成细胞

皮肤的表皮层构成了人体保护屏障,不仅能阻止微生物侵入,还能减少水分丢失、减轻紫外线照射损伤。皮肤损伤后,位于创缘的角质形成细胞松动并迁移形成移行上皮层,启动再上皮化进程。位于基底上层的角质形成细胞表达整合素并通过 ERK 信号通路介导炎性细胞因子合成和角质形成细胞增殖。在伤口愈合中整合素 α5β1 和 αvβ6 等纤维粘连蛋白受体表达上调,抑制整合素表达会导致延迟愈合。

在伤口愈合过程中,角质形成细胞的迁移和增殖受到多种生长因子和蛋白分子的调控。EGF、HB-EGF 和 TGF-α 等 EGF 家族成员以及 bFGF 和 KGF 等 FGF 家族成员均能作用于迁移和增殖的角质形成细胞,通过上调 K6、K16 和 K17 等角蛋白的表达影响细胞迁移。同时,伤口局部的 IL-1、IL-6 和 TNF-α 等细胞因子均能促进角质形成细胞迁移。此外,TNF-α 具有诱导细胞黏附丢失、顶底极性消失和启动 EMT 等功能。

伤口内角质形成细胞能够与成纤维细胞、内皮细胞和免疫细胞发生相互作用。在炎症期角质形成细胞能够通过分泌 MCP-1 激活巨噬细胞、中性粒细胞和 T 细胞。在增生期,角质形成细胞通过分泌 IL-1 和 TNF-α 刺激成纤维细胞的合成和分泌功能,进而影响角质形成细胞的增殖和迁移。在血管生成过程中，角质形成细胞通过分泌VEGF增加血管通透性并诱导新血管形成。在重塑期，成纤维细胞分泌的 TGF-β 诱导角蛋白 K5 和 K14 等基底细胞特异性标志物表达，促进激活的角质形成细胞向基底细胞转分化并抑制细胞增殖。

五、内皮细胞

血管化是伤口愈合的关键步骤，其有助于维持氧张、运送营养物质，从而促进细胞增殖和组织再生。在胚胎发育阶段，起源于中胚层的内皮前体细胞通过血管发生作用形成原始血管。然而在成体阶段，新血管形成主要通过血管生成作用。

在血管生成过程中，位于血管内膜的局部微血管内皮细胞在 VEGF 和 PDGF 等缺氧反应性生长因子的作用下被激活，降解肉芽组织中的 ECM，并增殖、迁移、形成新的细胞间连接，最后出芽形成新毛细血管。

内皮细胞存在异质性，在血管生成中可分为前端的尖兵细胞和跟随的后续细胞。尖兵细胞不仅能向促血管生成生长因子伸出丝足，而且可应答不同的引导信号以使血管生长受到严格调控。后续细胞则能维持已有血管的完整性。内皮细胞出芽通过形成新的细胞间连接和 ECM 信号与其他血管联通最终成为内皮细胞管。

Notch 信号通路及其下游效应分子 DLL4 和 JAG1 是尖兵细胞和后续细胞的决定因素。在伤口微环境中，皮下脂肪基质细胞、巨噬细胞和角质形成细胞等均能通过表达 VEGF-A 调控 Notch 信号激活。尖兵细胞能沿着 VEGF-A 浓度梯度增高方向迁移，而后续细胞则能以 VEGF-A 浓度依赖方式增殖。

内皮细胞尤其是尖兵细胞表达 αvβ3 整合素，其作为纤维蛋白、纤维粘连蛋白和玻连蛋白受体在血管生成中发挥重要作用。同时，表达 αvβ3 整合素的内皮细胞能够与血小板释放的 vWF 结合参与凝血过程。

在正常状态下内皮细胞腔面通常极少有受体表达，而在损伤刺激和伤口微环境中趋化因子的作用下，内皮细胞上调 P-选择素、E-选择素、ICAM-1 和 VCAM-1 表达，通过黏附诱捕作用引发皮肤白细胞浸润。

六、成纤维细胞

成纤维细胞广泛存在于人体结缔组织，其主要功能为分泌和重塑 ECM。成纤维细胞具有异质性，即便在皮肤组织中也存在两种不同的谱系，其中一种可分化成为能分泌大量纤维细胞外基质的网状成纤维细胞、前脂肪细胞和脂肪细胞并构成深部真皮，其在创面愈合早期快速增殖并合成大量的胶原样细胞外基质；另一种则发育形成真皮乳头等浅表真皮结构并为毛囊新生所必需，并在创面再上皮化完成后增殖形成真皮乳头。在皮肤损伤后，位于深部真皮的成纤维细胞开始表达 α-SMA 并启动真皮修复，其分泌大量 ECM 进而诱导瘢痕形成。这些细胞表达 Engrailed-1 和 CD26/DPP4 标志物、下调 Engrailed-1 表达或抑制 CD26/DPP4 的酶活性都被证实具有抑制瘢痕形成的作用。而位于毛囊基底部的真皮乳头成纤维细胞能够激活 Wnt/β-catenin 信号通路促进毛囊发育，阻断 β-catenin 则能促进毛囊再生。位于毛囊隆突部的表皮干细胞能够诱导真皮乳头成纤维细胞分化为肌成纤维细胞或平滑肌细胞。在皮肤损伤后位于新生毛囊的肌成纤维细胞能转分化为脂肪细胞，从而抑制瘢痕形成。

皮肤成纤维细胞根据解剖部位不同也存在异质性，如面部成纤维细胞起源于神经嵴，腹侧成纤维细胞起源于中胚层侧板，而背侧成纤维细胞起源于生皮肌节。这些不同部位的成纤维细胞存在基因表达差异，并在伤口愈合过程中 ECM 合成、增生和迁移等关键环节表现出功能差异。

七、肌成纤维细胞

伤口收缩是伤口愈合的重要特征，通过伤口收缩能够大幅度减少伤口再上皮化面积，缩短愈合时间。在伤口收缩过程中，胶原纤维与创缘垂直排列以增强组织力学强度。伤口微环境硬度增加使得成纤维细胞向伤口中心迁移并转化为表达 α-SMA 的肌成纤维细胞。肌成纤维细胞能够大量合成分泌 ECM 并产生收缩平滑肌表型。在皮肤损伤后，局部真皮和皮下组织的成纤维细胞是肌成纤维细胞的主要来源，此外纤维细胞、周细胞、表皮细胞、上皮细胞、脂肪细胞等均能分化成为肌成纤维细胞。

皮肤损伤后，成纤维细胞在机械应力刺激下转分化为仅表达胞浆 β-肌动蛋白和 γ-肌动蛋白的肌成纤维细胞前体，进而在含有 EDA 的纤维粘连蛋白剪接变异体作用下分化为表达 α-SMA 的肌成纤维细胞。在小鼠伤口，肌成纤维细胞在伤后第 3 日开始增加，第 7 日达到峰值，其合成并分泌 Ⅰ 型和 Ⅲ 型胶原蛋白及 α-SMA。在高张力作用下，α-SMA 募集至应激丝并锚定在黏着斑上，进而应激丝引发 TGF-β1 释放，上调含有 EDA 的纤维粘连蛋白剪接变异体表达，从而形成促纤维化正反馈通路。

肌成纤维细胞通过与纤维粘连蛋白和胶原纤维丝结合并通过其细胞骨架使得胶原纤维丝垂直于创缘排列。同时肌成纤维细胞通过缝隙连接协同诱导伤口收缩。

已经证实透明质酸、骨桥蛋白、periostin（一种细胞基质蛋白）、玻连蛋白、内皮素、血管生成素、CCN2 和 Cx43 等分子能够调控肌成纤维细胞分化；PDGF 则能调控肌成纤维细胞前体迁移。此外，MMP 抑制剂和 TNF-α 等炎性介质能抑制肌成纤维细胞分化。

伤口愈合后，肌成纤维细胞通过凋亡机制或者转分化为脂肪细胞从局部组织清除，而在增生性瘢痕等情况下，肌成纤维细胞抵抗凋亡从而诱发瘢痕形成。动物实验证实机械应力能够促进肌成纤维细胞存活并导致瘢痕组织变宽。

八、细胞外基质

细胞外基质（extracellular matrices，ECMs）主要由蛋白和多糖分子构成。蛋白分子主要包括胶原蛋白、弹性蛋白和纤维粘连蛋白等纤维状蛋白，其中胶原蛋白是人体含量最为丰富的蛋白，由成纤维细胞合成，占真皮干重的 70%～80%；弹性蛋白占人体

皮肤干重的 $2\%\sim4\%$，其在外力作用下可被拉伸，外力消失时可恢复原来的形状，在维持皮肤弹性中发挥重要作用；纤维粘连蛋白为细胞提供铆定点，介导细胞与细胞以及细胞与 ECM 之间的相互作用。多糖分子主要包括蛋白聚糖、糖蛋白和糖胺聚糖，其中蛋白聚糖指含有多糖侧链的蛋白质，糖蛋白则是指含有氨基酸侧链的多糖，而糖胺聚糖指由含氨基糖类二糖单位构成的无分支长多糖，这些多糖分子可以形成高度水化的凝胶样物质。

九、基质金属蛋白酶

基质金属蛋白酶(metalloproteinases，MMP)在伤口愈合中发挥着关键作用(表 2-1)。在炎症期，MMP 降解 ECM 蛋白成分，使得新合成的胶原蛋白排列有助于成纤维细胞迁移。在血管生成过程中，MMP 通过降解基底膜释放内皮细胞，从而促进新毛细血管网形成。此外，MMP 还参与调控角质形成细胞迁移并影响再上皮化进程。

表 2-1 参与伤口愈合的基质金属蛋白酶

分类	MMPs	底物	来源	作用
胶原酶	MMP-1	Ⅰ/Ⅱ/Ⅲ/Ⅶ/Ⅹ型胶原	K/F	促进角质形成细胞迁移，过度表达延迟再上皮化
	MMP-8	Ⅰ/Ⅱ/Ⅲ型胶原	N	伤口愈合中主要的胶原酶
	MMP-13	Ⅰ/Ⅱ/Ⅲ/Ⅳ/Ⅸ/Ⅹ/ⅪⅤ型胶原	F	通过影响伤口收缩促进再上皮化
明胶酶	MMP-2	明胶、Ⅰ/Ⅱ/Ⅳ/Ⅴ/Ⅶ/Ⅹ型胶原、层粘连蛋白、纤维粘连蛋白	F	加速细胞迁移
	MMP-9	明胶、Ⅰ/Ⅲ/Ⅳ/Ⅴ/Ⅶ型胶原、弹性蛋白	K/N/M/E	促进细胞迁移和再上皮化
基质降解酶	MMP-3	Ⅳ/Ⅴ/Ⅸ/Ⅹ型胶原、明胶、纤维粘连蛋白、弹性蛋白	K/F	促进角质形成细胞迁移
	MMP-10	Ⅳ/Ⅴ/Ⅸ/Ⅹ型胶原、明胶、纤维粘连蛋白、弹性蛋白、层粘连蛋白	K/F	促进角质形成细胞迁移
基质溶解酶	MMP-7	纤维粘连蛋白、弹性蛋白、层粘连蛋白、Ⅳ型胶原	E	促进血管生成，抗细胞凋亡
金属弹性蛋白酶	MMP-12	Ⅳ型胶原、明胶、纤维粘连蛋白、弹性蛋白、层粘连蛋白	M	促进上皮细胞迁移和中性粒细胞浸润
膜型 MMP	MMP-14	Ⅰ/Ⅱ/Ⅲ型胶原、明胶、纤维粘连蛋白、层粘连蛋白	K	促进角质形成细胞迁移

第三节 影响伤口愈合的因素

伤口愈合不仅与皮肤损伤原因、面积、深度等密切相关，而且受到患者全身因素和局部因素的影响。

一、全身因素

(一)年龄

年龄是引发伤口难愈和慢性溃疡的重要危险因素。在老年人皮肤损伤后，血小板聚集和脱颗粒增加；中性粒细胞在早期就迅速进入伤口，而单核细胞则延迟进入且巨噬细胞功能较弱；血管新生、胶原沉积和再上皮化均显著延迟，容易形成瘢痕。

慢性伤口多发生于老年人。对伤口愈合起重要作用的成纤维细胞等在老年个体中衰老加速、产生细胞因子能力降低、抗缺氧和中毒等应激能力减弱，并且合成胶原等细胞外基质的能力也减弱。同时老年人血管硬化，局部血液供应减少，也会极大地影响伤口愈合。因此，对于老年患者，改善全身状况是伤口治疗的主要策略，尤其是避免缺血、营养不良和感染等。

(二)营养

严重的营养不良，尤其是含硫氨基酸缺乏，会导致肉芽组织形成、胶原合成分泌障碍，导致伤口愈合困难。维生素中，维生素 C 对伤口愈合最为重要，其催化羟化酶参与前胶原分子合成；缺乏维生素 C 会影响胶原合成。微量元素也对伤口愈合有重要作用，譬如皮肤含锌量高的患者比含锌量低的患者伤口愈合更快。

(三)全身性疾病

恶性肿瘤患者使用的部分抗肿瘤药也会影响伤口愈合。自身免疫性疾病患者长期使用糖皮质激素时，伤口愈合能力也会显著降低。糖尿病是最常见的引起伤口愈合延迟的代谢性疾病。未经控制的糖尿病患者，其白细胞功能降低、周围血管和神经病变等会明显影响伤口愈合，并且局部血管生成不足是糖尿病患者伤口愈合障碍的重要原因。

(四)系统用药

一些药物或激素对伤口愈合具有抑制作用。譬如糖皮质激素能抑制炎性反应、成纤维细胞增殖与细胞外基质分泌，加速胶原降解，因此长期使用糖皮质激素或患库欣综合征的患者可能出现伤口愈合延迟。

二、局部因素

(一)炎症

在止血的同时，早期的炎症反应可以动员全身和局部防御参与伤口愈合。当促炎信号和抗炎信号之间持续竞争导致局部微环境平衡紊乱，伤口则被阻留于慢性炎症期而不能进展愈合。中性粒细胞、巨噬细胞等促炎性细胞浸润的增加会延迟慢性溃疡的愈合。促炎因子(IL-1β和TNF-α)的增加会促进金属基质蛋白酶对细胞外基质的降解，不利于细胞迁移。另外，持续的细菌高负荷量也会导致促炎性细胞的持续浸润和募集，增加炎症反应，延迟伤口愈合。

(二)感染

感染是导致慢性创面形成和持续的最常见因素。一些化脓菌产生的毒素和酶能引起组织坏死、细胞外基质溶解，加重局部组织损伤程度、阻碍伤口愈合。感染导致伤口局部组织张力增加，甚至使伤口裂开。此外感染还可能导致休克、蛋白质消耗等，阻碍伤口愈合。此外，异物和血肿也是阻碍伤口愈合的重要因素，这些机械性障碍不但增加了组织间无效腔隙，阻碍伤口新生血管和肉芽组织形成，而且容易导致伤口感染。

(三)局部血液循环

良好的局部血液循环在为组织再生提供充足的氧和营养物质基础的同时，带走代谢废物和毒素，促进局部炎症得到控制。当血管损伤、受压或休克时，伤口组织血供不足，组织缺氧、缺营养导致细胞代谢障碍，影响伤口愈合。而缺氧既是大多数慢性伤口的特征，也是伤口感染的重要因素之一。静脉回流瘀滞和动脉粥样硬化致组织血供不足是导致下肢伤口愈合困难的常见的两个原因。因此，临床上常使用热敷、热湿敷等方法及血管活性药物改善局部微循环，促进伤口愈合。

(四)局部用药

局部用药对伤口愈合具有显著影响。某些药物，譬如表皮生长因子可促进表皮再生而有利于伤口愈合；具有保湿功能的敷料等涂抹覆盖伤口，可为伤口愈合提供湿润环境；而局部运用糖皮质激素或干扰素等药物，则会延迟伤口愈合。

(五)神经营养

正常的神经支配可以表达和分泌多种神经肽、神经生长因子等，与皮肤的生长、发育、免疫调节及创伤修复等密切相关。当神经支配受损时，会妨碍伤口愈合。譬如麻风引起的溃疡愈合困难，主要与局部神经性营养不良有关。此外，神经损伤还会导致伤口局部微循环改变，从而妨碍伤口愈合。

(六)局部制动不足

局部制动不足可能导致伤口渗液增加，甚至血肿，不利于新生毛细血管形成、上皮细胞移行，从而阻碍伤口愈合。

(七)物理因素

电离辐射可以损伤细胞、抑制组织再生、破坏新生毛细血管，从而阻碍伤口愈合，如肿瘤放疗后局部溃疡。但热湿敷、红外灯照射等物理方法可以改善伤口局部微循环，促进伤口愈合。

(八)局部压力过大

局部压力过大可以导致组织缺血，甚至坏死，影响伤口愈合；譬如，压疮就是由骨性突起部位软组织长时间被过大外力作用导致。

(九)伤口张力

伤口张力是影响伤口愈合的一个重要因素，张力过大导致局部微循环障碍，不利于伤口愈合。因此，临床对可能存在较大张力的伤口常常采用减张缝合、植皮、复合组织瓣转移及拉力胶覆盖伤口等方法减轻伤口张力，促进伤口愈合。

三、急性创面和慢性创面

急性创面指皮肤组织完整性被突然破坏，但能够以可预见方式及时愈合的伤口，其根据发生部位、大小、累及的解剖结构和生物负荷又可分为简单创面和复杂创面。常见的创伤伤口和手术切口均属于急性创面。急性创面和慢性创面伤口愈合的区别见表 2-2。

表 2-2 急性创面和慢性创面伤口愈合的区别

	急性创面	慢性创面
愈合时间	<4 周	>6 周
基础疾病	无	有
炎症期	正常	延长
渗出液	促进细胞增殖	抑制细胞增殖
TGF-β	+++	+
VEGF	+++	+
PDGF	+++	+
bFGF	+++	+

伤口愈合是一个涉及多种生物通路的复杂过程，而感染、营养不良和疾病等因素

可抑制组织再生，导致伤口难以愈合并发展为慢性溃疡。通常急性创面若不能在4～6周内愈合就会发展成慢性创面，此时必须经过适当治疗干预才能重新启动伤口愈合。常见的压疮、糖尿病足和静脉性溃疡均属于慢性创面。

四、伤口愈合分类

根据损伤范围大小、有无感染及治疗恰当与否，伤口愈合可大致分为一期愈合、二期愈合、三期愈合和痂下愈合。

(一)一期愈合

一期愈合多见于组织缺损少、创缘整齐、无感染、经缝合或黏合后组织被重新连接，愈合过程没有并发症的情况。浅表创伤、一度烧伤和手术切口等的愈合就是典型的一期愈合。这类伤口炎症反应轻，再生表皮在24～48小时内即可覆盖伤口；伤后3天毛细血管即从伤口边缘长入形成血液循环；伤后5～7天成纤维细胞分泌的大量胶原纤维即沉积并横跨伤口实现组织连接，即达到临床愈合，可以拆线。2～3周，伤口完全愈合，只留下线状瘢痕。随着伤口愈合过程的继续，肉芽组织增生、胶原积累，切口呈现鲜红色，甚至高出皮面；水肿消退、炎症细胞浸润减少，血管改建后，瘢痕开始逐渐变白。一期愈合是愈合时间最短、形成瘢痕最少的愈合。

(二)二期愈合

二期愈合又称间接愈合，常见于组织缺损大、创缘不整齐、坏死组织多、伤口感染或无法及时有效进行外科处理的伤口，如压疮、烧伤、切口裂开、严重创伤等，需经肉芽组织填补缺损后才能愈合。与一期愈合相比，二期愈合由于伤口坏死组织多或感染，局部炎症反应重。因此，通常只有感染被有效控制、坏死组织被清除后，组织再生启动。但由于伤口大、伤口收缩明显，需大量肉芽组织才能将伤口填平，所需愈合时间长，愈合后瘢痕组织多。

(三)三期愈合

三期愈合又称为延期愈合，常见于需要干预水肿和感染的创面，或有引流渗出液而需要延迟关闭的创面。

(四)痂下愈合

在无感染的情况下，伤口愈合可表现为痂下愈合，即伤口表面的血液、渗出液及坏死组织等形成干痂，再生的表皮在痂下从创缘向中心生长，覆盖创面，待创面完成再上皮化后，痂皮脱落。通常干燥的痂皮对伤口具有一定保护作用，而痂下渗液或感染时，则不利于引流而阻碍伤口愈合。

第四节 瘢痕分类与影响瘢痕形成的因素

一、瘢痕的成熟与瘢痕分型

瘢痕组织是人体创伤修复过程中的一种自然产物，是创面愈合的产物和象征。它在人类数百万年的进化过程中保证了较严重创伤后伤口的快速关闭。组织/器官在受到物理创伤后的修复有两个基本过程：一是以不同细胞基质取代缺损组织，即刻重建受损器官结构和生理的连续性，这也就是瘢痕形成的过程；二是组织再生过程，即通过发育进程的再现重新构建受损器官，使原始结构得以恢复。人类仅少部分内部器官（如肝脏、胰腺及唾液腺）可以实现再生修复，其余大部分组织都是通过瘢痕形成来修复。因而瘢痕对修复的组织是一个不完善但是必要的替换，即以结缔组织替代进行不完全组织修复，但也引起相应的外观及功能改变。

随着社会与经济的发展，人们对外观的要求越来越高。严重的瘢痕会导致挛缩畸形等，严重影响患者生理功能及外观，对患者身心造成巨大影响。甚至有因瘢痕致残者，为其家庭及社会造成巨大负担。如何让伤口达到"美观"愈合，最大程度地减少瘢痕形成，成为了外科医生面临的巨大挑战。

瘢痕的成熟过程通常可分为四个阶段。①1～3个月：平坦真皮表皮连接；细胞性网状真皮；含有细胶原束的不成熟 ECM；血管和成纤维细胞增加；1个月后不再有炎性细胞增加。②4～6个月：网嵴和真皮乳头尚未形成；4个月时胶原纤维逐渐变粗且密度增加；瘢痕内血管较粗但数量较前期减少。③7～9个月：网嵴开始重新形成，胶原纤维更为粗密，血管密度略有下降。④10～12个月：部分瘢痕形成网嵴和真皮乳头，胶原纤维束成熟与邻近正常真皮相同，胶原纤维密集并与切口平行排列；在10个月时血管密度高于正常皮肤，约在12个月时恢复正常。

(一)瘢痕分型

1. 不成熟瘢痕

其颜色为粉红色，略凸起，质地略硬，常伴有瘙痒，于损伤后早期出现，数月后消失。

2. 成熟平坦瘢痕

其为稳定的平坦瘢痕，无红肿无症状。

3. 增生性线性瘢痕

其颜色为粉红或者红色，突出皮面，是不成熟瘢痕经数周演变而来，早期进行性增大而后期缓慢萎缩，常伴瘙痒和轻度触痛，后期颜色逐渐消退，成为持续存在的高于皮面的瘢痕。

4. 增生性增宽瘢痕

其颜色为粉红或者红色，突出皮面，常由烧伤等大面积损伤引发，硬度高，位于关节部位时会限制关节动度，常伴严重瘙痒且易被挠破。

5. 轻度瘢痕疙瘩

其为圆形，凸起并超出损伤范围，常发生于耳环孔和手术切口，单纯手术治疗易复发。

6. 重度瘢痕疙瘩

重度瘢痕疙瘩为大的凸起，形状不规则，常见于同一患者的多个部位，初始损伤可能很轻微，常伴有难以忍受的疼痛和瘙痒，治疗手段有限。

(二)SCAR 分型

皮肤瘢痕是伤口愈合的永久性、不可逆终点。瘢痕组织通常较正常组织硬度高、抗张强度低，而且影响美观。

1. 细线型瘢痕

细线型瘢痕无明显症状，瘢痕颜色发白，与周围皮肤组织持平，比较柔软。组织学可见胶原纤维排列与瘢痕线平行。

2. 扩张型瘢痕

扩张型瘢痕的临床表现与细线型瘢痕相似，但瘢痕较宽。组织学可见胶原纤维平行或跨越瘢痕线。

3. 收缩型瘢痕

收缩型瘢痕常见于烧伤后，手术治疗后复发率高。发生于关节表面时，常影响关节动度并可进一步发展为增生性瘢痕。

4. 萎缩型瘢痕

萎缩型瘢痕无明显症状，柔软且低于周围皮面的瘢痕，组织学表现为真皮胶原丢失，常见于痤疮瘢痕。

5. 突出型瘢痕

其瘢痕组织高于周围皮面，包括增生性瘢痕和瘢痕疙瘩。

二、瘢痕评价

皮肤瘢痕分类有很多种，从临床角度常分为生理性瘢痕和病理性瘢痕，其中病理性瘢痕又分为增生性瘢痕、萎缩性瘢痕及瘢痕疙瘩。烧伤后或大面积创伤后瘢痕多为片状，而术后瘢痕多为线形。瘢痕的特征主要从其颜色、质地、形态、厚度、痛痒程度、瘢痕大小等几个方面得以体现。这些特征涵盖瘢痕评价客观方面及主观方面的信息，其中瘢痕的客观评价数据主要凭借专业仪器测量所得，而主观评价指标主要依靠瘢痕评分量表实现。在此，我们整理了以下瘢痕评分量表供大家参考。

(一)温哥华瘢痕评价量表

温哥华瘢痕评价量表（Vancouver scar scale，VSS）是临床研究中应用最为广泛的瘢痕评价量表，主要包括血管分布状况（vascularity）、柔韧度（pliability）、色素沉着

（pigmentation）、高度（height）等 4 个指标；最低分为 0 分，代表正常皮肤；最高分为 13 分，代表最差的瘢痕状况。

VSS 不需要借助于特定的实验仪器或设备，仅依靠观察者的肉眼观察和徒手触诊对瘢痕的特征进行测定，操作简便，临床实用性强，且其评价内部一致性在应用中得以肯定，但缺乏患者自身对瘢痕的评价。

（二）患者和观测者瘢痕评价量表

患者和观测者瘢痕评价量表（patient and observer scar assessment scale，POSAS）包括观察者和患者对瘢痕特征的评价，其中每一项特征采用 10 分制，1 分代表正常皮肤，10 分代表最差的瘢痕状况，总分为 6～60 分，分值越低代表和正常皮肤越接近，分值越高表示瘢痕越严重。观察者完成其中 OSAS 部分，主要依据以下特征：血管分布、色素沉淀、厚度、表面皮肤的规则程度、柔韧度、表面面积；受试者完成其中 PSAS 部分，主要依据以下感受：相对于正常皮肤而言，切口愈合处的疼痛程度、瘙痒程度、颜色变化、硬度、厚度、表面平整度。

相对于 VSS，POSAS 涵盖内容更为全面，不仅有观察者对瘢痕的评价，同时还有患者对自身瘢痕的评价，具有更好的内部一致性及观察者间信度。两个观察者同时使用 POSAS 对瘢痕进行评估，可进一步提升其稳定性与可靠性。

（三）视觉模拟评分量表

视觉模拟评分量表（visual analog scale，VAS）是一条长 10cm 的横线，一端是对瘢痕愈合非常满意，另一端是对瘢痕愈合非常不满意，受试者凭借主观感受在此间打分，提供瘢痕评估信息，得分越高，瘢痕状况越严重。VAS 展示出对受试者的高度依赖性。

（四）曼彻斯特瘢痕评价量表

曼彻斯特瘢痕评价量表（Manchester scar scale，MSS）是由 Beausang 等人在 1998 年提出的，评估瘢痕的颜色、轮廓、变形程度、质地和光泽等 5 个方面，前 4 项每项评分为 1～4 分，第 5 项无光泽为 1 分，有光泽为 2 分。这五个方面是通过不同种族、人种、历史背景、原因、症状、治疗及反应性的不同来分析选择出来的。同时，可使用视觉模拟量表（visual analogue scale，VAS）对瘢痕的整体外观进行评价，分数为 0～10 分，得分越高，情况越差。与 VSS 不同，MSS 把血管分布状况和色素沉着归到颜色这一层面，与 VSS 相比，有更好的评估间一致性。因此，有更广泛的应用范围，而且更适用于术后瘢痕的评估。这个量表的缺点在于其评分的综合性导致评分等级的不同（有的定量，有的半定量，有的定性）以及多观察者的参与会引起评分的差异。

（五）斯托尼布鲁克瘢痕评价量表

斯托尼布鲁克瘢痕评价量表（Stony Brook scar evaluation Scale，SBSES）是 Singer 等在 2007 年提出的，包含瘢痕宽度、高度、颜色、缝合线痕迹、整体外观 5 个方面，评分为 0～5 分，分数越高，情况越好。SBSES 主要用来评估患者受伤或者外科术后短时间内(5～10 天)的瘢痕情况，对于长期随访患者并不适用，其对瘢痕整体外观的评价与 VAS 具有高度相关性。

(六)照片与瘢痕匹配评价量表

照片与瘢痕匹配评价量表(matching assessment of photographs and scars，MAPS)是由 Margot Masters 等在 2005 年提出的一种瘢痕评价量表，包括表面、宽度、厚度、颜色和色沉 5 个瘢痕特征，每项从－1 分到 4 分，分值越大，瘢痕越严重。在使用该量表的过程中，需要用到高分辨率相机对瘢痕位置进行拍照记录，提供参考照片，有利于确保长期随访过程中对瘢痕进行准确的定位和重复测量，以提高瘢痕评估的可靠性。MAPS 利用标准化的照片作为瘢痕评估的视觉辅助，使用照片来对被评估的瘢痕精确定位，这有利于对瘢痕的纵向研究和重复评估。需要强调的是，评估中的照片仅供参考，在评估时所拍摄的照片只供记录及重新定位之用，不会用于进行评估。在使用过程中需要参考 MAPS 临床医师访问手册，其中包含伤疤的照片，以指导临床医生为每个参数选择评分。色素沉着(简称色沉)作为瘢痕是否成熟的标志，在瘢痕未成熟之前，不推荐对瘢痕的色沉进行评分。

相比较其他类型的评分量表，VSS 简便易行、内部一致性较高，在瘢痕评估研究中应用广泛；POSAS 反映内容最为全面，而且有很高的稳定性及可信度，最具应用价值。虽然目前有大量关于瘢痕的评价量表，但仍缺乏评估瘢痕状况的"金标准"。理想的瘢痕评分量表应具备以下几个特征：①简便易行，可重复性强，可信度高；②可准确量化瘢痕的状况，监测预防或治疗措施(如使用抗瘢痕药物、加压治疗或激光治疗等)的效果，分析瘢痕对患者社会活动和生活质量的影响；③可将临床观察与患者症状相结合。目前研究中使用的各种瘢痕评分量表，或多或少都有相应信息缺失，难以满足以上要求。比如瘢痕的皮下活动度、瘢痕对患者身心健康及生活质量的影响等信息没有在评分量表中体现。这些瘢痕评分量表是综合多个项目进行评估，每个项目的权重是否合理，仍值得我们考虑。长的线性瘢痕或大面积的片状瘢痕会因为局部表现的差异给后期瘢痕评估带来诸多影响。由于目前评分量表中数据的获得大多数是通过人为打分，这些主观评价难免会受到个人心理因素的影响，因此，我们可以采取多个观察者参与评分，以增加评价信度。同时对于患者，我们可以待其痊愈，避免其受疾病产生的心理影响或在评分量表中区分设计患者对疾病本身和预后瘢痕的评价。诸如激光、经皮氧分压、三维成像、超声多普勒、病理检查等各种设备和方法的使用虽能反映瘢痕的某方面的客观数据，但无法揭露瘢痕的全部特征，而且受制于经济问题、应用条件、入侵式操作或伦理问题难以临床普及。总之，由于缺乏"金标准"，我们需要综合考虑临床测量特征与研究设计的相关性，选取合适的瘢痕评价量表。

三、影响瘢痕形成的因素

伤口愈合需要经历炎症期、增生期及重塑期三个阶段。其中多种细胞、细胞因子及细胞外基质参与并发挥作用，当成纤维细胞大量增殖以及凋亡抑制，胶原合成与代谢的平衡被打破，合成超过降解，导致大量胶原堆积，形成瘢痕。

(一)全身因素

瘢痕的发生与种族、年龄、遗传倾向、皮肤色素、代谢状态、一般状况等因素息息相关。如瘢痕在有色人种中发生率高，其中白色人种最轻，黄色人种次之，黑色人种最高。而青年人及孕妇瘢痕发生率较老年人高，或与前两者代谢旺盛及免疫机制有关。已经有大量研究证实，孕期前 24 周的胎儿的伤口可呈无瘢痕愈合。此外，皮肤色素较深部位好发瘢痕，而手掌及足底发生较少。而诸如营养不良、贫血、糖尿病等都不利于伤口愈合，从而易导致瘢痕形成。

(二)部位

同一个体的不同部位，其皮肤张力、血流丰富程度、色素含量、真皮厚度等不尽相同，亦影响损伤后瘢痕的形成。如胸骨前、上背部、上臂三角肌区为瘢痕疙瘩最好发部位，其次为耳垂、肩部、双下颌部、腹部，而头部、眼睑、唇红、结膜、生殖器、掌跖部不易形成瘢痕疙瘩，口腔黏膜受伤后早期炎症反应轻，几乎可实现无瘢痕愈合。

(三)张力对瘢痕形成的影响

1983 年，Wary 首次报道了创面关闭时皮肤张力大小与瘢痕宽度显著相关。此后 Timmenga 发现组织扩张技术虽可通过重塑胶原纤维排列增强瘢痕抗张强度，但同时使瘢痕宽度显著增加。2007 年，Reuong 等在研究切口的方向与张力关系中发现，垂直于皮肤松弛线的切口张力是平行于皮肤松弛线切口张力的 3 倍，并且切口张力与瘢痕形成密切相关。同年，Aarabi 等使用鼠切口愈合模型研究发现，与正常切口愈合相比，在愈合过程中施予垂直于切口的机械张力能使瘢痕组织体积和其中的细胞密度增加 20 倍，并且产生的瘢痕组织与人类增生性瘢痕结构相似。Lott-Crumpler 等在对小腿后侧切口进行的研究发现，早期愈合模型中横切口瘢痕的平均最大张力是纵切口的 3 倍，但在增生性瘢痕模型中纵切口瘢痕的平均最大张力则是横切口的 4 倍。Gurtner 和 Wong 等使用猪切口模型进行研究发现，应用高分子敷贴对切口进行外部减张治疗能使瘢痕面积减少 6～9 倍，并且该方法也能显著抑制人腹部切口愈合的瘢痕形成。由此可见，切口张力是决定创面愈合结局的关键因素。

众所周知，肌成纤维细胞能通过促进伤口收缩、细胞外基质沉积等作用加速创面愈合。通常在创面愈合后期，肉芽组织中的肌成纤维细胞逐渐凋亡直至最终完全消失，而在某些情况下肌成纤维细胞持续存在并诱发瘢痕形成和瘢痕增宽。Costa 研究发现，增生性瘢痕组织中含有大量的肌成纤维细胞。Hinz 等在兔切口愈合模型中发现，张力刺激能促进成纤维细胞向肌成纤维细胞转分化，Junker 等使用人烧伤瘢痕组织进行的研究也获得了相同的结论。这些资料表明，张力刺激能通过促进成纤维细胞向肌成纤维细胞分化，促进瘢痕形成。

胚胎无瘢痕愈合和成体瘢痕愈合存在显著差异，前者皮肤张力小，炎症反应较轻，高表达 IL-10、Ⅲ型胶原蛋白和高分子量透明质酸，而后者皮肤张力大，炎症反应较重，并高表达 IL-6、IL-10、Ⅰ型胶原蛋白和低分子量透明质酸，可见炎症反应和伤口愈合结局密切相关。Wong 等研究显示免疫缺陷小鼠具有无瘢痕愈合特性，而皮肤纤维化与能够分泌 IL-4、IL-5 和 IL-13 的 CD4$^+$ Th2 细胞密切相关。同时，人类增生性瘢痕组织中存在 T 细胞数量增加和 Th2 反应性增强现象。对张力诱发的增生性瘢痕和正常愈合的瘢痕组织进行分析发现了 853 个差异表达基因，其中包含大量的 T 细胞相关基因，如 IL-4、IL-13 和 MCP-1。进一步通过制备增生性瘢痕模型发现，T 细胞缺陷小鼠的瘢痕形成仅为正常小鼠瘢痕的 1/9，且表皮和真皮厚度也远小于正常小鼠瘢痕。Ishise 等研究发现，在人类增生性瘢痕组织中存在 TRPC3（transient receptor potential C3）的高表达，张力刺激能促进皮肤成纤维细胞表达 TRPC3 进而激活 NFκB 信号通路并上调纤维粘连蛋白的表达。这些资料表明，张力刺激能够通过诱发局部炎症反应促进瘢痕形成。

瘢痕形成与局部伤口张力的关系极为密切，瘢痕增生好发于张力高的部位。现有的研究已经证实，伤口张力可刺激皮肤成纤维细胞的增殖以及胶原沉积（图 2-6）。其可能机制有：①机械张力导致伤口内胶原网的再排列，从而使成纤维细胞向远处迁徙并增殖；②机械张力可通过抑制 Akt 依赖的细胞凋亡、作用于整合素-黏着斑激酶（FAK）-细胞骨架-LINC 复合体信号通路等途径，调节细胞分裂、基因表达，并可活化 TGF-β 等；③局部机械应力可通过影响神经肽的释放以及肌成纤维细胞的数量来调节胶原纤维的厚度、纤维化过程、微血管血流、炎症反应等（图 2-7）。

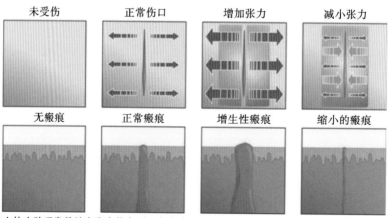

人体皮肤通常是处在张力状态下，当皮肤受伤时，张力会使皮肤裂开，这将造成一个正常的瘢痕。增加皮肤的张力可能造成一个增生性瘢痕；相反，降低皮肤张力则减少瘢痕形成。

图 2-6　皮肤伤口的张力影响瘢痕形成

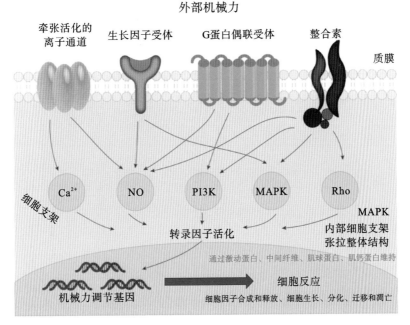

外界力量通过细胞膜表面受体介导，造成各种各样的细胞内信号通道的激活。

图 2-7 张力信号细胞内传导机制

还有研究表明，局部机械力也是导致病理性瘢痕（如瘢痕疙瘩）形成的关键因素。首先，瘢痕疙瘩通常具有明显的位点特异性形状，即典型的蝴蝶、蟹爪、哑铃的形状，分别出现在肩膀、前胸和上臂。通过有限元方法进行的可视化分析发现，瘢痕疙瘩生长很大程度上取决于施加在伤口周围皮肤上的张力的方向。例如，由于胸大肌的收缩方向，前胸壁的张力方向是水平的，因此，胸壁上的瘢痕疙瘩总是水平生长。其次，瘢痕疙瘩更易出现在身体总是或经常受到张力的位置（如前胸部和肩胛骨处），而很少发生在拉伸/收缩罕见的位置（如前臂区域或小腿）。此外，通过分析瘢痕疙瘩周围的机械力分布规律发现，瘢痕疙瘩边缘皮肤张力高，中心皮肤张力低。而且，瘢痕疙瘩周围皮肤的僵硬度与皮肤张力程度直接相关。这些观察结果解释了为什么瘢痕疙瘩一般在其中心区域停止生长，而其扩张发生在皮肤拉伸的主要方向上。这也表明皮肤张力与瘢痕疙瘩的生长模式和程度密切相关（图 2-8）。通过对 1034 例患者解剖区的瘢痕疙瘩发生频率的统计学分析发现，严重的伤疤很少发生在头皮或小腿前侧。在这两个部位，骨头都位于皮肤的正下方，也就是说这些部位的皮肤很少受到机械力的作用。这种异常瘢痕发生的位置特异性表明，机械力不仅促进瘢痕疙瘩或增生性瘢痕的生长，还可能是其产生的主要诱因。

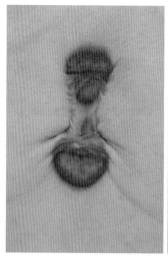 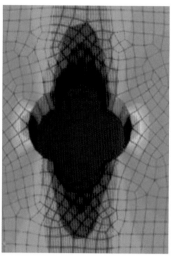

瘢痕疙瘩的高度炎症区域(左)被明显的拉伸张力包围,计算机模型(有限元分析)显示(右),拉伸后的瘢痕疙瘩边缘具有较高的张力。高张力区(红色)与瘢痕疙瘩的临床表现高度一致。

图2-8 皮肤张力与瘢痕疙瘩的生长模式和程度密切相关

在小鼠模型中,对小鼠背部创面进行拉伸。结果表明,拉伸后的皮肤组织表现为表皮细胞增殖和血管生成均上调,二者正是瘢痕疙瘩和增生性瘢痕的显著特征。实时定量PCR也表明,在周期性拉伸的皮肤中生长因子和神经肽表达水平增强。在一项增生性瘢痕的小鼠模型中,在施加机械力的情况下,创面愈合后的瘢痕组织中细胞凋亡减少,炎症细胞和机械力促进纤维化。这些研究均表明,皮肤上的机械力影响细胞行为,导致瘢痕形成。这些结果让研究者注意到减少皮肤张力的重要性,减少皮肤张力将有助于防止瘢痕疙瘩和增生性瘢痕的发生和复发。

在此基础上,张力松弛线(langer's line)的概念亦被印证,即凡切口平行于该线者,所受张力小,瘢痕发生率低,而切口垂直于该线者,受张力较大,瘢痕发生率高。外科缝合伤口时,如何充分减张,对术后瘢痕形成至关重要。此外,伤口与手术切口为直线者易出现瘢痕挛缩,尤其是跨关节处的直线切口,易挛缩而致关节功能异常。

(四)局部创面情况

一般来说,瘢痕发生的概率和程度与组织损伤深度成正比,且与局部创面失活组织的程度和面积密切相关。创面越深、组织失活越严重,则瘢痕越易形成。此外,创面内异物如不排除,导致局部无效腔隙形成,且异物反复刺激形成慢性炎症,伤口新生血管及肉芽形成受阻,形成的瘢痕亦更明显。而创面血肿、创面感染的发生,可导致局部炎症反应加重,导致促炎因子(IL-1等)大量募集浸润,使创伤扩大,愈合延迟,导致愈合后瘢痕加重。

(五)炎症对瘢痕形成的影响

前面我们已经讲到免疫细胞在伤口愈合与瘢痕形成中起着重要的作用。过度炎症是导致伤口正常愈合失调的主要原因，限制炎症可以有效减少瘢痕形成。此外，促炎性细胞因子，如白介素-1α(IL-1α)、IL-1β、IL-6和肿瘤坏死因子-α(TNF-α)在瘢痕疙瘩组织中表达水平上调。这表明，瘢痕疙瘩患者皮肤中的促炎性基因对创伤更为敏感。这可能会促进慢性炎症，进而导致瘢痕疙瘩的浸润性生长。临床上可以使用包括皮质类固醇注射/贴片/软膏、放疗、冷冻疗法、压缩疗法、稳定疗法、5-氟尿嘧啶(5-FU)疗法减少瘢痕。这些方法都是通过减少炎症发挥作用的。

瘢痕形成始于伤口愈合的第三阶段，此时成纤维细胞、角质形成细胞和上皮细胞被招募到损伤部位。成纤维细胞分化为肌成纤维细胞，肌成纤维细胞分泌并组装新的细胞外基质。新形成的细胞外基质随后被重塑成瘢痕组织。白细胞分泌细胞因子直接参与成纤维细胞的初始招募。胎儿和成人伤口愈合的差异也主要与免疫细胞的缺失有关。

(六)手术操作与外界刺激

手术操作是人为干预瘢痕形成过程中最关键的一环，对伤口的外科处理直接决定着伤口愈合后瘢痕的大小。其中对创面的处理、缝合方式、缝合线的选择、拆线时间、术后护理等均对瘢痕形成程度有着至关重要的作用。如何选择正确有效的方法处理伤口是每个外科医生必须掌握的基本技能。

此外，伤口瘢痕可因摩擦、搔抓而使表面破溃，诱使增生。而新愈合的创面经长期光照后可致色素沉着，增加瘢痕形成。

第五节 瘢痕防治的策略

瘢痕一旦形成，其治疗非常困难，且效果并不理想。因此采取不同措施最大限度地预防瘢痕形成，同时对已形成的瘢痕进行针对性地治疗，是瘢痕美容整形的主要目的。

一、瘢痕的预防

预防瘢痕的根本点在于尽可能小地减少创面的二次创伤，促进创面一期愈合。对于可以直接缝合关闭的伤口，则直接缝合关闭伤口，使伤口一期愈合。缝合过程中，如何做到术中充分减张，是预防瘢痕形成的关键之一。此外，选择合适的缝合方法和缝合材料，减少局部炎症和异物反应，尽可能减少对伤口皮缘血供的影响等，也是预防伤口瘢痕形成的关键。而对于不能一期直接缝合关闭的伤口，则可通过植皮、皮瓣转移等方法进行修复，使伤口一期愈合。

(一)创面处理

创面处理前，应先评估伤口类型。①对于早期新鲜伤口，应彻底清理血块、异物以及已经确定失活的组织，修整创缘，尽可能一期缝合。②对于感染可能性高的污染伤口，应当彻底清创，闭合创口并放置引流。对于已经确定感染的创面，应局部清创并控制感染，待二期闭合伤口。③对于存在较大组织缺损的创面，应尽早采用植皮或皮瓣等方法覆盖创面，以减少瘢痕形成。

（二）手术操作缝合的技巧

关于如何通过整形外科操作基本原则和美容缝合的技巧尽可能减少术后瘢痕的增生，将在本书后续章节详细讲解。

（三）术后减张

术后减张是预防瘢痕增生的策略之一，包括减张胶带、术后体位性减张及术后辅助减张器具、注射药物等的使用。减张的关键在于术中减张，术后减张只是一种辅助手段。

（四）术后预防瘢痕增生的药物及器具

硅凝胶软膏或贴剂应在术后早期使用，可一定程度上预防瘢痕增生，但其预防效果有限，而且具有不确定性，仅作为辅助使用，不能作为治疗手段。硅凝胶软膏或贴剂一般建议在伤口愈合后即开始使用，持续使用半年至一年时间。对于一年以上的陈旧性瘢痕效果不佳。

压力治疗被证实为预防瘢痕增生的最有效的方案之一，并可一定程度上治疗增生瘢痕。压力治疗常用的有压力衣、压力垫、压力套等。在伤口愈合后即开始使用，穿戴半年以上。

其他如染料激光、光子等也可在伤口愈合后早期预防局部瘢痕增生。此外，伤口暴露在阳光下会增加瘢痕局部色素沉着，因而要做到伤口防晒。

二、瘢痕治疗

瘢痕的治疗分手术治疗与非手术治疗，现在临床上提倡根据瘢痕的具体情况来选择两者的动态综合疗法治疗瘢痕。

（一）手术治疗

一般来讲，瘢痕的手术治疗包括形态的改善和功能的恢复两方面。凡是伴有功能障碍的瘢痕挛缩，或有持续性痒、痛或经常破溃的瘢痕，或严重影响外观的瘢痕，均可考虑应用外科手术切除瘢痕，使用整形外科的各种方法来修复创面及纠正畸形。其方法主要包括单纯切除缝合、分次切除缝合、切除改形、瘢痕切除局部皮瓣转移修复、瘢痕切除植皮术、皮肤扩张术、游离皮瓣转移术、自体脂肪细胞移植术、毛发移植再造修饰及文身遮瑕术等。

（二）非手术治疗

非手术治疗方法主要有瘢痕内药物注射治疗、激光治疗、放射治疗、加压治疗、外用药物治疗、硅酮凝胶制品应用及物理康复综合治疗等。其中，硅酮凝胶制品已经被推荐为外伤及术后瘢痕治疗的一线用药。而近年来595nm或585nm脉冲染料激光、二氧化碳或Er：YAG点阵激光等为代表的激光治疗，因其广泛的适应证及确切的疗效，具有十分广阔的应用前景。再者，经过长期的经验积累和近期的临床探索，放射治疗在防治瘢痕增生中的作用亦更加凸显。尤其近年来SRT皮肤浅层X射线放射治疗系统的出现，为放射治疗瘢痕疙瘩和创面愈合后预防瘢痕增生提供了方便。而将自体脂肪颗粒注射移植用于凹陷性瘢痕的充填，可有效改善瘢痕的色泽与质地，使表浅瘢痕向接近正常皮肤状态转化。

三、瘢痕治疗的新进展

(一)针对免疫系统的皮肤瘢痕预防治疗策略

由于免疫系统在调节瘢痕形成方面发挥着重要作用，已经有针对免疫细胞进行药物和生物材料的研发，以促进伤口无瘢痕愈合（如图2-9）。瘢痕预防治疗一般可促进抗纤维化巨噬细胞极化，防止肥大细胞脱粒和炎性巨噬细胞极化/募集。目前主要通过传递细胞因子、趋化因子、其他抗纤维化介质和干细胞实现。

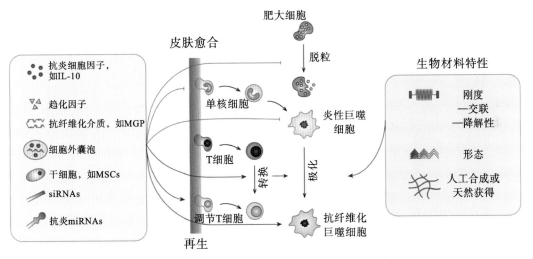

黑色箭头表示分化，蓝色箭头表示抑制，红色箭头表示诱导。

图2-9 针对免疫系统的促皮肤创面再生治疗策略

(二)基于生物材料的瘢痕预防策略

临床上，即使使用促进伤口愈合的药物，面积较大的创面也需要包扎，以保护暴露的组织，防止过多的液体流失。因此，许多研究特别关注免疫调节生物材料，通过将MSCs或脂肪来源的干细胞运送到伤口区域来减少瘢痕形成。目前已经成功实现将MSCs通过凝胶微球和微冷冻凝胶包裹在动物模型的伤口中，或装入3D石墨烯泡沫中。研究表明，它们会释放前列腺素 E2 抑制促炎性细胞因子（如 TNF - α、IFN - γ、IL - 6、IL - 8、IL - 12p70）的释放，增加巨噬细胞释放抗炎细胞因子（IL - 10、IL - 12p40）和 TGF - β1。

（三）减少瘢痕形成的分子基础策略

近年来，许多不同的基于分子的免疫调节预防瘢痕形成的策略得到了成功的探索。例如，溶解介质 Chemerin15（C15）已被证明可分别减少小鼠中性粒细胞和巨噬细胞的浸润约 70% 和 40%，并将其浸润面积限制近 10 倍，从而减小瘢痕大小。从机制上讲，C15 竞争性地抑制其促炎前体——全长化疗药物。这两种蛋白与受伤后中性粒细胞、巨噬细胞和角质形成细胞上上调的 ChemR23 受体相互作用，在细胞招募和黏附活化血小板方面发挥作用。同样，在小鼠受伤前 30 分钟，将具有强抗炎和免疫调节活性的神经肽-黑素细胞刺激激素（αMSH）注射到小鼠体内，可使瘢痕明显缩小，使白细胞和肥大细胞减少。虽然 aMSH 减少瘢痕形成的机制尚未明确，但已有研究表明 aMSH 可抑制 IL - 1、TNF - α、IFN - γ 和 IL - 6 mRNA 表达，并通过 IL - 10 诱导 Tregs。将多脱氧核糖核苷酸（PDRN）应用于大鼠皮肤切除创面，可显著减少瘢痕形成。PDRN 抑制肥大细胞脱颗粒，减少炎症细胞招募，减少伤口部位的促炎症介质（包括 TNF - α、IL - 6 和 HMGB - 1）数量。

虽然上述策略仍处于初步探索和临床前研发阶段，但四种［TGF - β3（计划商品名为 Avotermin）、甘草糖 - 6 - 磷酸（M6P）、IL - 10（计划商品名为 Prevascar）和 nefopam（计划商品名为 ScarX）］基于分子的减少瘢痕形成的策略已进入临床试验阶段。TGF - β3 是一种细胞因子，其存在与伤口无瘢痕愈合有关。虽然它在免疫反应中的作用还有待仔细评估，但有证据表明它诱导 Tregs 并影响巨噬细胞极化。Renovo Ltd. 将大量临床前研究转化为一期和二期临床试验，这些临床前研究显示，TGF - β3 局部给药后瘢痕减少。Avotermin 在三期未能达到其疗效终点，可能是因为剂量减半，因此停止了进一步的评估。然而，由于时间变化严重影响愈合，持续的研究正在探索持续递送 TGF - β3 在减少瘢痕中的有效性。M6P 是 TGF - β1 和 TGF - β2 的有效抑制剂。一期临床试验成功，二期探索性试验中将其外用和皮内应用均无统计学意义。一项将人重组 IL - 10 注射到手术创面边缘的二期试验显示，瘢痕发育有统计学意义的下降。IL - 10 不仅能诱导 Tregs，而且能导致抗炎，或活化巨噬细胞极化。最后，外用 nefopam 首先作为非麻醉性镇痛药被开发出来，它能降低 b - catenin 水平，从而影响巨噬细胞的迁移和黏附。虽然有大约 30 年的数据证明了它的系统性安全性，但其减少真皮瘢痕的有效性的一期临床试验才刚刚开始。

本章临床问题焦点

1. 伤口愈合与瘢痕形成密切相关，伤口一期愈合是防止术后瘢痕的最佳方法。因此在临床治疗过程中，需要尽可能使伤口达到一期愈合。

2.影响瘢痕形成的因素很多，其中张力是最重要的因素之一。减少皮肤张力将有助于防止瘢痕疙瘩和增生性瘢痕的发生。

3.瘢痕一旦形成，其治疗非常困难，且效果并不理想。因此需要采取不同措施最大限度地预防瘢痕形成。皮下减张缝合是预防手术切口瘢痕增生最有效的方法之一。

参考文献

[1] RODRIGUES M，KOSARIC N，BONHAM C A，et al. Wound healing：a cellular perspective[J]. Physiol Rev，2019，99(1)：665-706.

[2] SU Y，RICHMOND A. Chemokine regulation of neutrophil infiltration of skin wounds[J]. Adv Wound Care (New Rochelle)，2015，4(11)：631-640.

[3] WILGUS T A，ROY S，MCDANIEL J C. Neutrophils and wound repair：positive actions and negative reactions[J]. Adv Wound Care (New Rochelle)，2013，2(7)：379-388.

[4] JORCH S K，KUBES P. An emerging role for neutrophil extracellular traps in noninfectious disease[J]. Nat Med，2017，23(3)：279-287.

[5] LEE W L，HARRISON R E，GRINSTEIN S. Phagocytosis by neutrophils[J]. Microbes Infect，2003，5(14)：1299-1306.

[6] BRATTON D L，HENSON P M. Neutrophil clearance：when the party is over，clean-up begins[J]. Trends Immunol，2011，32(8)：350-357.

[7] DE OLIVEIRA S，ROSOWSKI E E，HUTTENLOCHER A. Neutrophil migration in infection and wound repair：going forward in reverse[J]. Nat Rev Immunol，2016，16(6)：378-391.

[8] HE L，MARNEROS AG. Macrophages are essential for the early wound healing response and the formation of a fibrovascular scar[J]. Am J Pathol，2013，182(6)：2407-2417.

[9] YANEZ D A，LACHER R K，VIDYARTHI A，et al. The role of macrophages in skin homeostasis[J]. Pflugers Arch，2017，469(3-4)：455-463.

[10] SLAUCH J M. How does the oxidative burst of macrophages kill bacteria? Still an open question[J]. Mol Microbiol，2011，80(3)：580-583.

[11] SAVILL J，FADOK V. Corpse clearance defines the meaning of cell death[J]. Nature，2000，407(6805)：784-788.

[12] GALLI S J，BORREGAARD N，WYNN T A. Phenotypic and functional plasticity of cells of innate immunity：macrophages，mast cells and neutrophils[J]. Nat Immunol，2011，12(11)：1035-1044.

[13] MURDOCH C，MUTHANA M，COFFELT S B，et al. The role of myeloid cells in the promotion of tumour angiogenesis[J]. Nat Rev Cancer，2008，8(8)：618-631.

[14] RODRIGUES M，GURTNER G. Black，white，and gray：macrophages in skin repair and disease[J]. Curr Pathobiol Rep，2017，5(4)：333-342.

[15] SINDRILARU A，SCHARFFETTER-KOCHANEK K. Disclosure of the Culprits：macrophages-versatile regulators of wound healing[J]. Adv Wound Care (New Rochelle)，2013，2(7)：357-368.

[16] WELLER K，FOITZIK K，PAUS R，et al. Mast cells are required for normal healing of skin wounds in mice[J]. FASEB J，2006，20(13)：2366-2368.

[17] BACCI S. Fine regulation during wound healing by mast cells，a physiological role not yet clarified[J]. Int J Mol Sci，2022，23(3)：1820.

[18] HELLSTROM M，PHNG L K，HOFMANN J J，et al. Dll4 signalling through Notch1 regulates formation of tip cells during angiogenesis[J]. Nature，2007，445(7129)：776-80.

[19] SINGHAL P K，SASSI S，LAN L，et al. Mouse embryonic fibroblasts exhibit extensive develop-

mental and phenotypic diversity[J]. Proc Natl Acad Sci USA, 2016, 113(1): 122 - 127.

[20] DRISKELL R R, LICHTENBERGER B M, HOSTE E, et al. Distinct fibroblast lineages determine dermal architecture in skin development and repair[J]. Nature, 2013, 504(7479): 277 - 281.

[21] SORRELL J M, CAPLAN A I. Fibroblast heterogeneity: more than skin deep[J]. J Cell Sci, 2004, 117(Pt 5): 667 - 675.

[22] SCHULTZ G S, DAVIDSON J M, KIRSNER R S, et al. Dynamic reciprocity in the wound micro-environment[J]. Wound Repair Regen, 2011, 19(2): 134 - 148.

[23] HINZ B, PHAN S H, THANNICKAL V J, et al. Recent developments in myofibroblast biology: paradigms for connective tissue remodeling[J]. Am J Pathol, 2012, 180(4): 1340 - 55.

[24] DARBY I A, LAVERDET B, BONTE F, et al. Fibroblasts and myofibroblasts in wound healing [J]. Clin Cosmet Investig Dermatol, 2014, 7: 301 - 311.

[25] TOMASEK J J, GABBIANI G, HINZ B, et al. Myofibroblasts and mechano - regulation of connective tissue remodelling[J]. Nat Rev Mol Cell Biol, 2002, 3(5): 349 - 363.

[26] VAN DER VEER W M, BLOEMEN M C, ULRICH M M, et al. Potential cellular and molecular causes of hypertrophic scar formation[J]. Burns, 2009, 35(1): 15 - 29.

[27] POTEKAEV N N, BORZYKH O B, MEDVEDEV G V, et al. The role of extracellular matrix in skin wound healing[J]. J Clin Med, 2021, 10(24).

[28] BARANOSKI S, AYELLO E A. Wound care essentials [M]. 5th ed. Holland: Wolters Kluwer, 2020.

[29] KORDESTANI S S. Atlas of wound healing: a tissue regeneration approach[M]. Holland: Elsevier, 2019.

[30] HUANG C, OGAWA R. Systemic factors that shape cutaneous pathological scarring [J]. FASEB J, 2020, 34(10): 13171 - 13184.

[31] OGAWA R. Keloid and hypertrophic scars are the result of chronic inflammation in the reticular dermis[J]. Int J Mol Sci, 2017, 18(3): 606.

[32] HARN H I, OGAWA R, HSU C K, et al. The tension biology of wound healing[J]. Exp Dermatol, 2019, 28(4): 464 - 471.

[33] BARNES L A, MARSHALL C D, LEAVITT T, et al. Mechanical forces in cutaneous wound healing: emerging therapies to minimize scar formation[J]. Adv Wound Care (New Rochelle), 2018, 7(2): 47 - 56.

[34] HAN S K. Innovations and advances in wound healing[M]. Berlin: Springer, 2016.

[35] KRAKOWSKI A C, SHUMAKER P R. The scar book: formation, mitigation, rehabilitation, and prevention[M]. Holland: Wolters Kluwer, 2017.

[36] TÉOT L, MUSTOE T A, MIDDELKOOP E, et al. Textbook on scar management[M]. Berlin: Springer, 2020.

[37] UD-DIN S, BAYAT A. Classification of distinct endotypes in human skin scarring: S. C. A. R. —a novel perspective on dermal fibrosis[J]. Adv Wound Care (New Rochelle), 2022, 11(3): 109 - 120.

[38] BARYZA M J, BARYZA G A. The vancouver scar scale: an administration tool and its interrater reliability[J]. J Burn Care Rehabil, 1995, 16(5): 535 - 538.

[39] DUNCAN JAL, BOND J S, MASON T, et al. Visual analogue scale scoring and ranking: a suitable and sensitive method for assessing scar quality[J]. Plast Reconstr Surg, 2006, 118(4): 909 - 918.

[40] VAN D E KAR A L, CORION L U, SMEULDERS M J, et al. Reliable and feasible evaluation of linear scars by the patient and observer scar assessment scale[J]. Plast Reconstr Surg, 2005, 116

(2)：514 - 522.

[41] DRAAIJERS L J, TEMPELMAN F R, BOTMAN Y A, et al. The patient and observer scar assessment scale：a reliable and feasible tool for scar evaluation[J]. Plast Reconstr Surg, 2004, 113 (7)：1960 - 1965；discussion 1966 - 1967.

[42] MASTERS M, MCMAHON M, SVENS B. Reliability testing of a new scar assessment tool, matching assessment of scars and photographs (MAPS) [J]. J Burn Care Rehabil, 2005, 26(3)：273 - 284.

[43] BEAUSANG E, FLOYD H, DUNN K W, et al. A new quantitative scale for clinical scar assessment[J]. Plast Reconstr Surg, 1998, 102(6)：1954 - 61.

[44] TZIOTZIOS C, PROFYRIS C, STERLING J. Cutaneous scarring：pathophysiology, molecular mechanisms, and scar reduction therapeutics part Ⅱ. Strategies to reduce scar formation after dermatologic procedures[J]. J Am Acad Dermatol, 2012, 66(1)：13 - 24；quiz 25 - 26.

[45] PROFYRIS C, TZIOTZIOS C, DO VALE I. Cutaneous scarring：pathophysiology, molecular mechanisms, and scar reduction therapeutics part Ⅰ. The molecular basis of scar formation[J]. J Am Acad Dermatol, 2012, 66(1)：1 - 10；quiz 11 - 2.

[46] BARONE N, SAFRAN T, VORSTENBOSCH J, et al. Current advances in hypertrophic scar and keloid management[J]. Semin Plast Surg, 2021, 35(3)：145 - 152.

[47] DASTAGIR K, OBED D, BUCHER F, et al. Non - invasive and surgical modalities for scar management：a clinical algorithm[J]. J Pers Med, 2021, 11(12)：1259.

[48] ELSAIE M L. Update on management of keloid and hypertrophic scars：a systemic review[J]. J Cosmet Dermatol, 2021, 20(9)：2729 - 2738.

[49] THORNTON N J, GARCIA B A, HOYER P, et al. Keloid scars：an updated review of combination therapies[J]. Cureus, 2021, 13(1)：e12999.

[50] BERRY-KILGOUR C, CABRAL J, WISE L. Advancements in the delivery of growth factors and cytokines for the treatment of cutaneous wound Indications[J]. Adv Wound Care (New Rochelle), 2021, 10(11)：596 - 622.

[51] LAROUCHE J, SHEORAN S, MARUYAMA K, et al. Immune regulation of skin wound healing：mechanisms and novel therapeutic targets[J]. Adv Wound Care (New Rochelle), 2018, 7(7)：209 - 231.

第三章

整形外科基本原则在伤口处理中的应用

第一节　整形外科基本原则

整形外科是随着外科学与有关学科的发展而逐渐形成与发展起来的一门新兴学科。因此整形外科医生必须具备扎实的一般外科及相关学科基础知识，如颌面外科、眼科、耳鼻喉科、骨科、泌尿科、肿瘤科、妇产科、小儿科等有关知识，并有较好的基础理论知识，如病理学、生化学、药理学、组织胚胎学、解剖学等知识；同时必须有美学的素养，有正确的审美观点，重视患者的精神、心理因素对治疗的影响。治疗原则应以功能恢复为重点，但必须兼顾形态的改善。作为一名整形外科医生，在治疗和手术操作中，不仅要遵循外科的基本原则，同时也要特别注意整形外科的基本操作原则，精益求精，保证术后快速恢复，达到理想的手术效果。整形外科的基本原则包含以下五个方面。

一、严格的无菌操作

任何外科手术都应严格遵循无菌操作的原则。整形外科手术因涉及全身各部位组织，所以除具有一般外科基本无菌原则之外，还有其特殊性。术前需进行皮肤准备，术区严格消毒，消毒范围要足够大，使用无菌巾做好术区覆盖和固定，防止因体位变化污染术区。行全身麻醉的手术，如颌面部、鼻部手术，还需做好口鼻黏膜消毒、眼周消毒。眼周消毒时注意避免消毒液流入，消毒前可在角膜涂布红霉素眼膏保湿，并贴医用贴膜以保护眼睛，如不慎将消毒液接触角膜，需及时用无菌纱布擦干，并用大量生理盐水冲洗。对于局部麻醉的清醒患者，需用纱布遮挡口鼻，防止飞沫污染；瘢痕凹陷部位容易积垢，术前需彻底清洗。由于整形手术常需使用植入物，一旦因感染导致手术失败，常常需将植入物取出，浪费修复的组织材料，因此，植入物在置入前必须保持无菌、在空气中暴露时间尽量短，甚至需要做特殊药物浸泡处理。

特殊说明：为了保证手术对患者外观产生最小的影响，整形外科不主张大范围的备皮，仅修剪局部需要手术部位的毛发，超过该范围的毛发应予以保留，如头皮内切口面部除皱、眉毛内黑痣切除等手术。术前患者应洗澡、洗头，术中头发的消毒液可采用0.5%洗必泰醇，其他部位则可使用常规的2%碘伏或安尔碘。在使用安尔碘时，注意避免使用电刀产生火花导致局部灼伤。

二、减少组织损伤

任何手术都会对组织产生一定的损伤，损伤会增加组织坏死、感染、出血、肿胀的风险，影响伤口的正常愈合，导致术后瘢痕加重。整形美容手术需尽可能地降低对组织的损伤。爱护组织的观念需贯彻于切开、止血结扎、剥离、拉钩、缝合及包扎等每一个手术环节。过度夹持、挤压、摩擦、牵拉、扭转、电刀烧灼，以及用干燥的纱布覆盖或过热的纱布湿敷，均会对组织造成不同程度的损伤。术中应使用精细、锋利的手术器械。与此同时，整形外科医师还应严格要求自身，养成认真且微创的操作习惯。

特殊说明：术中对表皮、真皮以及皮下脂肪的保护非常重要。切勿用血管钳、镊子用力夹持皮肤，造成皮肤损伤。缝合时，镊子仅用来帮助扶持或牵拉皮肤，起到暴露伤口的作用。表皮细胞的损伤必将延缓上皮化的时间；真皮的损伤会导致组织的变性坏死，炎症反应加重，这些过程影响组织愈合，增加瘢痕形成；脂肪组织的损伤会导致局部液化，导致术后伤口愈合不良，继发凹陷等畸形。使用电刀切割组织前，应尽可能用手术刀切开真皮，避免电刀灼烧真皮。对于出血点，应做好精准地点状止血，能量不需要过大，避免大范围烧灼对周围组织的损伤。

三、消灭无效腔，防止血肿

组织缺损创面闭合后，在皮下或深层出现空隙称为无效腔。无效腔是造成血肿、感染的重要因素。小的无效腔可通过缝合及局部加压包扎消除。较大或较深的无效腔需放置负压引流管引流渗液，促进组织生长消除无效腔。由于局部麻醉药中加入肾上腺素导致的继发性出血或术中止血不彻底而引发血肿，影响伤口愈合，继发产生瘢痕与畸形。皮片、皮瓣下积血会影响组织血运，引起组织感染、坏死，需及时清除。

对无效腔的处理常常有以下两种方法。

(一)缝合

在深部组织有缺损或皮下脂肪过厚时，往往需要采用缝合的方式，此时缝合注意打结松紧适中，否则会造成组织撕扯、切割、重新撕裂，再形成无效腔。当局部伤口有炎症的时候(比如二次伤口裂开)，除了尽可能清除坏死组织或炎性肉芽组织，缝合时应避免使用编织丝线，而采用抗菌的可吸收缝合线，缝合线的粗细根据无效腔大小及伤口张力进行合理选择，以能抗张力的同时选用较细的缝合线型号。

(二)压迫、引流

对于范围较大的无效腔，比如伤口组织缺损多、伤口周围大范围脂肪液化或大范围组织坏死、较大皮瓣转移术等，可以采用压迫或局部负压引流的方式进行处置，在进行压迫时需要注意避免压迫血管蒂。

四、负张力缝合

张力对伤口的愈合、皮瓣的存活、术后瘢痕的增生都具有重要的影响。过大的张力会引起组织器官移位，缝合边缘皮肤切割伤或瘢痕过宽，严重的甚至导致组织感染、坏死、创口开裂。目前大量实验和临床证据表明，张力是术后瘢痕增生的重要原因之一。负张力缝合可实现伤口理想愈合的效果，减少瘢痕的形成。如何处理伤口的张力，做到负张力缝合，将在后面的章节中进行详细阐述。

五、无创面遗留

在器官及组织缺损修复中尽可能不要遗留创面。残留创面易导致感染，创面形成肉芽组织，伤口延期愈合，术后瘢痕增生明显，影响手术效果。特别在面部、手部新鲜伤口及撕脱伤口，必须实行无创面遗留的原则。对于无法直接缝合的创面，可以考虑植皮或者采用局部皮瓣转移的方法来修复，如果缺损过大或较深，植皮或者局部皮瓣无法修复，也可采用游离皮瓣移植修复的方法。本章最后，我们将对常用的局部皮瓣进行描述。

第二节　整形外科的切口设计

为使切口愈合后获得最小、最隐蔽的瘢痕，除科学、精密的缝合外，切口设计也至关重要，尤其是头面部的手术切口，在设计时要充分考虑相应的问题。设计切口时需注意以下方面。

一、切口的标记及切开方式

头面部、躯干切口在设计前应标记中线，如果是双侧切口尽可能做到左右对称，避免眉、眼、鼻、唇的面部对称性结构的移位。切口线用亚甲蓝或记号笔标记，切开时选择大小合适的刀片，用刀片垂直切入皮肤，对局部病灶切除（瘢痕、体表肿瘤等）的切口，切口两侧第一刀切开真皮一半，第二刀斜向外侧走刃，最终伤口创面为"△"形。切开过程中刀柄与皮面成45°～60°夹角，行至末端时逐渐抬高刀柄，垂直提起，整个切开过程使用均匀的力量将切口两侧的皮肤绷紧，刀刃与皮肤保持垂直，要直达分离层次，避免来回反复切割。

二、切口的选择

（一）顺皮纹：沿 Langer's 线

手术切口设计应顺应皮纹（Langer's线）方向或皱纹方向（人体皮纹走行见第一章中皮肤的纹与线），与皮肤中所含弹力纤维的走向平行，切开时，尽可能避免切断真皮内的弹力纤维，以减小张力，减轻瘢痕。面部皮肤与皮下层的弹性纤维及肌纤维紧密相连，在外伤和手术时容易裂开，缝合时易发生内翻。沿皱纹线做切口，术后瘢痕也不明显，如额纹、鼻唇沟纹、眼尾纹等。必须横过皱纹线时，应改向使用"S"形、"Z"形或者锯齿形切口。年轻人皮纹不明显，可以用示指和拇指挤捏术区皮肤，通过观察皮面出现的平行细纹来确定。在四肢关节附近选择切口时应避免与长轴平行切开，因为这种切口容易造成线形挛缩，从而影响关节功能。另外，通过关节的切口，应避免直线切口，而采用"S"形或"Z"形的切口，以使切口张力分散，愈合后不影响关节的活动（图3-1）。

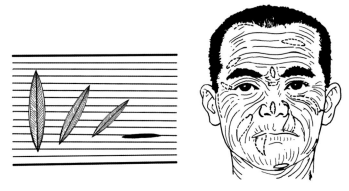

沿皮纹切开损伤的真皮（弹力）纤维更少，垂直皮纹切开损伤的真皮纤维更多。

图3-1　皮纹与切口设计

(二)平行毛囊方向

无毛发生长区切口应垂直皮肤表面。有毛发生长区切口方向应平行于毛发生长的方向，避免损伤毛囊，切缘两侧需剥离时，应注意剥离深度，尽可能保留毛囊，最大限度减少瘢痕性秃发形成。斜形切口缝合时需对位准确，防止皮缘坏死。为了减少切口瘢痕性脱发，可在缝合时修剪掉切口下缘少量皮肤，将切口上缘处毛囊覆盖下缘进行缝合，保证缝合伤口处有毛发生长（图3-2）。

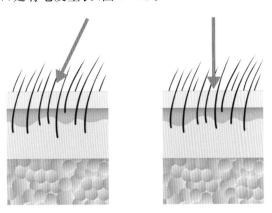

沿毛发生长的方向切开损伤毛囊少，垂直皮肤切开易损伤毛囊。

图3-2　切口与毛囊方向

（三）切口位置选择

切口设计尽可能选择在隐蔽部位或者组织区域交界的位置，头面部可设计在发际内、眉毛边缘、睑缘、结膜、鼻唇沟、鼻翼旁、耳郭前后、唇红缘、口腔黏膜等位置；乳房切口可设计在乳晕边缘、乳房下皱襞或腋窝；胸壁切口可设计在乳房下皱襞或者侧胸壁；腹部切口可设计在腹股沟、耻骨联合上方；臀部切口设计在臀沟。具体切口位置见后面常用切口举例。

（四）切口长度

切口长度应以能够充分暴露术区的最短长度为宜。切口过长增加损伤，切口过短，术区无法充分暴露，往往产生过度牵拉，造成切口边缘组织损伤，不利于术后愈合，甚至导致术后瘢痕增生，所以设计切口时应考虑到暴露不足需延长切口的可能。为避免术后直线瘢痕收缩畸形的可能，切口可按整形外科原则设计成弧形、"S"形或"W"形。较长的切口可用亚甲蓝或记号笔在切口两侧标记，便于缝合时切口张力均匀、准确对位。

（五）避开重要的血管及神经

手术操作前应熟练掌握解剖知识，降低损伤重要血管神经的风险，切口设计方向尽可能与重要血管神经平行，如果皮肤切口必须和皮下神经血管方向垂直，皮下剥离时应与血管神经走行方向平行。术中仔细剥离重要的血管神经，剥离时使用器械剥离，避免使用电刀，神经剥离后做适当标记保护，避免造成损伤，缝合时可用肌肉、筋膜等组织覆盖。

面部最容易损伤的是面神经。面神经出茎乳孔后为面神经主干，进入腮腺分为颞面干和颈面干，颞支、颧支、上颊支组成颞面干，颊支、下颌缘支及颈支组成颈面干（面神经具体分支见图3-3）。

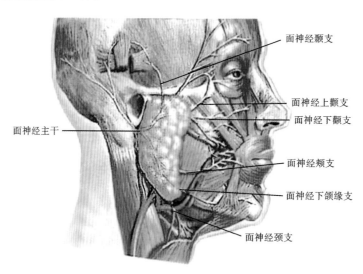

图3-3　面神经分支

颞支：耳垂下方 0.5cm 与眶外侧 2cm 连接为第 1 条线，沿颧弓到眶缘外侧连第 2 条线，眶外侧止点到颧骨连第 3 条线，3 条线之间的三角区为颞支分布区，位于颞浅筋膜与颞深筋膜浅层之间，支配耳前、耳上、额肌、眼轮匝肌上半部分。颞支损伤会出现额纹消失。

颧支：耳屏、耳垂前连线，耳垂向前水平方向做其垂线，两条线形成的直角的平分线为颧支的位置，支配眼轮匝肌、提上唇肌、提上唇鼻翼肌、颧大肌、颧小肌。颧支损伤后会出现眼睑不能闭合，严重的会出现角膜溃疡、角膜云翳、角膜白斑等。

颊支：腮腺导管的体表投影为耳垂与鼻翼-口角连线中点连线的中三分之一，上、下颊支位于腮腺导管上下方 1cm 内咬肌筋膜内，支配提上唇肌、提上唇鼻翼肌、颧大肌、颧小肌、切牙肌、提口角肌、颊肌、颏肌等。颊支损伤后会出现鼻唇沟变浅或消失、上唇运动力减弱、鼓腮漏气、食物堆积在颊部。

下颌缘支：位于下颌骨下缘下方 7mm 到上方 12mm 内，大部分位于下颌骨下缘上方，以下颌角、面动（静）脉、下颌后静脉为标志，支配降口角肌、降下唇肌、颏肌、笑肌。下颌缘支损伤后，会出现口角歪斜和流口水。为避免损失面神经下颌缘支，下颌下切口应位于下颌骨下缘下 1.5～2cm。

颈支：位于颈阔肌与颈深筋膜浅层之间，支配颈阔肌。颈支损伤后，会影响口角的微笑活动。

三、整形外科常见的切口设计

(一)发际线切口

发际线内及发际线的切口隐蔽，因此是整形外科头面部手术最常用的切口之一。常用的有发际缘切口、半冠状切口、冠状切口，切口多沿帽状腱膜下及骨膜下剥离，该层组织疏松，出血较少。发际线切口常用于神经外科开颅手术、颌面部骨折整复（包括颅骨、额骨、眶周、颧骨颧弓等）及额颞部除皱等手术。此外，头皮、额部等部位良性肿瘤或囊肿等也可通过该手术入路。

头皮冠状切口平行于发际线，一般位于发际内 4～5cm。秃发者设计在双侧耳轮脚连线后方，显露颧弓需向下沿耳前皱襞延长切口至耳垂，若无需显露颧弓，双侧切口达耳轮脚即可。半冠切口向前方靠近中线处发际线。在行开颅或颅面部骨折整复时，首先切开双侧颞上线之间头皮，沿帽状腱膜下由颅顶向颧弓钝性分离，然后在额部沿眶上缘上方 3cm 横向切开骨膜，切开颧弓根部的颞筋膜浅层，向前上方 45° 切开，与额部骨膜切口相连，可避免损伤颞筋膜浅层浅面的面神经颞支。切开后可见颞浅脂肪垫。在颞筋膜浅层和颞浅脂肪垫之间向下分离至颧弓，切开颧弓上及颧骨后份的骨膜。而在行额颞部软组织肿瘤或囊肿切除时，直接在帽状腱膜下分离，在颞部区域颞上线以下位置要注意面神经颞支(图 3-4)。

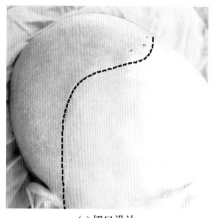 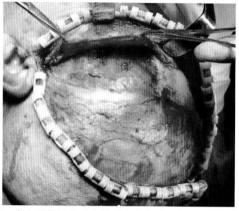

(a) 切口设计　　　　　　　　(b) 术中剥离层次（血管钳所钳夹为颞深筋膜浅层）

图 3-4　头皮冠状瓣翻瓣示意图

（二）眉弓切口

根据所需暴露的部位和手术目的，眉弓切口可选择紧贴眉弓上缘或眉弓下缘。眉弓区域切口常用于眉整形手术，眶上外侧骨折整复，以及额部、眶周区域囊肿或肿瘤的切除。眉弓切口术后瘢痕隐蔽，几乎不留下明显瘢痕，且该区域无重要血管神经走行，操作简单。眉弓切口需紧贴眉毛边缘，沿毛囊方向依次切开皮肤、皮下组织和眼轮匝肌，到达骨膜表面，注意保护眉弓内侧的眶上神经血管束，缝合时注意将眉部毛发对位缝合（图 3-5）。

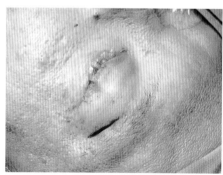 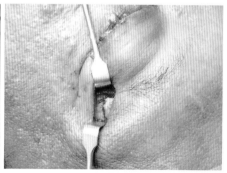

图 3-5　经眉弓切口暴露颧额缝

（三）下睑缘切口

下睑缘切口是眼袋手术及眶底、眶下缘骨折整复手术常用手术入路。此外，下睑肿物也可采用下睑缘切口切除。下睑缘切口沿睫毛下 2mm，贯穿整个下睑。为防止损伤面神经颞支，向外不超过外眦角外侧 2cm，向下沿皮下分离 3~5mm；在睑板前和眶隔前眼轮匝肌之间剥离，向下可达眶下缘、眶外侧 3~4mm。注意保护睑缘皮肤避免损伤，缝合时注意分层预防下睑外翻(图 3-6)。

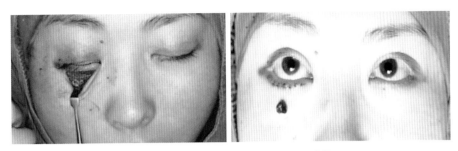

图 3-6 右侧下睑缘入路切取眶下肿物

(四)耳屏前切口

耳前手术切口常用于腮腺手术、面部除皱手术、颞下颌角关节手术等。切口沿耳前皱襞设计。如行除皱手术，多在皮下或 SMAS 筋膜下剥离，该层位于面神经浅面；如行腮腺手术，则从耳屏前切开，直达腮腺咬肌筋膜，在腮腺咬肌筋膜表面分离，然后切开腮腺咬肌筋膜，暴露腮腺；如行颞下颌关节手术，则切开皮肤、皮下、颧弓上方颞肌筋膜浅层，向下钝性分离至颧弓下方 1cm，翻开皮瓣，在耳郭软骨和腮腺之间分离，暴露关节囊，在关节结节的后斜面外侧向前切开关节囊，暴露关节上腔，沿关节盘后方和髁突之间侧方附着处切开显露关节下腔(图 3-7)。

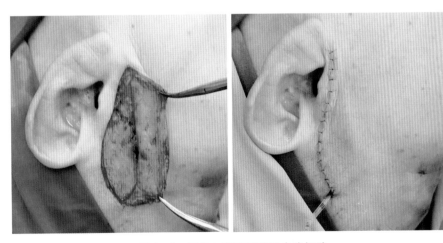

图 3-7 耳前入路行腮腺混合瘤切除

(五)耳郭后切口

耳郭后切口位于耳郭与耳后皮肤转折处，常用于耳后取皮、耳软骨取出、耳郭再造术、面颈部除皱、乳突手术等。此外，部分腮腺手术也可经过耳后切口手术入路。例如除皱手术切口入路：切口设计在颧弓上方 1.5~2cm，沿耳前皱襞向下，经耳垂，在耳垂-乳突皱襞上 3mm 向下弯曲进入发际内。术中注意保护耳大神经，逐层缝合伤口前需在皮下留置负压引流管，引流管经发际内或颈后引出(图3-8)。

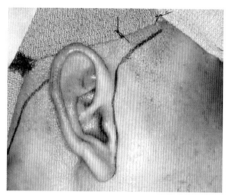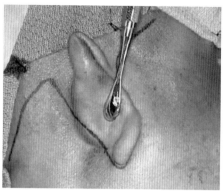

图3-8　耳后入路示意图

(六)鼻唇沟切口

鼻唇沟是将面颊部和唇鼻部分开的体表标志，其位置在鼻翼两侧至嘴角两侧。鼻唇沟是由面颊部有动力的组织和无动力的组织相互作用的结果而形成。面动脉走行于鼻唇沟深层肌肉内。鼻唇沟可作为面部手术的切口入路之一，用于面颊部手术。同时，鼻唇沟区也可设计鼻唇沟皮瓣，修复面部、上唇及鼻部缺损(图3-9)。

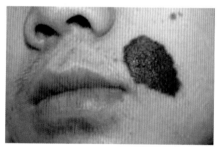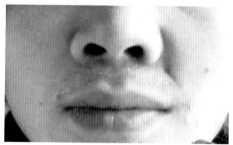

左面部色素痣，顺鼻唇沟切口线分次切除。

图3-9　鼻唇沟色素痣切除

(七)颌后切口

颌后切口可用于暴露下颌骨升支、腮腺、面部组织及血管神经，切开时注意防止面神经主干及分支损伤。切口一般从耳垂下0.5cm开始，沿下颌骨后缘后方，向下延伸3～3.5cm，如需显露更大范围，则可超过下颌角，与下颌下切口相连，形成联合切口。如行颌后入路下颌骨手术，则依次切开皮肤、皮下、颈阔肌、腮腺咬肌筋膜，到达腮腺，在腮腺内面神经颞面干和颈面干之间钝性分离，到达翼咬肌韧带，向前牵拉咬肌，暴露下颌升支骨膜(图3-10)。

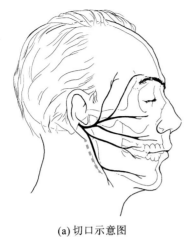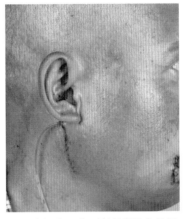

(a) 切口示意图　　　　(b) 经颌后切口行下颌骨髁状突骨折
切开复位，坚固内固定术

图 3 - 10　颌后切口示意图

(八) 下颌下切口

切口设计在下颌骨下缘下 1.5～2cm，可平行于下颌骨下缘，也可以沿下颌下皮纹走行，用于下颌骨手术，颌下腺手术，以及下面部、颈部手术。术中须注意保护面神经下颌缘支。注意术中可在下颌下皮肤下及颈阔肌浅面注射麻醉药，如果在颈阔肌深面注射麻醉药会对面神经探查造成一定困难。切开皮肤、皮下，沿颈阔肌深面剥离，切开颈阔肌，显露翼咬肌联合韧带，切开颈深筋膜浅层，分离并结扎面动、静脉，保护面神经下颌缘支，面神经下颌缘支位于颈深筋膜浅层内或其深面，面动、静脉的浅面，在咬肌下剥离，可暴露下颌升支外侧面及下颌骨体部。缝合时，先缝合翼咬肌联合韧带，再缝合颈阔肌，颈深筋膜浅层可不缝合，最后缝合皮肤(图 3 - 11)。

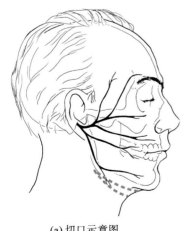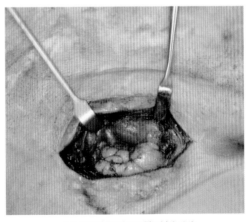

(a) 切口示意图　　　　(b) 经下颌下切口暴露颌下腺

图 3 - 11　下颌下切口示意图

(九)口内前庭沟切口

口内前庭沟切口包括上、下颌前庭沟切口，该切口可以很好地暴露面中部骨骼及下颌骨体部和颏部。此外，部分面中部及下颌部软组织手术也可采用该手术切口，达到更隐蔽的效果。切口通常位于牙龈与黏膜交界的3～5mm处，下颌前庭沟可加宽至6～8mm，以利于缝合（图3-12）。

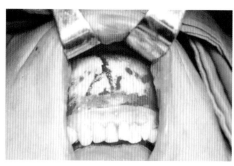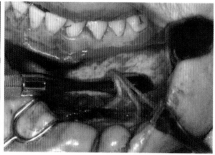

（a）上颌前庭沟切口　　　　　　（b）下颌前庭沟切口（剥离子挑起为颏神经）

图3-12　口内前庭沟切口

(十)乳房切口

隆乳术常用的切口有乳房下皱襞切口、乳晕切口和腋窝切口。乳房下皱襞切口在欧美国家应用最广泛，我国则倾向于选择切口更隐蔽的乳晕及腋窝切口。乳房下皱襞切口操作路径短，便于暴露、剥离和止血。乳晕切口损伤乳腺腺体可能性大，术后出现包膜挛缩及乳头乳晕感觉障碍可能性大；腋窝切口手术路径较长，剥离、止血困难，术后并发症发生率高，二期修复困难，内镜辅助下进行更好。乳晕双环形切口适用于伴有下垂的轻、重度乳腺增生或单纯乳房悬吊术的患者。垂直切口适用于重度巨乳患者。倒梯形切口适用于巨大乳房患者。乳房缩小常用乳晕双环形切口、垂直切口和倒梯形切口。

第三节　整形外科的麻醉

整形手术患者多为中青年人，且手术以局部手术为多，特别是一些美容手术，在1～2小时可完成手术。麻醉方法可以选择局部浸润麻醉，当进行婴幼儿手术或较大手术时才选用全身麻醉。在安全有效的前提下，如能局部浸润麻醉或者神经阻滞完成手术的，尽量不用全身麻醉，以有利于患者的快速恢复。特别是使用局部浸润麻醉时要尽可能选择较细的针头进行注射，注意避免局部麻醉药用量过多造成局部肿胀，影响对手术效果的判断。

一、全身麻醉

全身麻醉，一般是指静脉-吸入复合麻醉，是在保证确切的气道管理条件下，应用静脉和吸入药物使患者达到意识丧失和镇痛状态，需在有相关设备及麻醉药、抢救药品的医疗机构进行。尽管全身麻醉并发症相对高于其他麻醉方式，但仍是目前应用最广泛的麻醉方式。其适用的范围为：①小儿、精神病或精神异常的患者；②下颌角切除、全面部除皱、鼻综合整形、隆胸及巨乳缩小、婴幼儿唇腭裂等患者；③手术时间长、操作精细、创伤大、出血多的患者；④高龄、心肺功能差、高血压需监护的患者；⑤疼痛耐受差的患者；⑥焦虑、对手术恐惧的患者。全身麻醉可有效地控制机体的反应，也为低温、降压等创造条件，但手术过程需麻醉医师监测循环、呼吸、体温，保持气道通畅，维持水、电解质、酸碱平衡。目前，患者自主镇痛技术是较为理想的术后镇痛方式，根据患者的疼痛阈值或在大型手术术后推荐使用镇痛泵。

二、神经阻滞麻醉

神经阻滞麻醉广泛应用于局部浸润麻醉效果不佳或者不适合局部浸润麻醉的情况，可以避免局部注射麻醉药引起组织肿胀变形，亦适用于感染或创面较大需要超量使用局部麻醉药的情况。面部神经阻滞麻醉是面部整形美容手术最常用的麻醉方法之一。将麻醉药注射到神经干或其主要分支周围，阻断神经末梢传入的刺激，达到神经分布区域的麻醉效果。注意事项：①麻醉药中加入肾上腺素可延长麻醉的时间；②全面部神经阻滞麻醉时，为防止麻醉药过量，可分区域进行麻醉；③注射麻醉药前需回抽无血方可注射；④熟悉解剖和轻柔操作是神经阻滞麻醉成功的关键。

以下为面部常用的 8 项神经阻滞麻醉(图 3-13)。

(一)颏神经阻滞麻醉

颏孔位于第一、二前磨牙根尖下方，下颌骨下缘上方 1cm，垂直进针，进入皮肤后针头与皮肤成 45°，向前内下方进入颏孔，注入麻醉药 1mL，可麻醉同侧颏部皮肤、下唇。

(二)眶下神经阻滞麻醉

眶下孔位于瞳孔下方，眶下缘下 1cm。麻醉时以左示指压住眶下缘避免损伤眼球，从鼻翼外侧 1cm 进针，斜向外上方，进针 1.5~2cm，针头探及眶下孔可有落空感，注入 1mL 麻醉药，推药前注意回抽无血。本方法可麻醉一侧眶下、鼻背、上唇及颊部。

(三)眶上及滑车上神经阻滞麻醉

眶上神经麻醉使用 3.5cm 长 7 号针头，从眶上缘中内三分之一处进针 0.5cm，注射麻醉药，或从其下方眶顶进针，如触及骨质，针尖略下移，进针 2~2.5cm，回抽无血后注射 1%利多卡因 1mL。

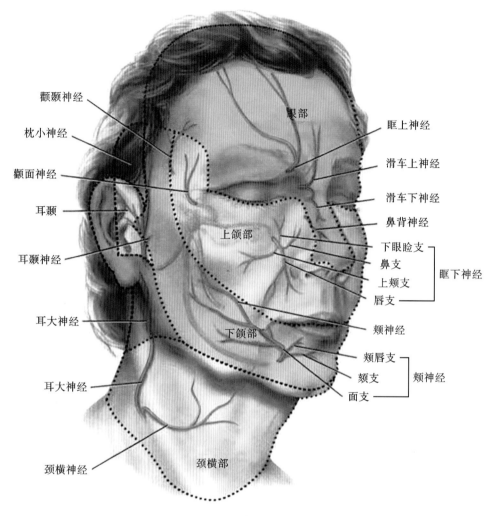

图 3-13 面颈部感觉神经分布

滑车上神经阻滞麻醉时，应从鼻根与眉弓的交点或眶内上缘进针，沿眶内上壁进针，进针 1.5～2cm，注射 1% 利多卡因 1mL。眶上神经及滑车上神经阻滞麻醉的操作过程中均需用左手示指保护患者眼球。

（四）鼻背神经阻滞麻醉

麻醉时自鼻骨下缘距离鼻正中线外侧 0.5～1cm 进针，注射 1～2mL 麻醉药，可麻醉鼻腔外侧壁、鼻尖、鼻翼、鼻前庭。

（五）颧颞神经阻滞麻醉

麻醉时于眶外侧壁后方颧额缝向下进针达外眦下 1cm，注入麻醉药 1mL。麻醉范围为外眦向后达颞部头皮，向上与眶上神经麻醉范围相连。

(六)颧面神经阻滞麻醉

麻醉时左手示指放在眶外与眶下壁交界处，颧面神经位于指尖外侧 1.5cm 直径的范围内，注射 1~2mL 麻醉药。麻醉范围约为一倒三角形，眶下外侧三分之一向外 3cm 为底，下颌前支最底部的前方为尖，约为颊部中心，三角形的中心在颊部最突出处。

(七)下颌神经阻滞麻醉

麻醉时从颧弓与下颌乙状切迹中点垂直皮肤进针，在距离针尖 5cm 处用消毒的橡皮片标记，至皮肤与橡皮片距离约 1cm 可触及翼外板处，针头退出至皮下，向后上方 15°进针至卵圆孔，回抽无血后注射麻醉药 3~4mL，麻醉生效后下唇、口角、舌尖可有麻木感。

(八)耳大神经阻滞麻醉

自外耳道下方 6.5cm 与胸锁乳突肌的交点进针，可麻醉下颌角到耳屏、外耳下半部分及耳后区。

三、局部浸润麻醉

局部浸润麻醉是指在患者清醒条件下，通过对机体的部分区域注射麻醉药阻断神经末梢或纤维的传导，达到无痛的效果。其主要目的是减轻患者手术中的疼痛刺激，或者抑制由自身防御机制引起的痛觉。然而，局部麻醉不仅仅限于这些，也可以联合全身麻醉使用，增强麻醉效果，减少全身麻醉药的使用量，减轻麻醉药物风险，降低麻醉成本。局部浸润麻醉下，机体的温度觉、触压觉依然存在。

(一)局部麻醉药的分类

局部麻醉药从药理学特性上分为两类，一类为酯类麻醉药，另一类为酰胺类麻醉药。在美容手术中最常用的脂类麻醉药就是普鲁卡因，常用的酰胺类的麻醉药有利多卡因、布比卡因、罗哌卡因等。这些药物的特点如下。

(1)利多卡因：性能稳定，起效较快，扩散能力、穿透能力均强，其毒性与药物浓度有关，因此可用于各种局部麻醉。复方利多卡因乳膏于术前使用，可有一定的镇痛作用。

(2)布比卡因：起效快，作用时间长，可通过改变药液浓度而产生感觉神经和运动神经的分离阻滞。其心脏毒性明显，如误入静脉或用药量过大，可导致心脏停搏且难以复苏，尤其对产妇更是如此，但左旋布比卡因毒性弱。

(3)罗哌卡因：是一种新型的长效酰胺类局部麻醉药，其特点为产生运动阻滞与感觉阻滞的分离程度要大于布比卡因，且心脏毒性比布比卡因弱。此外，它有一定的血管收缩作用。

常用局部麻醉药浓度及用法见表 3-1。

表 3-1 常用局部麻醉药浓度及用法

局部麻醉药	用法	浓度/%	一次最大剂量/mg	起效时间/min	作用时间/min	产生神经系统阈剂量/(mg·kg⁻¹)
普鲁卡因	局部浸润	0.25～1.0	1000	—	—	19.2
	神经阻滞	1.5～2	600～800	1～5	45～90	
丁卡因	眼表面麻醉	0.5～1.0	—	1～3	60	2.5
	鼻咽表面麻醉	1.0～2	40～60	1～3	60	
	神经阻滞	0.2～0.3	50～75	15	120～180	
利多卡因	局部浸润	0.25～0.5	300～500	1.0	90～120	7.0
	表面麻醉	2.0～4.0	200	2～5	60	
	神经阻滞	1.0～1.5	400	10～20	120～240	
甲哌卡因	局部浸润	0.5～1.0	300～500		90～120	7.0
	神经阻滞	1.0～1.5	300～400	10～20	180～300	
布比卡因	局部浸润	0.25～0.5	150		120～240	2.0
	神经阻滞	0.25～0.5	200	15～30	360～720	
罗哌卡因	神经阻滞	0.5～1.0	200	2～4	240～400	3.5
	蛛网膜下阻滞	0.5～1.0	10～15	2	180～210	
	硬膜外阻滞	0.5～1.0	100～150	5～15	—	

(二)局部麻醉药的成人注射安全剂量及作用时间

(1)普鲁卡因：使用前需做过敏试验，局部浸润麻醉一次限量1g，注射给药后1～3分钟起效，作用时间为45～90分钟，因使用前需做过敏试验，而且其毒性较大，所以美容外科手术中很少使用。

(2)丁卡因：鼻咽表面麻醉一次限量40～60mg；注射后1～3分钟即生效，维持1小时。神经阻滞麻醉，一次限量50～75mg，维持2～3小时，因其毒性较大，一般不做浸润麻醉。

(3)利多卡因：局部浸润麻醉一次限量400mg，注射后1～3分钟起效，作用时间为1.5～2小时。神经阻滞麻醉，一次限量400mg，维持2～4小时。利多卡因一般不用于表面麻醉，是美容外科手术中最常用的局部浸润麻醉药物之一。

(4)布比卡因：局部浸润麻醉一次限量150mg，注射后5～10分钟起效，作用时间为2～4小时。神经阻滞麻醉一次限量200mg，作用时间为6～12小时。

(5)罗哌卡因：局部浸润麻醉一次限量200mg，注射后5～10分钟起效，作用时间为2～3小时。神经阻滞麻醉，一次限量200mg，注射后2～4分钟起效，作用时间4～6小时。

两种或者两种以上药物混合使用不被推荐，但是混合使用可获得两种药物的长处，可能会增加毒性，应视患者具体情况谨慎使用。

（三）局部浸润麻醉的注意事项

（1）选针：选用粗细合适的针头，尽可能选用较细的针头，一般全身麻醉或者神经阻滞麻醉后的补充局部麻醉，如头皮等部位，可以选用较粗的针头；如为普通的局部麻醉，则可选用30G针头或相当于30G粗细的长针头，如眼科球后注射用针头等。

（2）进针：皮肤绷紧，针尖垂直进入，针头斜面刺入皮肤后先缓慢（速度以患者没有痛感为标准）注射少量麻醉药，不要让麻醉药在真皮内形成皮丘。

（3）注射远处的部位，需在已注射过的部位（此时进针点麻醉已起效）进针，此谓"一针法"，可以明显减轻疼痛。

（4）若针头需改变方向，则应先将针头退至皮下，避免针头弯曲或断裂。

（5）局部麻醉药使用不可过量。

（6）不可从感染或癌肿的区域（包块黑痣）进针。

（7）麻醉注射要有立体思维，要感觉针头位置，试探组织的结构，根据情况及时调整注射量和方向。

局部麻醉药中加入适量肾上腺素具有收缩血管的作用，可减少术野出血，使视野更清楚，延长局部麻醉时间，有利于手术的操作。但过量的肾上腺素可导致局部血管过度收缩，局部组织缺血，延迟愈合，甚至引起患者心率、血压的变化。常用浓度1∶（5万～20万）的肾上腺素。研究证明，肾上腺素在局部麻醉手术中的使用是非常安全且必要的。一般动脉收缩时间需要7～10分钟，此方法能有效减少美容手术切开时动脉性出血，可使动、静脉都有效减少20～25分钟等待时间；但在循环不良的组织最好不要使用。如果因肾上腺素导致组织缺血，可使用纳洛酮拮抗。

（四）毒麻药物中毒

注射时即刻发生的中毒反应称急性毒性反应，药物使用后5～30分钟后发生的反应称迟发毒性反应，一般由药物使用剂量过大或者麻醉药注射入血管导致。局部麻醉药抑制神经膜通透性，阻断膜钠离子内流，阻止动作电位和神经冲动传导，导致神经毒性和心脏毒性。轻度中毒临床表现为头疼、头晕、面色苍白、眼球震颤，重度患者可表现为胸闷、心悸、心率失常、血压升高、全身痉挛、呼吸困难甚至心跳骤停。对于轻症者可给予停止局部麻醉药、暂停手术、镇静、吸氧等处理。重症者需及时使用面罩吸氧、监测生命体征、保持呼吸道通畅、注射肾上腺素、静滴脂肪乳，甚至做心肺复苏。局部麻醉药还可引起过敏反应，轻症者可使用抗过敏治疗，重症者则需预防咽部水肿窒息及过敏性休克。

（五）局部麻醉的并发症

局部麻醉的并发症主要有：①药物的神经、中枢毒性及过敏；②穿刺过程中造成的神经损伤；③血管损伤造成血肿；④未经严格的无菌操作或穿刺经过感染部位造成的感染。

特殊说明：局部浸润麻醉是整形美容科最常见的麻醉方式，麻醉过程和麻醉效果是手术的一部分,是考量手术效果好坏的重要指标,注射过程及手术全程无痛是局部浸润麻醉的最终考核标准。一定区域的神经支配往往能找到其相应的感觉神经支配的近端,所以施行浸润麻醉时首先浸润的区域为相应区域感觉神经近端,完成神经近端的浸润后,相应的区域疼痛感觉会大幅的减弱,在后来的浸润过程中出现的疼痛反应会大大减弱,注射速度可以逐渐加快。

四、肿胀麻醉

肿胀麻醉可作为单独的局部麻醉方式,也可以在全身麻醉或区域阻滞麻醉中合并使用,可起到止痛、止血及分离组织的作用。肿胀麻醉安全性较高,可完全由手术医生独立完成,尤其适用于中、小型的整形美容手术,可用于吸脂、除皱、腋臭切除、体表肿物切除、隆乳、头皮局部皮瓣等手术,目前广泛应用于吸脂手术。

肿胀液的配制:生理盐水 500mL,5%碳酸氢钠 5mL,2%利多卡因 10mL,0.1%肾上腺素 0.5mL。

肿胀液成分的作用:利多卡因为酰胺类的局部麻醉药,具有脂溶性,可与脂肪组织结合,使用量不超过 35mg/kg,血浆峰值为 $4\mu g/mL$,达到峰值的时间为注射后 8 分钟至 2 小时。碳酸氢钠可碱化肿胀液,延缓麻醉药的吸收,降低麻醉药的毒性。肾上腺素可使毛细血管收缩,减少出血,同时可延长麻醉的时间。

肿胀麻醉的优点:①减少了全身麻醉药的使用量,降低了麻醉的风险和费用;②患者为清醒状态,术中可灵活地变换体位;③镇痛的时间长;④止血效果好,术野清晰,解剖层次分明。

肿胀麻醉的缺点:①注射时间长;②利多卡因对中枢、心血管系统有一定毒副作用。

第四节　整形外科常用的基本操作

整形外科基本操作原则概括起来有四点,即无菌操作、无创技术、无无效腔残留和无创面外露(即创面能获得覆盖)。确实做到这四项原则也是很不容易的。整形外科的基本操作包括切开、剥离、止血、缝合、引流、包扎等。

一、剥离

剥离是显露手术区解剖结构和切除病变组织、器官的重要手术操作,应尽量在正常组织间隙进行,这样不仅操作容易、术区出血少,而且不容易损伤重要的组织结构。剥离按操作方式可分为锐性剥离和钝性剥离两种,临床上要求术者根据解剖及病变性质将两种方式结合使用。

(1)锐性剥离:在直视下多用刀刃切、剪刀剪,面部多用锐性剥离,剥离时刀刃与剥离面垂直,边剥离边推组织,刀刃在剥离平面中运行的层次感,通过眼睛和传递到手上的力量来进行判断,要随时调整,非重要的组织可通过减小刀刃的角度劈裂。本方法的优点为出血少，层次清晰，损伤小。缺点为易误伤血管神经。

（2）钝性剥离：用刀柄、剪刀、血管钳、手指、较粗的尿道探子、特殊的"U"形剥离器等分离。钝性剥离的层次同样重要，在切口下方，直视下找到相应的层次，可用电刀或剪刀将层次剥离出来，逐渐向远方延伸。无法直视的时候采用钝性剥离。本方法的优点为在非直视下操作，不易损伤血管神经。缺点为组织损伤大。

（3）剥离的层次：头皮在帽状腱膜下；面部在脂肪浅层；颈部在颈阔肌深层或浅层；胸部在肌肉表面；乳晕处在真皮下。

（4）剥离的范围：根据缺损的大小、血运及皮肤的张力而定。

锐性剥离和钝性剥离应根据具体情况结合使用，在进行解剖剥离时，注意避免损伤周围正常组织。在未辨清组织之前，不要轻易剪割或钳夹，以免损伤重要组织和器官。手术操作要轻柔，使某些疏松的粘连自然分离，显出解剖间隙，避免暴力操作破坏层次。对于层次比较清晰、疏松的部位，可以考虑采用钝性剥离的方式；对于层次致密、粘连严重的部位，可能需要进行锐性分离；当术区存在炎症、肿瘤或者瘢痕组织时，容易出现结构不清楚的情况，此时应当更仔细地分离。剥离过程中注意保持组织的湿润，可使用温生理盐水纱布湿敷。

二、止血

局部麻醉时在局部麻醉药中加入肾上腺素，可以收缩术区的小血管，有效减少皮肤及皮下毛细血管和小血管的出血。小范围局部麻醉可使用1％利多卡因＋1：10万单位肾上腺素，大范围局部麻醉及儿童麻醉可使用0.5％利多卡因＋1：10万单位肾上腺素。神经纤维瘤、血管瘤等肿瘤的切除等手术，为避免肾上腺素进入血管，可以适当降低肾上腺素的浓度。

创面渗血还可采用其他方法止血。①压迫止血法：渗血的创面可通过压迫止血。温度50℃左右，坚持压迫5分钟。该方法用于烧伤后切痂，瘢痕切除后创面渗血等。②药物止血：肾上腺素溶液止血有效浓度为1：（5万～20万），对于渗血明显者，可用肾上腺素纱布压迫止血。此外，凝血酶、明胶海绵、可吸收的止血胶原也可用于创面止血。③填塞止血：可用于开放性或洞穿性创口，窦腔的出血常选择填塞止血。颈部或口腔内填塞纱布时，注意保持呼吸道通畅，防止窒息。④电凝止血：即用电灼器止血，目前常用的是高频电刀，根据止血方式分单极电凝、双极电凝。止血前需用吸引器吸干或纱布沾干术区，可直接电灼，也可使用止血钳或有齿镊夹持出血点后间接电灼。注意避免接触正常组织造成灼伤，及时清除电刀上的血痂，以免影响止血效果。

对于活动的血管出血，或者有明确的小动脉出血，则需要缝扎或者结扎止血。①缝扎止血法：适用于单纯结扎困难，可防止线结的滑脱。②结扎止血法：适用于较大的血管结扎，用双手打结法，打成三结，深部血管打结时指腹需靠近线结，避免滑脱。知名血管需双重结扎，打紧第一个结后，轻轻放松血管钳，但不完全松开，然后打紧第二个结。

对于四肢手术还可应用充气止血带止血。先用驱血带驱血，用纱布缠绕肢体，设定好止血的压力及时间，安放止血带，通常上肢 30～40kPa，下肢 60～80kPa，时间不超过 1 小时。手指出血先用纱布衬垫在指根上，然后用橡皮条交叉缠绕，再用血管钳适度压力夹紧交叉处，不可过紧，避免影响血运。

三、缝合

外科缝合的目的是获得最快的伤口愈合，遗留最小的瘢痕。切口的设计、缝合的材料、缝合的方法、缝合的操作均影响伤口愈合的最终效果。皮肤缝合时，皮下减张是关键，我们建议采用改良的埋没褥式缝合以达到充分的术中减张，这样可最大限度的减轻瘢痕。具体缝合方法会在后续章节中详细讲解。

四、引流

引流是将组织内或伤口间隙内的血液、淋巴液、分泌液或脓液等引流到体外。引流的指征有以下四点。①感染或污染创口：感染伤口必须放置引流，对脓肿切开后的创口及脓液尚未形成的感染创口均需如此；对污染创口，为预防感染，也应考虑放置引流；②渗液多的创口：对剥离范围广泛的大手术及深部的中等手术，考虑其术区术后仍有部分渗血、渗液需排出，也应放置引流；较浅、较小的无菌创口和单纯整复手术，一般可不放置引流；③留有无效腔的创口：凡术中因组织缺损较大、未能完全消灭无效腔的伤口，必须放置引流，其引流物需放置于无效腔最低部位，才能保证彻底引流；④止血不全的创口：对术中止血不彻底和凝血功能低下术后创口，为防止血肿形成，也应放置引流。常用的引流物有：橡皮片、橡皮管、负压引流管。放置引流物需缝合固定，注意避免将引流物与深部组织缝合在一起，固定引流管时打结不可过紧，防止管腔闭塞。引流管为异物，可能会延迟组织的愈合，细菌也可能通过引流物逆行进入体内，所以通常术后 7 天之内应取出引流物。取出引流条或者引流管时，需检查引流物的数量及完整性，避免异物遗留体内。

五、包扎

包扎固定是整形手术的重要步骤，包扎的质量会影响手术效果。

(一)一般部位的包扎

术区覆盖单层凡士林纱布，再覆盖 4～6 层干纱布，加盖多层(厚度在 2～3cm)疏松纱布，用胶布固定，用绷带加压包扎，必要时需用石膏绷带固定。

(二)特殊部位的包扎

①颜面及耳部：包扎前先在对侧额部放置一纱布条，同侧眼部、耳周需垫上纱布后包扎覆盖在内，最后将预留的纱布绑紧；②颈部石膏制动要点：石膏托绕颈部一周，两端在颈前一长一短，短端偏上，固定下颌及颏部，长端偏下，斜向对侧的腋胸部，可限制颈部的活动；或者使用合适的颈部医用支具制动；③手足包扎：指(趾)间用纱布隔开，保持功能位，指(趾)端外露，便于观察血运；④远位皮瓣：限制肢体活动，防止皮瓣撕脱，如交臂、交腿、腹部携带皮瓣等。

第五节　整形外科常用的局部皮瓣

肿瘤、创伤、感染是形成软组织缺损的主要原因，需根据缺损的位置、大小、周围组织的张力确定修复方案。若缺损较小，可直接拉拢缝合。若不能直接拉拢缝合可剥离后充分减张后再缝合。缺损较大的伤口可通过植皮或设计局部皮瓣修复。局部皮瓣是整形外科最常用的缺损修复方法。

一、旋转皮瓣

旋转皮瓣简称旋转瓣，主要适用于三角形、椭圆形或圆形创面的修复。通过旋转缺损一侧的皮肤软组织来覆盖创面。其旋转弧切口长度一般应为缺损区宽度的 4 倍；皮瓣的长度（相当于旋转半径）应较创缘稍长（约＞20％）。可切开掀起皮瓣将其旋转覆盖缺损。可当皮瓣不能旋转到位时，需在切口尾端做逆向回切，一般回切切口可直接缝合（图 3-14、图 3-15）。

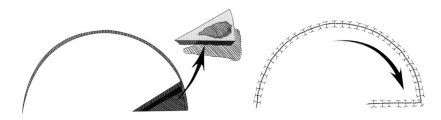

头皮肿瘤切除后，设计旋转皮瓣修复缺损。

图 3-14　旋转瓣设计示意图

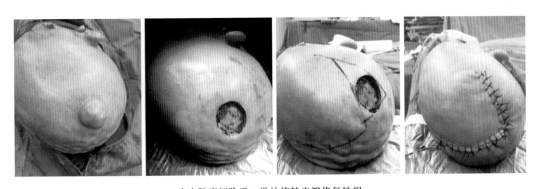

头皮肿瘤切除后，设计旋转皮瓣修复缺损。

图 3-15　旋转瓣应用实例

二、推进皮瓣

（一）V-Y 成形

V-Y 成形是利用组织的移动性，牺牲宽度获得长度；相反 Y-V 成形则通过牺牲长度获得宽度。在矩形缺损的一侧可设计三角形皮瓣，皮瓣的血供及移动性来源于垂直的皮下蒂，将皮瓣向前方的矩形缺损处推进并做"Y"形缝合修复缺损（图3-16、图3-17）。

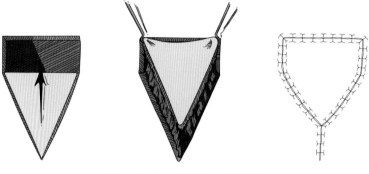

图 3-16　V-Y 推进皮瓣设计图

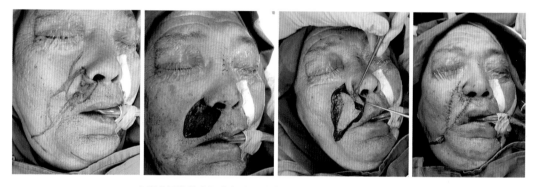

右侧鼻唇沟肿瘤切除术后，设计 V-Y 推进皮瓣修复缺损。

图 3-17　V-Y 推进皮瓣应用实例

（二）单侧推进

利用缺损区一侧设计同等宽度的皮瓣，蒂部外上方设计 Burow's 三角可增加皮瓣的移动性，将皮瓣掀起后向缺损处推进修复创面。如皮瓣充分剥离，无需设计 Burow's 三角也可关闭缺损。本法常用于修复额、鼻部缺损（图3-18）。

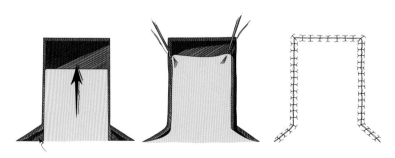

图 3-18　单侧推进皮瓣设计图

三、岛状皮瓣

通过带皮下蒂的皮瓣穿过皮下隧道修复缺损分为两种，一种是皮下蒂没有知名血管，另一种是皮下蒂带有知名血管。没有知名血管的岛状瓣，旋转的角度小，如果蒂部含有知名血管，皮下蒂可以设计得较长，蒂部旋转的角度可以比较大。为确保皮瓣的安全可提前用多普勒超声探查皮下血管的位置和范围。皮下隧道需足够宽松，避免术后组织肿胀、压迫蒂部引起皮瓣的缺血或坏死（图 3-19、图 3-20）。

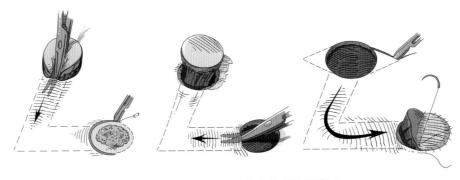

图 3-19 经皮下隧道的岛状皮瓣设计图

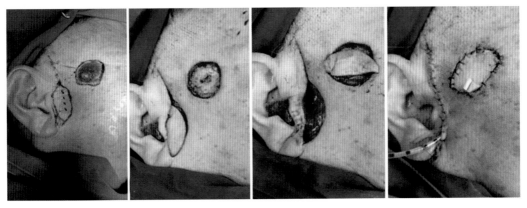

耳前黑色素痣切除后，设计颞浅动脉逆行岛状皮瓣修复缺损，供瓣区直接拉拢缝合。

图 3-20 岛状皮瓣应用实例

四、菱形皮瓣（菱形瓣）

菱形瓣又称 Limber 皮瓣，切口设计为 60°角的菱形，以 120°角顶点做对角线的延长线，长度等于菱形的边长，作为皮瓣的一边；做平行菱形一边的直线，作为皮瓣的另外一边，将其旋转并推进修复缺损。皮瓣设计在皮肤松弛区，要考虑皮瓣的血运，根据皮肤的松弛度及周围组织的位置灵活设计，通常供瓣区可直接拉拢缝合（图 3-21、图 3-22）。

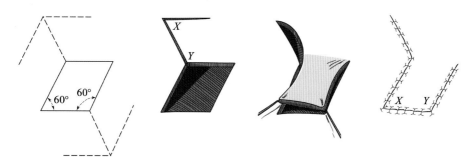

图 3-21   菱形瓣设计图

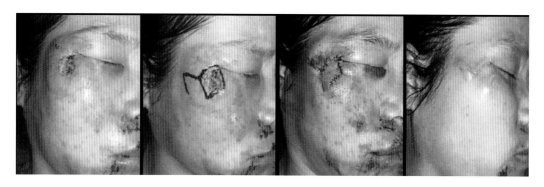

右颧部外伤皮肤软组织缺损，设计蒂部位于外下方的菱形瓣修复缺损，供瓣区拉拢缝合，术后 1 周颧部外形恢复良好。

图 3-22   菱形瓣应用实例

五、双叶皮瓣（双叶瓣）

双叶瓣相当于两个异位皮瓣，常用于鼻部缺损的修复。设计两个呈 90°的皮瓣，第一个皮瓣靠近缺损区，大小与创面一样或稍小，掀起后转移至缺损区。第二个皮瓣小于第一个皮瓣，皮瓣形成后转移覆盖第一个皮瓣供区，残余创面尽量游离创缘直接缝合（图 3-23、图 3-24）。

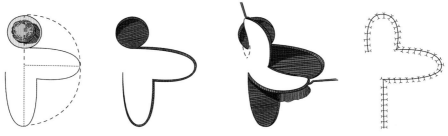

图 3-23   双叶瓣设计图

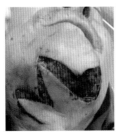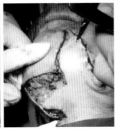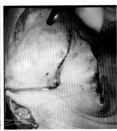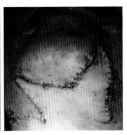

颏部皮肤软组织缺损，在下颌设计两个相邻的皮瓣转移修复，术后外形良好。

图 3-24　双叶瓣应用实例

六、Z成形术

Z成形术适用增加切口长度或瘢痕挛缩区。Z成形即设计两个大小相等、方向相对的三角形皮瓣，将其交错移位获得额外的长度，切口似"Z"形。Z成形术有三个基本功能：① 将瘢痕的长轴由不利的位置变为有利；② 延长瘢痕挛缩方向的长度；③将不整齐的解剖线重新排列。60°夹角最常用，可获得约轴线75%的长度，皮瓣易位后新的轴线与原轴线垂直，新的轴线应沿皮纹设计。45°夹角可获得约轴线50%的长度，30°夹角可获得约轴线25%的长度。特殊的瘢痕区可设计四个Z成形。面部Z成形臂长不超过1cm，颈部不超过1.5cm，需要增加长度时可设计两个或多个Z成形(图3-25、图3-26)。

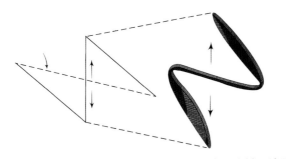

图 3-25　Z成形皮瓣设计图

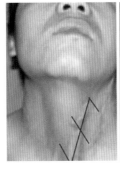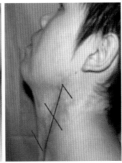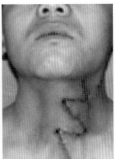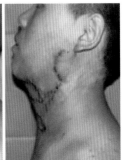

颈部烧伤后瘢痕挛缩畸形，设计连续两个Z成形皮瓣，松解瘢痕。

图 3-26　Z成形皮瓣应用实例

七、W 成形术

W 成形术指以瘢痕长轴为纵轴线，在瘢痕两侧做形似"W"的切口组成的锯齿状切口线的手术。切除瘢痕组织后切口两侧做适度皮下剥离，皮下减张缝合后，将两侧切缘的三角形皮瓣交互嵌插，准确对位缝合。W 成形术用于改善较长、较宽且瘢痕与正常皮肤交错不甚规整的条索状瘢痕。如瘢痕较长或者手术切口缝合造成的蜈蚣脚状瘢痕，可设计连续 W 成形（图 3-27、图 3-28）。

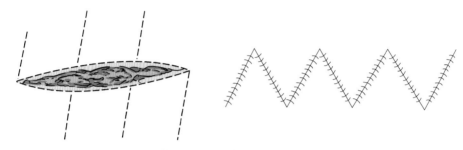

图 3-27　W 成形皮瓣设计图

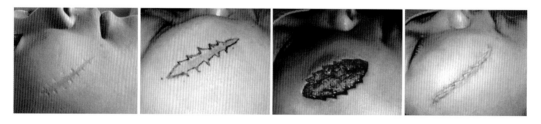

颊部外伤后瘢痕，设计 W 成形皮瓣，切除伤口及缝合线瘢痕，改良埋没垂直褥式缝合方法缝合皮下。

图 3-28　W 成形皮瓣应用实例

本章临床问题焦点

1. 局部浸润麻醉是手术非常重要的一个环节。应注意使用细针，采用绷紧皮肤垂直进针的方式，最先进针点（该区域神经支配近端）和"一针法"等都是决定局部麻醉成败的关键。

2. 局部麻醉药中，配制使用盐酸肾上腺素是非常重要的。行局部浸润麻醉后，必须等待 7~10 分钟后等药效发挥，再切开皮肤，才能有效控制术中出血。

3. 精细、微创、严格的无菌操作是每位整形美容外科医师都应铭记于心的基本原则，任何组织的损伤都应该做到最小。高功率电刀反复烧灼皮肤、血管钳反复钳夹皮肤软组织、粗针大线缝合等不良习惯均应该被抛弃。

4. 美容缝合技术是整形外科医师需熟练掌握的最重要的基本功，结合患者需求及心理，注重每个细节，达到功能及外观的最佳效果。

参考文献

［1］王炜. 整形外科学［M］. 杭州：浙江科学技术出版社，1999.

［2］渡边浩一，穆罕穆德-阿里·M·苏查，马里奥斯·卢卡斯，等. 头颈部整形外科解剖学［M］. 王晓军，译. 天津：天津科技翻译出版公司，2018.

［3］EDWARD E III, MICHAEL F Z. 颅颌面骨骼手术入路精要［M］. 2 版. 张益，张杰，孙勇刚，译. 北京：人民卫生出版社，2008.

［4］WALTER F T, WERNER P, ANDREAS R G, 等. 耳鼻咽喉-头颈外科手术图谱-入路与技巧［M］. 陈娟，译. 福州：福建科学技术出版社，2006.

［5］亓发芝. 乳房整形美容进展［J］. 中国美容整形外科杂志，2017，28(7)：385 - 387.

［6］PATEL N G, RATANSHI I, BUCHEL E W. The best of abdominal wall reconstruction［J］. Plast Reconstr Surg，2018，141(1)：113e - 136e.

［7］SHERRELL J A, DOUGLAS S S, JENNIFER L W. 美容整形外科学［M］. 李健宁，代金荣，仇侃敏，译. 北京：北京大学医学出版社，2012.

［8］LATRENTA S G. 面颈部美容外科手术图谱［M］. 李健宁，秦荣生，尤维涛，译. 北京：北京大学医学出版社，2005.

［9］邓晓明，姚尚龙，于布为，等. 现代麻醉学［M］. 4 版. 北京：人民卫生出版社，2014.

［10］JACKSON I T. 局部皮瓣在头颈再造术中的应用［M］. 曾祥辉，译. 西安：世界图书出版公司，2006.

第四章

缝合材料

孔子在《论语·卫灵公》篇中指出："工欲善其事，必先利其器"，马克思在《资本论》中也指出："各种经济时代的区别，不在于生产什么，而在于怎样生产，用什么劳动资料生产。"在外科缝合领域中，各种缝合方法的形成，是立足于手术目的的实际需求及现有缝合材料能够实现的技术手段。最早的缝合材料均来源于人们日常生活和生产中，如金属、丝麻、动物毛发等。近几十年来，随着人工合成材料的广泛应用，缝合材料有了突飞猛进的发展，为临床应用提供了更多的选择，面对种类繁多的缝合材料，临床该如何选用，是本章介绍的重点内容。

第一节　缝合材料的历史

据考古发现约 3 万年前，人类就使用骨针进行缝合。现在中国国家博物馆中保存着 7000 年前古越人使用的骨针。古书有"以金银鍮石为针"的记载，这里的针主要为妇女们针织时使用。古代典籍中记载约公元前 2000 年就已经出现了外科缝合，使用的材料为绳线和动物的腱膜。实际上外科缝合出现的应该比记录更早，人类在生存中发现早期关闭创面有利于体力恢复和生存，所以将缝合衣物的针线应用于伤口缝合。

随着科学技术的不断进步，缝合材料大约经历了三代历程的发展。

第一代为纯天然材料，从最早有缝合的记载开始，人们使用如亚麻、毛发、皮革、棉线、植物纤维等进行缝合，其中丝线最具代表性。丝线是由蚕丝蛋白制成的，是使用最为广泛且时间最长的外科缝合线。约公元 1000 年，丝线开始广泛用于外科缝合，并一直沿用至今，现在仍是最常用的缝合材料之一。现代丝线仍是采用蚕丝蛋白制成，不过其强度、韧性及对人体的排异性等得到了改进。

第二代为肠线，即天然材料制成的可吸收缝合线。早在公元前 150 年，Galen 提出了"肠线"的概念，但并未应用于外科缝合。以羊或牛的小肠黏膜为原料经过灭菌处理的肠线是在 19 世纪出现的。1860 年，英国医生 Joseph Lister 开始将灭菌的羊肠线应用于现代缝合，从此便有了最原始的可吸收缝合线。羊肠线有着一些无法克服的缺点，如材质比较硬，使用时需要用盐水浸泡；在有效期内必须用保护液保存（一旦失去保护液的保护，羊肠线张力无法保证）；张力较低，在植入人体后吸收时间不确定，存在较严重的组织排异反应。现代医用羊肠线分为平制羊肠线和铬制羊肠线，平制羊肠线即原料羊肠衣未经铬化物处理而制成的羊肠线。羊肠衣经铬化物溶液浸制处理后而制成的羊肠线为铬制羊肠线，由于含铬而呈绿色。

第三代为化学合成的缝合材料，始于 20 世纪 50 年代，包括各种合成的可吸收和不可吸收缝合材料。人工合成的不可吸收缝合线包括尼龙线、聚酯线、聚丙烯线等，这些线多为单股线，具有操作方便、异物排斥反应轻、抗拉力强度好等优点。人工合成的可吸收缝合线包括聚糖醇酸（PGA）、聚糖乳酸（PGLA）、聚二氧六环酮（polydioxanone）线等。人工合成的可吸收缝合线的原材料主要由人工代谢产物（乙醇酸、乳酸）聚合而成，通过纺丝、拉伸、涂层等工序制作和加工，吸收方式为水解。

关于缝合针，从最早的骨针，到金属缝针，材料的发展相对稳定，现在缝合针所应用的材料多为优质不锈钢材料。除材料的进步外，缝针的加工工艺这些年也得到了迅速发展，能够实现在不影响缝针强度的前提下，尽可能达到纤细、刚性和韧性的完美平衡，既能抗弯曲又不致于容易断裂。目前缝针在大小、粗细、弧度和截面形状都有着不同的型号和规格，方便临床的选择使用。

大多数外科医生在手术过程中都具有一种基本的"缝合习惯"，即对某一种或几种缝合材料和缝合方法的偏爱，除非特殊情况才会改变习惯。但是，外科生师应该对各种缝针和缝合线的物理特性进行深入了解，以便于在各种临床使用场景中做出合适的选择。

第二节　缝合针

理想的外科缝合针应具有材质优良，兼具刚性和韧性，针体强度高并且纤细，夹持牢靠，针尖锋利，对组织和缝合线损伤小，易于消毒等特点。目前最常用的材质为高质量不锈钢。为了应对不同部位各种组织的缝合需求，缝合针也有不同分类：根据针体的外形，可分为弧形和直形；根据针尖的形状，可分为三角针、圆针、铲针等。以下我们根据针的形状、针尖、嵌合线的方式等进行阐述。

一、弧形针

弧形针是临床最常用的缝针类型，弧形针的优点在于可以预见针线穿出组织的位点，操作空间小，利用持针器操作还可以避免损伤组织。弧形针常用的参数包括弦长、针长、弧度等，此外，针的粗细也有差别（图 4-1）。

（一）弦长

弦长指针尖到针尾的直线距离，代表进针点到出针点所能穿过组织的最大

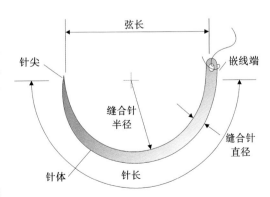

图 4-1　缝合针的参数和规格

宽度。弦长的实际临床意义代表了缝合针可缝合组织的最大宽度。

(二)针长

针长指弧形缝合针针体从针尖到针尾的长度。针长与缝合针的弦长和弧度相关。

(三)弧度

弧度用针长与缝合针的弯曲部分做虚线延长，形成一个完整圆的周长的比值来表示（图 4-2）。临床常用缝合针的弧度有 1/4、3/8、1/2、5/8 等。针长不变的情况下，改变缝合针的弧度，弦长改变，就改变了进针点到出针点的实际缝合距离。1/4 应用于眼科和显微外科等操作精细的部位；3/8 用于体表和较浅部位伤口缝合，不适用于深部和空间受限的区域；1/2 适用于缝合空间受限的区域；5/8 对于深部组织的缝合具有很好的适用性，如肛肠外科、口腔科、泌尿外科、心血管科的相关手术，也适用于深部缝扎等。

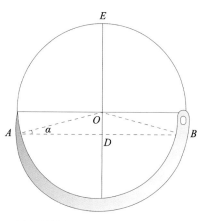

弧度的计算方法可以通过数学公式计算，但是实际临床应用中组织是具有一定的弹性的，无需特别精确。

图 4-2　弧度的计算

缝合针的弦长在于调控缝合组织的宽度，弧度在于调整缝合针穿透组织的深度，弧度相同可以缝合相同深度的组织，但不一定能穿越同样宽度的组织。弦长相同可以穿越同样宽度的组织，但不一定穿透同样深度的伤口（图 4-3）。外科医师应该结合临床实际情况和缝合目的选择恰当弦长和弧度的缝合针。

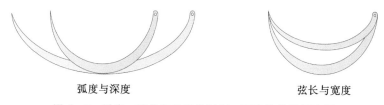

弧度与深度　　　　　　　　　弦长与宽度

图 4-3　弧度、弦长与组织的深度、宽度的关系示意图

(四)型号

弧形针的型号一般用"针尖形状 弧度 针体直径×弦长"表示，例如"△3/8 5×12"缝针，表示为针尖截面为三角形，针体的弧度为 3/8，直径为 0.5mm，弦长为 12mm。因此，在临床上选择缝针时，可根据具体需要选择合适的缝针。

二、直型针

针体为直线型，针尖、针尾同弧形针，临床应用相对较少，仅适用于操作空间大、用手就能运针缝合的部位,如皮肤、肌腱、胃肠等部位。直体圆针主要用于胃肠和肌腱吻合,直体角针用于皮肤、骨骼缝合,特殊的直型针有眼科晶状体置换穿房针。直针缝合的优点在于进针和出针在一条直线上,缝合组织的宽度取决于针体长度。此外,直型针还可以作为导引针使用,用于悬吊缝合等。

三、混合弧形针

为了更好地适应临床,目前各种型号的针线已实现专科化,甚至手术化。混合弧形针是根据手术特殊的要求而专门设计的,如眼科前房缝合针、骨科半月板缝合针、口腔内黏膜缝合针等。以眼科前房缝合针为例介绍,其专为眼科前房手术设计,可以精确地穿刺组织,针尖部位设置为80°曲率,其余为45°的延展曲率,对于短而深的组织穿刺有很好的应用价值,在穿刺过程中可以避开创口边缘,不影响手术视野,便于准确控制缝合的边距,在眼科前房手术中有着重要的应用。另外,不同的张力可能对术后是否有散光有一定的影响。

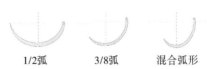

1/2弧　　3/8弧　　混合弧形

图 4 - 4　混合弧形针示意图

四、针尖

针尖是指缝合针的顶端延伸至针体的截面,针尖的设计和制造是依据穿刺组织的不同类型而调整,目前常用的针尖有三角针、圆针、侧刃针、圆体角针、钝型针、铲针等。其中最常用的为三角针和圆针。

(一) 三角针

三角针临床简称为角针或皮针,从针尖至针体截面为三角形。三角针主要用于穿透坚韧、致密的组织,尤其适用于致密、真皮层较厚的皮肤组织,因此常称之为皮针。三角针又可以分为传统三角针、精细三角针和反三角针(图4-5)。传统三角针尖端为底面朝下的三角形,具有三个刃部,便于切割、穿透缝合组织。反三角针其实就是三角形底面方向的改变,使缝合线和组织的接触面积变大,减轻了缝合线本身对组织的切割作用。与传统三角针相比,反三角针在缝合坚韧、真皮较厚的组织的过程中,对组织损伤小,有效地减少了缝合线对组织的切割作用,所以目前在临床应用广泛。

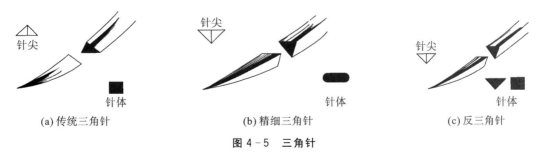

(a) 传统三角针　　　　　(b) 精细三角针　　　　　(c) 反三角针

图 4 - 5　三角针

（二）圆针

圆针是指针尖至针体截面为圆形的缝针（图4-6）。圆针具有对组织损伤小，不易撕脱或切割，空腔脏器缝合后不易渗漏等优点。其缺点是穿透力弱，不易穿透坚韧的组织。临床上圆针广泛用于口腔黏膜、皮下脂肪组织、肌肉组织、肌腱、肠道、血管等组织的缝合。

（三）铲针

铲针一般指铲形角针，专为眼科手术缝合设计，其针尖至针体截面为倒梯形（图4-7）。铲针针尖和针体呈扁平形态，可以避免过多的组织切割，在缝合薄层角膜和巩膜组织时损伤小，术后可能产生的并发症少。铲针依据临床应用需求设计了各种型号。

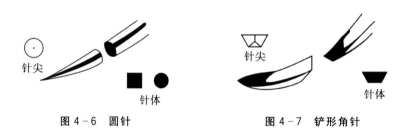

图4-6 圆针　　　　　　　　图4-7 铲形角针

（四）圆体角针

圆体角针为三角针和圆针的结合（图4-8），其尖端为三角形，过渡区和针体为圆形，对于皮肤和致密的组织具有穿透性，且相对三角针损伤小，相对圆针穿透性好。

（五）钝针

钝针（图4-9）的针尖为圆形钝头，针体为扁形，类似于圆针，针尖没有圆针锋利。钝针的主要特点是分离和剖开组织腔隙，在缝合组织较脆的肝脏、肾脏时有很大的优势。在深部腹腔和周围组织间隙不是特别清晰的情况下，可以考虑使用钝针，减少或减轻其他组织的损伤。

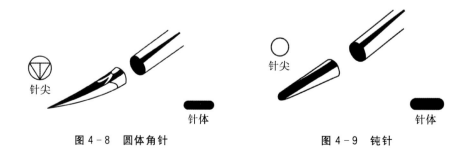

图4-8 圆体角针　　　　　　　图4-9 钝针

五、缝合针的嵌线端

缝合针的嵌线端有三种类型，分别为闭合型、劈叉型、嵌线型(图4-10)。

闭合型是临床最早使用的类型，在缝针尾端有一个闭合型孔，孔的形状有圆形、椭圆形、正方形等，使用时需将缝合线从针孔内穿过。为了避免闭合型缝合针穿线浪费时间的缺点，后来出现了劈叉型缝合针。

劈叉型是缝合针的针尾有一脊状隆起伴有窄长缝隙，用来固定缝合线，穿线时不用将缝合线穿过，直接卡在针尾狭缝中，可有效节约穿线时间，但是增加了对穿刺组织的损伤。

嵌线型的缝合针与缝合线连成一体，不仅方便实用，而且对组织损伤也较小。随着工业的发展，目前嵌线型缝合针在临床使用越来越广泛，其最主要的优点是节省时间，对组织损伤小，缺点是每根缝针仅能使用一根缝合线，成本相对较高。嵌线类型有两种，一种是开槽型，尾部开槽，针线连接，主要用于缝合要求不高的部位，或者连接较细的缝合线；另一种是钻孔型，尾部钻孔，将针线相连接，主要用于微创缝合技术，是目前嵌线型主要的嵌线方式。

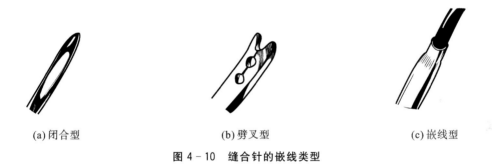

(a) 闭合型　　　　　　　(b) 劈叉型　　　　　　　(c) 嵌线型

图4-10　缝合针的嵌线类型

六、自动断线缝合针

自动断线缝合针是指缝针缝合线穿透皮肤后，缝针和缝合线能自动脱离，用于要求快速、有效地置入和切断缝合线的组织缝合，可以通过快速的拉力将针与缝合线分离(图4-11)。

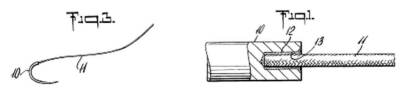

图4-11　自动断线缝合针原理

七、激光针

激光针用于皮肤激光美容和皮下组织的光治疗，或者管腔内的光治疗，不具有缝合功能。目前实验阶段的激光钻孔缝合针具有通过激光打孔使缝合线穿过的功能。

第三节　缝合线

理想的外科缝合线应该无电离、无表面张力、无免疫原性、无致癌性、无磁性，在临床使用中操作方便，缝合后具有很好的抗张力性，收紧时组织损伤小，同时术后组织反应微小，细菌逆行感染率小，组织愈合后自动吸收或者便于拆除。目前没有研发出完全符合以上要求的理想材料，因此，外科医师在缝合时需要根据具体情况选择使用合适的缝合材料。随着科技的进步，理想的缝合线应具有以下特点：抗张力强度一致、缝合线直径多样、可灭菌消毒、操作方便、组织反应小。

一、缝合线的型号

缝合线的型号代表其直径，型号越小则缝合线的直径和所具有的抗张力强度就越小。公认的外科惯例是选用能达到组织缝合要求时直径最小的缝合线，这样可以最大程度地减少对组织的损伤。同时，外科医师选择缝合材料型号前要充分了解需缝合的组织的抗张强度。

为了临床使用的方便和统一，世界卫生组织根据美国缝合线标准，将缝合线规定为1号、0号、1-0、2-0、3-0、4-0、5-0、6-0、7-0、8-0、9-0、10-0、11-0、12-0等缝合线，直径由粗到细，可用于张力不同的组织和器官的缝合，便于临床医生根据具体情况进行选择。但由于缝合线种类较多，欧洲及美国、中国都有自己对应的编号系统，为了便于使用方便，各类编号总结见表4-1（美国编号即目前常用的国际编号）。

表 4-1　缝合线的编号

欧洲（米制）编号	美国编号	中国编号	最小直径/mm
4.0	1	10	0.40
3.5	0	7	0.35
3.0	2-0	4	0.30
2.5	2-0/T	4	0.25
2.0	3-0	1	0.20
1.5	4-0	0	0.15
1.0	5-0	3-0	0.10
0.7	6-0	—	0.07

二、缝合线的编织方式

(一)单股缝合线和多股缝合线

将绳或者衣服编织线的分类用到医学领域，缝合线依据组成的股数不同分为单股疑缝合线和多股缝合线(图4-12，表4-2)。单股缝合线的优点是结构简单，穿过组织阻力小，细菌不易附着，操作简单，打结方便，适用于血管、软骨等组织的缝合；缺点是容易断裂，组织抗张能力较弱，线结容易松脱。为了增加强度将多个单股线编织起来就成了多股缝合线，同时为了避免细菌附着，将其表面进行涂层处理，增加组织穿过性和抗菌性。这样的多股缝合线强度大，对组织切割作用小，广泛用于对肠道、抗张力强的伤口进行缝合，不同型号通过颜色区分。

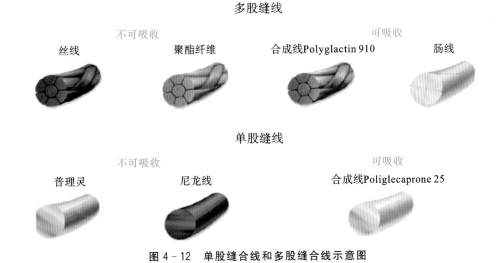

图4-12 单股缝合线和多股缝合线示意图

表4-2 单股缝合线和多股缝合线的特点

结构	毛细作用	炎症反应	记忆性	摩擦系数	线结安全性	操作难易
单股	低	低	高	低	低	低
多股或混合编织	高	高	低	高	高	高
多股扭曲缠绕	最高	高	低	高	高	高
涂层的多股或混合编织	适中	低	低-中	低	高	高

(二)倒刺线

19世纪50年代左右，就有人提出倒刺线的设想，但是直到2006年才由安捷泰(Angiotech)公司首次生产出可以用于临床的倒刺线。制作工艺是将单股缝合线进行切割后变成带刺的缝合线，主要优点是伤口缝合后无需打结，能够减少手术缝合时间和伤口暴露时间。该种缝合线可用于无菌要求高、操作空间小、手术时间要求短的手术或者部位，如腹腔、肠道、子宫癌术后、关节置换等。缺点是操作失误后无法重新操作。根据缝合线成分，倒刺线可分为可吸收倒刺线和非可吸收倒刺线，非可吸收倒刺线的成分为聚丙烯或者聚酰胺材料，可吸收倒刺线的主要成分为聚二氧杂环己酮。根据临床需要，倒刺也可以制作成单向倒刺和双向倒刺，如图4-13所示。

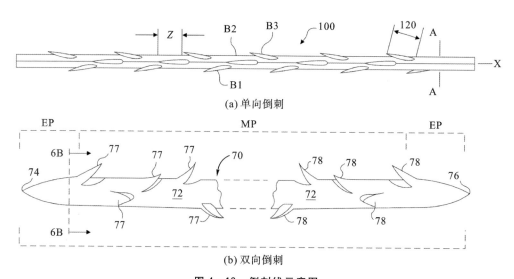

(a) 单向倒刺

(b) 双向倒刺

图4-13 倒刺线示意图

（三）鱼骨线

与传统倒刺线在缝合线上切割出倒刺的加工工艺不同，鱼骨线在单股缝合线上单独加工倒刺，这样既有倒刺线的功能，又保障了缝合线的强度（图4-14）。目前鱼骨线临床使用场景除了和倒刺线类似外，还大量应用于面部线技术提升、除皱方面，相比于传统手术，优点是操作简单，并发症较少。鱼骨线还被用于伤口的减张缝合，但应用效果和普及还需要进一步的临床观察和使用数据反馈。

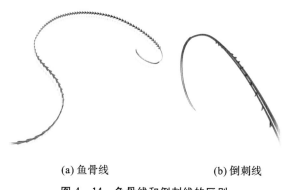

(a) 鱼骨线　　　　(b) 倒刺线

图4-14 鱼骨线和倒刺线的区别

三、缝合线的材料

前面所介绍是依据缝合线的编织方式和制作工艺等，将缝合线分为单股缝合线、多股（编织）缝合线、倒刺线等。但是在临床上，我们更多的是依据缝合线的材质进行分类。首先，根据材料是否可在体内降解，缝合线可分为不可吸收和可吸收缝合线，然后每一类再根据材料成分不同进行具体分类。由于缝合线种类繁多，尤其是人工合成可吸收缝合线，每家公司的缝合线都有自己的特点，本章节不做一一介绍。强生爱惜康公司缝合线品种型号齐全，临床应用广泛，具有代表性。本节所叙述的缝合线（尤其是人工合成可吸收缝合线）主要根据该公司的缝合线类型特点进行介绍。

（一）不可吸收缝合线

传统的缝合线都无法被降解吸收，所以在体表的缝合线可以被拆除，体内和深部的缝合线将永久被组织包裹。不可吸收材料包括植物纤维、蚕丝蛋白、金属、人工合成有机纤维等，通过合成或编织的方式制作成单股或者多股缝合线。临床上最常用的不可吸收缝合线是丝线，由蚕丝蛋白制成，此外还有很多人工合成不可吸收缝合线，包括尼龙线、聚丙烯线、聚酯线等。常见的不可吸收缝合线及其特点见表4-3。

表 4-3　常用不可吸收缝合线及其特点

缝合线	结构	材质	产品特点	临床使用范围	不足
丝线	编织	蚕丝蛋白	易于操作、线结牢靠、柔韧性好、价格便宜	结扎血管，缝合皮肤、深层组织、肌肉等（非首选）	组织反应强、摩擦系数高
尼龙线	单股	聚酰胺	高张力、组织反应性小、弹性好、摩擦系数低、价格便宜	皮肤缝合、眼科手术	韧性不足、线结易滑脱
聚丙烯线	单股	聚丙烯	高张力、韧性好、组织反应性小、抗感染能力强、摩擦系数低、可塑性好	心血管缝合、肌腱缝合、皮肤缝合	价格较高、线结易滑脱
聚酯线	编织	聚酯	韧性好、组织反应小、易于操作、可塑性好、线结牢靠	心胸外科瓣膜置换、骨固定、韧带重建、肌腱及插管缝合	价格较高
不锈钢丝	单股	不锈钢	强度高、韧性好、组织反应轻微	骨固定	不易操作
钛丝	单股	钛	组织反应更轻	软骨固定	价格高

1. 丝线

丝线是临床应用最为广泛的缝合线之一，成分为蚕丝蛋白，由于降解速度极为缓慢，因此被归为不可吸收缝合线。丝线为多股编织缝合线，制作工艺为将蚕丝脱胶、编织、涂层、包装、消毒，然后制作成不同型号的缝合线。在人工合成线出现之前，几乎所有部位组织的缝合都使用丝线。现在缝合线种类非常丰富，很多器官、组织的手术都有专用缝合线，因此，丝线的应用范围越来越窄。但由于丝线价格便宜，目前仍被广泛用于血管结扎，有些外科医生在缝合皮肤、深层组织、肌肉腱膜等也会选择使用丝线。慕丝线是临床最常用的丝线，采用脱胶后的蚕丝纤维编织而成，抗张强度大,此外在每股编织线的表面均封有一层蜜蜡,使操作更顺畅。常用的慕丝线包括带针慕丝线和不带针慕丝线两种。带针慕丝线有着特殊的针体设计,持针稳定、牢靠,易于控制,能够精确缝合。不带针慕丝线主要用于结扎血管和穿针缝合。

2. 尼龙线

尼龙是聚酰胺聚合物,是一种人工合成的纤维材料,广泛应用于各类工程中。尼龙线一般为单股缝合线,材质惰性强,组织反应性小;线体柔软平滑,容易穿过组织,易于操作、打结,但是线结相对容易滑脱,需要打 3 或 4 个结固定。尼龙线一般为针钱嵌合一体,搭配整形外科专用的缝合针,用于皮肤美容缝合,可以减少术后缝合线瘢痕;搭配眼科专用铲形针,可以满足眼科手术对缝合线的需求;搭配无损伤针还可用于血管、神经吻合等。

3. 聚丙烯线

聚丙烯线是一种人工合成的单股不可吸收缝合线,其成分为聚丙烯,是一种无毒耐热的材料,可以长期维持张力。临床上比较常用的有强生公司的普理灵线(Prolene)。聚丙烯线具有极佳的延展性,抗张力强度大,异物反应小,并且线体平滑,容易穿过组织,易于操作、打结,不足之处是线结相对容易滑脱,因此缝合时通常需要打 3~4 个结甚至更多。聚丙烯线搭配不同型号缝针广泛应用于心血管缝合、血管吻合、肌腱吻合等,尤其在心胸外科、血管外科、骨科肌腱吻合等领域的应用具有独特的优势。此外,聚丙烯线也适用于皮肤缝合,具有皮肤损伤小、术后瘢痕反应轻等优点。聚丙烯线还有一种专门用于皮内美容缝合使用的扣线,可以通过牵拉两端扣结实现拆除,这种缝合线美容效果好、易于缝合和拆除,适用于甲乳外科、妇科(如剖宫产)等手术切口的皮内连续缝合,代表产品如普罗林扣线。相比丝线和尼龙线,聚丙烯线的主要缺点是价格比较贵。

4. 聚酯纤维缝合线

聚酯纤维缝合线是由未经处理的聚酯纤维(聚对苯二甲酸乙二醇酯)紧密编织而成的多股纤维缝合线。其比天然纤维缝合线更强韧,组织反应更轻微。如临床常使用的强生公司的爱惜邦缝合线(Ethibond),是一种聚酯纤维缝合线,表面涂有一层不吸收惰性化合物,可使缝合线更易于穿透组织。该缝合线组织反应轻微,柔韧性好,操作便利。国产聚酯缝合线,同样具有不可吸收、编织聚酯缝合线的特点,在所有缝合线中抗张力最强;表面涂有平滑聚酯涂层,可以减少对组织的切割;缝合线柔韧度高,操作手感更好,打结牢靠。聚酯纤维缝合线非常适用于人工合成材料的缝合和修补,主要适用于心胸外科瓣膜置换、骨科骨固定、韧带重建、肌腱及插管固定缝合等。

5. 合金缝合线

最常见的合金缝合线是外科不锈钢丝。不锈钢丝具有无毒、易弯、纤细、抗张力强度大、组织反应低、打结便利等优点,但也具有操作困难及切割、牵扯、易撕裂组织等缺点,所以不锈钢丝主要用于骨组织的缝合和固定。

6. 聚四氟乙烯缝合线(PTFE)、聚偏二氟乙烯缝合线(PVDF)

PTFE 和 PVDF 分别由聚四氟乙烯、聚偏二氟乙烯加工合成,是具有自膨胀、防渗漏功能的缝合线。PTFE线体未染色，呈白色；遇水后可出现膨胀，1小时以内体积能膨胀15％；线体膨胀能够减少针孔渗血；线体自润滑，表面光滑，针线比为1∶1，具有防渗漏的功能；无记忆性，延展性好，生物相容性好，组织反应小。PTFE适用于缝合口腔黏膜组织、眼科软组织、心胸外科及血管外科大血管等组织。PVDF为蓝紫色，遇水有一定的膨胀率，分子链间排列紧密，具有更好的生物稳定性；线体很光滑，具有自润滑功能，针线比为1∶1，防渗漏；无记忆性，延展性好。此外，该线耐腐蚀、耐老化、耐不良气候，适用于血管、神经及显微外科等手术缝合。

(二) 可吸收缝合线

可吸收缝合线的材料来源有动物胶原、人工合成的聚合物，通过增加或者改变化学结构来改变吸收的时间和抗张力的时间。吸收的方式包括酶解和水解，动物胶原等天然可吸收缝合线的吸收方式主要为酶解，人工合成的可吸收缝合线的吸收方式则为水解，水解过程中的组织反应小于酶解过程中的组织反应。吸收的过程为缝合线逐渐消失，后期组织反应最终彻底消失。可吸收缝合线的优点是没有远期的异物反应，组织愈合后体内不存留缝合线。但由于可吸收缝合线对于机体本身也是异物，在吸收的过程中可能会发生过于强烈的组织反应，表现为排线、排异反应，这些过程不利于组织的愈合。这些情况发生在少数病例上，具有个体差异性。可吸收缝合线按成分可分为天然可吸收缝合线和人工合成可吸收缝合线两大类，天然可吸收缝合线主要为肠线，人工可吸收缝合线则种类繁多，根据材料、吸收时间分为不同的类型。常见可吸收缝合线见表4-4。

1. 天然可吸收缝合线

天然可吸收缝合线最常见的为外科羊肠线。肠线胶原的纯度越高，则异物反应越小（美国药典规定羊肠线的纯度需在97％以上），同时表面光滑，便于打结，具有一定的抗张力强度。肠线吸收速度与患者的全身情况、伤口类型有关，如感染伤口的吸收速度快。肠线根据表面是否处理分为普通肠线和铬化肠线。

(1)普通肠线：取材于健康动物羊的羊肠或者羊肠黏膜下层组织制作而成的可吸收缝合线。普通肠线术后抗张强度仅能维持7～10天，并在70天内完全吸收。普通肠线由于组织反应重、抗张力时间短，目前主要应用于愈合较快并只需维系最低强度的组织的缝合，如子宫、膀胱等器官的黏膜层缝合和浅表皮下血管的结扎。此外，可以通过热处理来加快普通肠线抗张强度的消失和吸收速度，这样生产的快速可吸收肠线能在5～7天被吸收，主要用于表皮的缝合。根据临床经验，这种快速可吸收肠线组织反应较重，增加了瘢痕增生的风险，因此，不建议将快速吸收缝合线常规用于皮肤缝合。

(2)铬化肠线：肠线表面经过铬盐处理后，减缓了吸收速度，抗张强度可维持14天左右，吸收时间为90天，同时异物反应相对减小，可应用于妇科及泌尿系统手术的缝合，如肾脏、输尿管的缝合等。

表 4-4 常见可吸收缝合线

缝合线	结构	材质	产品特点	临床使用范围	降解周期
普通肠线	单股	羊肠或肠黏膜下层	由动物胶原制成，可酶解吸收，组织反应重，不同患者抗张强度有差异，有过敏可能	愈合较快，只需最低限度维系的组织的缝合，如子宫、膀胱等黏膜层缝合	抗张强度仅能维持7~10天，并在70天内完全吸收
铬化肠线	单股	肠线表面用铬盐处理	可酶解吸收，组织反应中等，较普通肠线小	妇科及泌尿系统（肾脏、输尿管等）手术的缝合	抗张强度可维持14天左右，吸收时间90天
薇乔 (Vicryl)	编织	丙交酯和乙交酯共聚物	人工合成，组织反应轻微，抗张强度好，柔软性好，便于打结	除心血管、神经外的全身软组织和器官的缝合和结扎，包括眼组织	缝合后14天保留原抗张强度的65%，21天7-0和更细型号可保留30%，6-0和更粗型号可保留40%，56~70天时则基本上被吸收殆尽
保护薇乔 (coated vicryl)	编织	polyglactin370和硬酯钙涂层的薇乔	相对于普通薇乔，缝合线穿过组织流肠，打结准确，减少组织的切割	同上	同上
抗菌薇乔 (vicryl plus)	编织	保护薇乔涂层中加入三氯生化合物	相较于保护薇乔，可有效抑制细菌生长	用于感染伤口	同上
快薇乔 (rapid vicryl)	编织	辐照处理过的薇乔缝合线	水解速度快，组织反应低	用于生长愈合快的组织的缝合，如皮肤、黏膜等，尤其是口腔、会阴黏膜	一般7~9天就会水解脱落

续表

缝合线	结构	材质	产品特点	临床使用范围	降解周期
单乔（monocryl）	单股	乙交酯与 e-carprolactonr 聚合物	柔韧性好，操作方便，易于打结。缝合组织损伤小，组织内不起化学反应	常用于泌尿外科，皮肤缝合等，尤其适用于皮内缝合，美容效果好	第 7 天可保留原抗张强度的 50%～60%，第 14 天为 20%～30%，第 21 天所有强度均消失，第 91～119 天缝合线被吸收
普迪丝（PDS Ⅱ）	单股	聚酯聚合物	集松软、柔韧和单股纤维构造特征于一体，吸收性能良好，能维系伤口张力 6 周以上，组织反应轻微	适用于多种软组织的缝合，尤其适用于张力大的软组织缝合	第 14 天保留原抗张强度的 70%，第 28 天时可保留 50%，第 42 天可保留 25%。6 个月后缝合线被吸收殆尽
PGA	编织	聚乙二醇酸	人工合成，可水解吸收，组织反应低；多股紧密编织技术，强度好	子宫，腹膜，筋膜，肌肉，脂肪及皮下层次缝合	7 天后不低于原抗张强度的 92%，第 14 天为 82%，第 21 天为 56%，12 周缝合线可完全被吸收
RPGA	编织	聚乙二醇酸	人工合成，可水解吸收，组织反应低；适合短期伤口愈合支撑，免拆线	皮肤，黏膜及脂肪层次的缝合，尤其适用于黏膜缝合	4 天后不低于原抗张强度的 71%，7 天后为 45%，10 天后为 15%，8 周后缝合线可完全被吸收
PDO	单股	聚对二氧环己酮	单股可吸收缝合线，可水解吸收，组织反应低	张力大部位的组织，腱膜，皮下组织缝合	14 天后抗张强度保留原抗张强度的 80% 左右，28 天后为 65%，7 个月后完全降解

除肠线外，还有纯天然胶原蛋白缝合线，目前国内有部分厂家在做临床实验，提取鱼的肌腱作为原始材料制作可吸收缝合线应用于皮肤缝合。该材料为纯天然胶原蛋白，无化学成分，完全可吸收，具有一定抗张强度，使用时需要浸水，术后 7 天左右用棉签轻拭去除。但是碍于技术，线的直径依旧较粗，对于躯体部位可以应用，用于面部仍然无法满足临床需求。

2. 人工合成可吸收缝合线

鉴于天然可吸收缝合线的各种缺点，人们采用化学技术合成一系列高分子可吸收材料(主要为 PGA、PGLA、PLA 等)，再经过涂层、抽线等工艺制作成缝合线，可以满足临床各部位组织的缝合需求。人工合成可吸收缝合线的吸收时间为 14～180 天，甚至可维持更长时间，抗张力时间也较天然可吸收缝合线大为延长，并有不同抗张力时间型号可供医生选择。可吸收缝合线抗张力时间指的是缝合线在体内维持有效张力的时间，比吸收时间更具临床意义。目前临床应用的可吸收缝合线有强生公司的薇乔(vicryl)、保护薇乔(coated vicryl)、抗菌薇乔(vicryl plus)、快薇乔(rapid vicryl)、单乔(monocryl)、普迪丝(PDSⅡ)等系列，以及国产的 PGA、RPGA、PDO 等系列。接下来将以这两类缝合线为例进行介绍。

(1)薇乔(vicryl)缝合线(polyglactin 910)：这种人工合成的可吸收缝合线是丙交酯和乙交酯(来自乳酸和羟基乙酸)的共聚物，二者都是天然代谢物质。无涂层的薇乔缝合线为多股缝合线，在缝合后 14 天可保留原抗张强度的 65%，21 天时 7-0 和更细型号的缝合线抗张强度可保留 30%，6-0 和更粗型号的缝合线可保留 40%，56～70 天时则基本上被吸收殆尽。薇乔缝合线多为编织缝合线，部分较细的薇乔缝合线也可制成单股缝合线。薇乔缝合线主要用于皮下组织、肌肉、腱膜、肝脏、胃肠道等脏器的缝合。保护薇乔(coated vicryl)缝合线是在薇乔表面加一涂层，涂层为丙交酯和乙交酯共聚物的等量混合剂加上硬脂酸钙制成，这样使缝合线穿过组织更流畅，打结更准确，解决了薇乔缝合线不够光滑和容易对组织产生切割的不足。保护薇乔缝合线的抗张时间、吸收时间及使用范围与薇乔缝合线基本相同。

(2)抗菌薇乔(vicryl plus)缝合线：是在薇乔涂层中加入纯度很高的三氯生化合物，形成三维抗菌区，从而可以有效抑制缝合线周围的金黄色葡萄球菌、表皮葡萄球菌、耐药金黄色葡萄球菌和大肠杆菌。抗菌薇乔适用于缝合感染或污染伤口。

(3)快薇乔(rapid vicryl)缝合线：是经过辐照处理的薇乔缝合线，加快了缝合线的吸收速度(一般 7～9 天就会水解脱落)。快薇乔可以用于生长愈合快的组织，如皮肤、黏膜等部位，尤其适用于缝合黏膜部位，如口腔、会阴黏膜的缝合。

(4)单乔(monocryl)缝合线(poliglecaprone 25)：是一种单股可吸收缝合线，该线柔韧性好，操作方便，易于打结，缝合时对组织损伤小，组织内不起化学反应，吸收时间可以推测。临床上单乔缝合线常用于泌尿外科，并且非常适用于皮内美容缝合。单乔缝合线第 7 天可保留原张力强度的 50%～60%，第 14 天降低到 20%～30%，第 21 天时所有强度均消失，在 91～119 天被吸收殆尽。

（5）普迪斯（PDSⅡ）缝合线（Polydioxanone）：由聚酯聚（p-二氧杂环乙烷）构成，集松软、柔韧和单股纤维构造等特征于一体，吸收性能良好，伤口张力能维系6周以上，组织反应轻微。PDSⅡ通过水解而吸收，14天抗张强度能保留70％，28天时抗张强度可保留50％，42天时可保留25％。90天内缝合线几乎能保持不被吸收，6个月后缝合线被吸收殆尽。普迪斯适用于多种软组织的缝合，包括小儿心血管、产科、眼科、整形外科、消化科的手术缝合等，尤其适用于张力大的软组织缝合。

（6）可吸收性外科缝合线（PGA）：主要材质是聚乙二醇酸，涂层是聚羟基乙酸、硬脂酸钙。线体呈紫色，采用多股紧密编织技术，伤口张力维持时间为28～32天，多数60～90天可完全被吸收。PGA可顺滑穿过组织，吸收时间可预知，抗张强度好，水解过程简单，组织反应性小，具有均一性、稳定性、惰性、无毒性、无抗原性、无致癌性的特点，并能抵抗胃酸胃酶和感染，适用于子宫、腹膜、肌肉、筋膜、脂肪等组织缝合。

（7）快吸收外科缝合线（RPGA）：主要材质是聚乙二醇酸，涂层是聚羟基乙酸、硬脂酸钙。线体紫色，伤口支撑时间为10～14天，35～40天可完全被吸收，适合短期愈合伤口缝合。RPGA采用多股紧密编织技术，可顺滑穿过组织，吸收时间可预知，抗张强度好，水解过程简单，组织反应低，可减轻产妇会阴部紧绷不适感，减少阴道壁肉芽形成，为会阴侧切伤口缝合提供很好的选择，适用于产科、整形美容科、口腔科等黏膜、皮下组织及脂肪层的缝合。

（8）长吸收外科缝合线（PDO）：为人工合成的可吸收性单股缝合线，主要材质是聚对二氧环己酮。伤口支撑时间为120～150天，180～210天可完全被吸收，单股降解速度慢，表面光滑，对组织损伤小，单股结构避免了细菌的黏附，降低了因缝合线导致伤口逆行感染的可能。PDO适用于普外科、腹腔肿瘤、结直肠外科、妇产科的手术缝合，也适用于未成年人胸骨缝合、子宫捆绑缝合等。

本章临床问题焦点

1. 外科医师应充分了解外科缝合针的分类、特点，由于不同缝针对缝合组织造成的损伤是不同的，需要根据其基本特点进行选用，比如为避免损伤所缝合的组织（尤其是真皮组织），可以采用反三角针（P针）。

2. 可吸收缝合线种类较多，可根据吸收时间和伤口张力大小进行选择，张力越大则选择吸收时间越长的缝合线，甚至选择不可吸收缝合线。

3. 可吸收缝合线主要是人工合成的材料，其吸收主要通过水解的方式，组织反应轻。原有蛋白类缝合线（例如肠线）的吸收主要通过酶解的方式，组织反应大，已经逐渐被弃用。

参考文献

[1] 赵玉沛. 普通外科缝合技术和缝合线的发展历史现状和展望[J]. 中国实用外科杂志，2008，28 (10)：789-792.

[2] 苏迪尔库玛，大卫斯多克，拉曼谭瓦. 基本外科技巧[M]. 2版. 李忠廉，蔡守旺，译. 天津：天津科技翻译出版有限公司，2017.

[3] 李森恺. 埋没导引缝合技术[M]. 广州：广东科技出版社，2005.

[4] 陈双，杨斌. 外科缝合材料进展与选择缝合线的原则[J]. 中国实用外科杂志，2005，25(8)：511-512.

[5] 张蕾. 从羊肠线到智能缝合线看医用缝合材料发展史[J]. 新材料产业，2016，17 (9)：69-70.

[6] 赵玉沛，张大平. 普通外科缝合技术的基本原则与缝合材料规范化使用[J]. 中国实用外科杂志，2019，39(1)：3-5.

[7] EDLICH R F, TOWLER M A, RODEHEAVER G T, et al. Scientific basis for selecting surgical needles and needle holders for wound closure[J]. Clin PlastSurg, 1990, 17(3)：583-601.

[8] 林言箴，李从真. 外科缝合材料的发展和临床应用[J]. 中华护理杂志，2006，41(4)：383-383.

[9] 罗开元. 普通外科手术策略与技巧[M]. 北京：科学出版社，2009.

[10] O'NEAL R B, ALLEYN C D. Suture materials and techniques[J]. Curr Opin Periodontol, 1997, 4(1)：89-95.

第五章

基本外科缝合技术

缝合不仅是保证良好愈合的基本条件，还可以起到止血、重建器官结构或整形美容/修复的作用。考古发现，人类至少在 5000 年前就已经发明了带孔针，初步掌握了缝合技术。而有记载的最早的创口缝合出现于公元前 6 世纪印度医生 Sushruta 所著的 *Sushruta Samhita*。19 世纪，随着无菌技术和麻醉技术的发展，现代外科手术成为了一门专门的学科，外科技术发展迅速，缝合方法也越来越多样化。19 世纪末，William Halsted 提出逐层缝合创口、埋没缝合等理念，外科缝合进入了一个新的时代。1989 年，日本学者 John Ziteli 提出的埋没垂直褥式缝合技术，让皮肤缝合进入了皮下减张和美容缝合的新阶段。近年来，皮下减张缝合技术被不断改进和推广，得到越来越多外科医生的关注及认可，并被广泛应用于临床。此外，辅助缝合技术，如皮肤吻合器、医用钉皮机、医用缝合胶等，层出不穷，对外科缝合进行了丰富及补充。尽管辅助缝合技术在某些场景下为缝合提供了便利，但仍无法取代针线缝合。使用针线缝合的技术是外科手术得以开展的基础，是一名外科医师必须掌握的基本功。

第一节 缝合的基本概念

缝合是通过缝合材料（如针线、皮肤吻合器、医用钉皮机、医用缝合胶等）将已切开或离断的组织、器官创缘进行拉拢对合，恢复其解剖结构和功能，以促进伤口早期愈合的操作过程。临床上，缝合方法多种多样，面对不同的组织、器官需要采用不同的缝合方法，而一种缝合方法也可用于多种组织或器官。外科医师可根据临床需要、患者需求以及自身缝合技术选择合适的缝合方法，并对这些方法进行改良。

一、缝合的分类

缝合的分类方法很多，一是根据缝合的器官或者组织可分为皮肤缝合、肌肉缝合、肌腱缝合、胃肠道缝合、血管缝合、骨缝合等。随着外科专业划分的细化，不同组织、器官缝合的区别越来越大。根据组织或器官进行分类的方法简单明了，利于专科医生学习与掌握自己所需的缝合方法。

另一种是根据缝合后切口的对合状态和缝合线的连续性进行分类。根据缝合后切口的对合状态，缝合可分为三大类：单纯缝合、内翻缝合、外翻缝合。使创缘两侧组织直接平行对合的缝合方法称为单纯对合缝合；使创缘两侧部分组织呈内翻状态以保持伤口表面光滑的缝合方法称为内翻缝合；而外翻缝合则是使创缘两侧部分组织呈外翻状态，被缝合或吻合的管腔结构内衬面保持光滑。

单纯对合缝合可用于绝大多数皮肤软组织（包括肌肉、肌腱、筋膜等）和实体器官的缝合。其中，皮肤的缝合在单纯对合的基础上可以轻度外翻，以防表皮卷入伤口影响愈合，并可以缓解术后张力导致的瘢痕变宽。内翻缝合多用于空腔脏器的缝合，如胃肠道、子宫等器官的缝合，防止脏器的黏膜外露于腹腔中。内翻缝合很少用于皮肤的缝合，仅在某些特殊情况（如为了形成一个皮肤皱褶时）可以考虑。外翻缝合常用于血管的缝合，其目的是保证血管内膜平滑、预防血栓形成，同时防止因血管外膜进入血管内造成管腔狭窄。

此外，缝合技术还可根据缝合线是否具有连续性，分为连续和间断缝合两种形式。连续缝合是指用一根缝合线缝合整个伤口或较长一段，在缝合起针和末针各打一结。其优点是缝合操作省时，节省缝合线，创缘对合严密，止血彻底。缺点是缝合线的一处断裂可使整个切口全部裂开，用于皮肤切口缝合后不能做间断拆线，用于管道结构吻合时可能引起吻合口狭窄。因此，连续缝合一般用于张力较小的不需拆线或一次性拆线的伤口缝合。间断缝合是指每缝一针打一个结，以多个独立的线结完成伤口的缝合。其优点是操作简单、易于掌握，伤口缝合牢固可靠，切口的张力由每个独立的结扣分担，一针拆开后，不影响整个切口；缺点是操作费时，所用缝合线较多。

除上面所讲的常规分类方法外，还有很多其他缝合方法，如减张缝合、悬吊缝合、环形缝合等，需在特定的情况下使用。还有一些特殊的缝合方法仅为一种或几种特定情况设计，如阑尾手术的荷包缝合、产后出血的子宫缝扎等。由于缝合方法的种类繁多，一位医师掌握所有的缝合方法几乎是不可能的，但是，每一个专业的医师应了解自己专业领域内常见的缝合方法，并熟练掌握不同组织或器官的缝合方法，在特定条件下做出最佳的选择。

二、皮肤缝合的分类

所有的外科医师都会用到皮肤缝合技术，甚至一些非手术医师（如助产士）也需要掌握。传统的皮肤缝合分类比较繁杂，很少有文献对各种方法的实用范围、优缺点等进行描述。为了更好地呈现皮肤缝合技术的优缺点，我们将皮肤缝合根据缝合线包括的皮肤层次，分为皮外缝合、皮内缝合及皮下缝合三大类。

（一）皮外缝合

皮外缝合是指缝合线穿透皮肤、外露于皮肤表面的缝合方式，根据穿透皮肤的层次分为穿透表皮（包含部分真皮）的皮肤缝合、穿透皮肤全层的皮肤缝合和包含皮肤全层及部分皮下脂肪的全层皮肤缝合三大类（图5-1）。皮外缝合一般需要在伤口愈合后拆除缝合线，对于部分使用快吸收缝合线者可以让缝合线自动吸收脱落。常见的皮外缝合包括单纯间断缝合、单纯连续缝合、连续锁边缝合、八字缝合、垂直褥式、水平褥式等。该缝合方式优点是操作简单，容易掌握；缺点是线结穿透表皮，术后需要拆除缝合线，可能留下明显的缝合线瘢痕。特别强调的是，由于所有伤口组织均存在张力，当线结存在时，伤口张力得以减少，但当拆除缝合线以后，缝合线对皮肤伤口的减张作用消失，因此，皮外缝合只能起到短暂的减张效果。

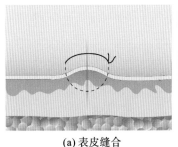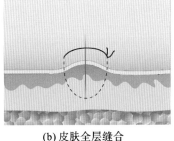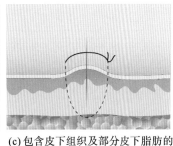

(a) 表皮缝合　　　　　　　　(b) 皮肤全层缝合　　　　　(c) 包含皮下组织及部分皮下脂肪的全层皮肤缝合

图 5-1　皮外缝合

(二) 皮内缝合

皮内缝合是指缝合线不穿透表皮，皮肤表面无缝合线外露（或仅在伤口的头端和尾端有线头露出），缝合线完全走行在真皮内的缝合方式。常见的皮内缝合包括间断皮内缝合和连续皮内缝合（图 5-2）。皮内缝合的优势是皮肤表面无缝合线，无须拆线，不会形成缝合线瘢痕；不足是真皮内有缝合线异物，并且减张效果欠佳。需要强调的是，皮内缝合由于皮肤表面没有缝合线瘢痕，被很多外科医生称为"美容缝合"，但这种说法是不准确的。真皮内大量的缝合线异物可能会加重伤口愈合后的瘢痕，同时由于携带真皮量有限，减张效果很难达到整形外科的要求（具体的减张要求详见本书第七章），仅仅能作为皮下充分完成减张缝合的补充。因此，皮内缝合并不能代表美容缝合。由于针线完全在真皮层内走行，皮内缝合主要用于真皮比较厚的腹部、躯干、四肢等部位。

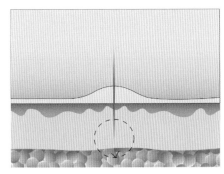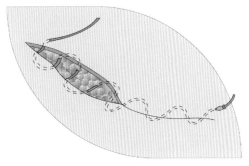

(a) 间断皮内缝合，线结位于深面　　　　　　(b) 连续皮内缝合

图 5-2　皮内缝合

(三)皮下缝合

皮下缝合为皮下组织和部分真皮的缝合。由于皮下脂肪层疏松,单独缝合脂肪时缝合线容易撕脱,无法起到良好皮肤对合和减张的效果。因此,在整形外科缝合皮下组织时多数会包含部分真皮组织,从而更好地减张和对合皮缘。同时,为了减少线结外露和缝合线反应的发生,多将线结埋于皮下深层,也称之为埋没皮下缝合(图5-3)。对于皮下组织过厚的部位,如果在皮下缝合时无法包绕部分真皮及全部皮下组织,则可将皮下组织分层缝合。深层缝合包括皮下脂肪组织和深筋膜的缝合(本书称之为深层缝合);浅层缝合将皮下脂肪和部分真皮层一起缝合(即本书所指的皮下缝合)。皮下缝合(本书所指的皮下缝合均为包含部分真皮的皮下缝合)的优点是可以充分地减张,防止术后瘢痕增生;良好的皮下缝合可以做到良好的表皮对合,甚至达到皮内缝合的效果;还可以做到切口位置真皮内不留缝合线。不足是皮下缝合(尤其是做到充分减张和良好表皮对合的皮下缝合)操作相对较复杂,如果缝合不当,可能造成皮肤对合不良,影响愈合效果。

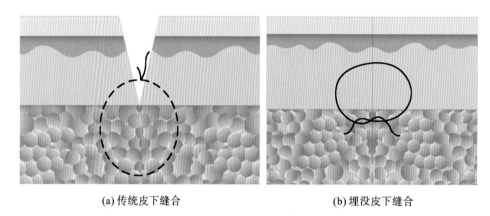

(a) 传统皮下缝合 (b) 埋没皮下缝合

图5-3 皮下缝合

第二节 缝合的基本操作

缝合一般包括持针、进针、走针、出针和打结等基本步骤。术者接过夹针的持针器后,左手持镊子(或其他器械,包括血管钳、单齿钩等,但是,无论使用什么器械,只能起扶持作用,不能夹伤组织)固定或提起需缝合组织,右手握持针器将线尾顺势递给打结的助手以便其捏住线尾;针尖对准进针点,借助术者自身腕部和前臂的外旋力量于原位旋转持针器,顺着缝针的弧度将缝针随之刺入组织内;控制走针的轨迹,针经组织的深面达目标点穿出缝针的头端部分,用镊子固定于原位,然后,用持针器钳夹针体,顺针的弧度完全拔出缝针并带出缝合线;第一助手打结,第二助手剪线。如为器械打结,则由术者手持持针器打结,助手剪线。

一、持针

临床上的持针操作一般为利用持针器夹住针线进行缝合。持针器种类很多、型号各异，临床主要根据持针器的夹针面是否有凹槽分为普通持针器和精细持针器（俗称大持针器和小持针器）两大类（图 5-4）。普通持针器一般用于夹持较粗的针线（如 4-0 及以上针线），而精细持针器则用于夹持 5-0 及以下针线。对于显微外科和眼科手术，还有专用的显微持针器，用于夹持 8-0 及以下针线。持针器可根据实际的手术操作以及医生的习惯进行改进，如增加长度、改变持针器前端形状（如形状直变弯）、改变握持方式（执笔式）等。

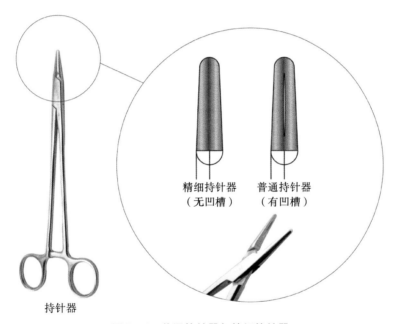

精细持针器　普通持针器
（无凹槽）　（有凹槽）

持针器

图 5-4　普通持针器与精细持针器

持针器的常用抓持方法有指套法（常规法）和掌握法两种（图 5-5）。指套法是最常用的使用方法，具有拿持稳定、松钳方便等优势。掌握法则手腕活动相对灵活，持针器可以在手掌中自由旋转，对于皮下埋没缝合较合适，不足之处为松钳相对不便。

夹针时，一般用持针器夹住缝针的中后 1/3 处，特殊部位的缝针也可夹住缝针 1/2 处。夹持缝针时，持针器一般仅需扣住第一扣即可，如完全扣死，容易损伤持针器并造成夹针不稳固。

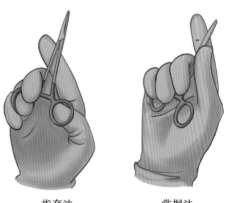

指套法　　掌握法

图 5-5　持针器的常用抓持方法

二、进针

进针时针尖对准进针点，借助术者自身腕部和前臂的外旋力量于原位旋转持针器，使针尖垂直于皮肤，顺着缝针的弧度将缝针随之刺入组织内，经组织的深面达对侧相应点穿出缝针的头端部分。对于部分深腔操作或者皮下埋没缝合，掌握法更利于持针器的旋转。皮下埋没缝合时，进针时需要用组织镊或者皮肤拉钩辅助翻起和固定皮肤，暴露视野；部分术者喜欢用血管钳辅助翻起皮肤，如用血管钳辅助时，只能轻力扶持，不能用力钳夹组织，更不能将血管钳上扣，以免对局部组织造成额外损伤。

三、走针

针尖应根据设定的走针参数(包括边距、进针角度、进针深度、对侧进针深度、出针边距等)要求刺入表皮、真皮以及皮下脂肪组织，利用右手手腕旋转的力量，将针按照预定的轨迹在皮肤及皮下软组织内走行。精准的走针轨迹是获得良好的缝合效果的基本保障。

四、出针

出针时，可用组织镊或血管钳辅助固定在针尖预计穿出的部位，利用对抗力便于缝针刺出。缝针穿出后，用镊子或血管钳将缝针固定于原位，松开持针器，再用持针器夹住针尖一端的针体，顺针的弧度旋转拔出缝针并带出缝合线。

五、打结

打结是缝合过程中非常重要的一环，打结的可靠性直接影响到缝合的效果。

(一)打结类型

打结的方法很多，常用的有方结、外科结和多重结(图 5-6)。

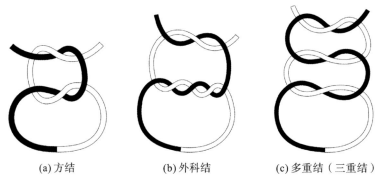

(a)方结　　　　(b)外科结　　　　(c)多重结（三重结）

图 5-6　临床常用的打结

1. **方结**

方结为最常用的结型，适用于几乎所有部位，由两个方向相反的单结构成。该线结适用于大多数缝合材料，包括丝线、肠线、编织多股可吸收缝合线等。这种结型最为便捷、可靠。只要条件许可，尽可能用双手打结，单手打结也可。注意：打结时避免缝合线错误地交叉，造成假结；或者由于缝合线两端力量不均匀牵拉造成滑结。

2. **外科结**

打第一个结时结扎线穿绕两次以增加线的接触面积和摩擦力，使在打第二结时第一个结不易松动或滑脱。这种结一般用于重要组织结扎（如大血管结扎），或缝合处有较大张力时。此外，对于易滑脱的缝合线（如尼龙线、聚丙烯缝合线、PDS 缝合线等），也可使用外科结。该线结相对于方结更加稳固可靠，但打结方法更加复杂。

3. **多重结**

多重结是在方结的基础上再打一个或多个单结，一般用于大血管的结扎或者用于容易滑脱的缝合线的打结。如尼龙线、聚丙烯缝合线需要打三重结甚至更多重结。

打结的类型及多少取决于所用的缝合线，缝合处的深度、位置，以及缝合线所承受的张力等。多股缝合线一般较单股缝合线更易于操作和打结，因为多股缝合线的摩擦系数相对较高。较粗型号的单股合成缝合线更容易松脱。单股合成缝合线的缺点是它的记忆性较强，这种记忆性导致所打的缝合线结不能保持平展状态，而是要恢复到材料在包装中所呈现的状态，因此，单股合成缝合线一般需要打更多的结。一些手术需要用单手或双手打结，另一些手术则需要借助手术器械进行打结。

（二）打结原则

打结必须准确而细致，下列是适用于各种打结方法的一般原则。

（1）线结必须牢固，不能滑脱，在缝合材料规格和特性允许范围内，能够达到牢靠效果的最简单的结是最理想的结。

（2）打结时以均衡的速度和张力各自向相反方向牵拉缝合线的两端，不能用一根缝合线在另一根缝合线上来回牵扯。

（3）在牢固的前提下尽可能打小线结，保留适当长度的残端，有助于减少对可吸收缝合线过多的组织反应，使对不可吸收缝合线的异物反应降到最低，又不至于影响线结的可靠性。

（4）避免反复摩擦，缝合线间的来回拉锯会削弱缝合线的强度。

（5）对合组织时避免缝合线结扎太紧，以免引起组织绞窄，给术后水肿的过程留有余地。

（6）第一个线结打好以后收紧缝合线的一端以免松脱。最后一次收紧缝合线应尽可能接近水平角度。

（7）为了使线结牢靠、平展，必要时需要变换术者相对于患者的姿势或位置。

（8）过多的结并不会增加线结的强度，相反，只能使线结变大。

（9）当线结的一端或两端较短，或使用带针缝合线为了节省缝合线时，可使用器械打结。器械打结时，注意不要钳夹、碾压缝合线，尤其是使用单股合成缝合线时，以免影响缝合线的强度。

六、皮下埋没缝合的器械打结

常规的手打结或者器械打结方法在外科学课本中有详细的讲解。但是在做皮肤的美容缝合时，常用到皮下埋没缝合技术。使用皮下埋没缝合时，以可吸收带针缝合线最为常用。为了节省缝合线，常用器械打结，因此，我们将皮下埋没缝合的器械打结操作步骤单独进行讲述(图5-7)。

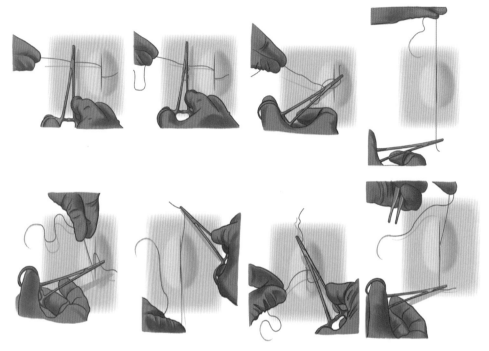

图5-7　皮下埋没缝合的器械打结

(1)用左手拇指和食指夹住带针一侧的缝合线，夹捏位置距离打结位置约6cm。

(2)右手拿持针器放在缝合线上方，位于左手捏线位置和打结部位中间，将持针器绕缝合线缠绕两圈(注意：由于合成可吸收缝合线容易松脱，第一个结采用外科结)。

(3)用持针器夹住缝合线的尾端(不带针的一端)。

(4)将缝合线的两端向相反的两个方向拉紧(注意平行于切口方向)。

(5)将持针器再次缠绕缝合线的头端，此次持针器位于线的下方，只缠绕一次，然后用持针器夹住缝合线的尾端。

(6)再次将缝合线向两个相反的方向拉紧，同样平行于切口方向。注意：此次两手牵拉的方向与步骤(4)相反。

(7)再次重复步骤(5)，将持针器缠绕缝合线一次。

(8)再次将缝合线两端平行于切口方向，向两个相反的方向拉紧。此次拉紧的方向与步骤(4)相同，与步骤(6)相反。

一般情况下，可吸收缝合线的皮下埋没缝合打三个结已经足够。

为了满足部分外科医师手打结的操作习惯，目前市场上有专门设计用于手打结的一针一线可吸收缝合线，如强生(爱惜康)公司"八根针"薇乔缝合线和山东威高公司的 PGA 缝合线，一板缝合线内含多根针线，完成缝合后只需调整针线接触点角度，轻拉即可离断，拉住缝合线两头就可以双手打结，加快打结速度。

七、缝合的注意事项

(1)要保证伤口创缘精细对合。缝合应按组织的解剖层次进行分层缝合，使组织层次严密对合。缝合时不要卷入或缝入其他组织，不要留残腔，防止积液、积血及感染。缝合的边距及针间距必须均匀一致，除了看起来美观，更重要的是受力及分担的张力一致，不至于发生皮缘缺血和创缘组织外露。

(2)线结张力适度。结扎缝合线的松紧度应以切口边缘紧密相接为准，不宜过紧，过紧、过松均可导致愈合不良。伤口有张力时应进行减张缝合(关于张力问题会在后面的章节中详述)，伤口如缺损过大，可考虑行转移皮瓣修复或皮片移植。

(3)缝合针线的选择要适宜。皮肤切口可选用丝线(除特殊情况外，原则上已不推荐丝线作为皮肤缝合线)、尼龙线或人工合成聚丙烯线；如皮肤缝合采用不需拆线的皮内缝合技术，则可选择可吸收缝合线；如为感染或污染严重的伤口，可选用涂有抗菌涂层的可吸收缝合线。脏器的吻合可用可吸收缝合线；血管的吻合则应选择相应型号的无损伤针线。缝合线的粗细选择以能维持伤口张力的最细缝合线为宜。

本章临床问题焦点

1. 皮内缝合有时也被外科医生称为"美容缝合"，但这种说法是不准确的。真皮内大量的缝合线异物可能会加重伤口愈合后的瘢痕，同时由于携带真皮量有限，减张效果很难达到整形外科的要求，仅仅能作为皮下充分完成减张缝合的补充。因此，皮内缝合并不能代表美容缝合。

2. 伤口减张主要是通过皮下减张缝合(本书所指的皮下缝合均为包含部分真皮的皮下缝合)实现，皮下减张缝合是美容缝合的基础。

参考文献

[1] 苏迪尔库玛，大卫斯多克，拉曼谭瓦. 基本外科技巧[M]. 2 版. 李忠廉，蔡守旺，译. 天津：天津科技翻译出版有限公司，2017.

[2] MOY R L，WALDMAN B，HEIN D W. A review of sutures and suturing techniques[J]. J Dermatol Surg Oncol. 1992，18(9)：785-795.

［3］赵玉沛，张大平. 普通外科缝合技术的基本原则与缝合材料规范化使用［J］. 中国实用外科杂志，2019，39（1）：3-5.

［4］王炜. 整形外科学［M］. 杭州：浙江科学技术出版社，1999.

［5］JONATHAN K. Atlas of suturing techniques［M］. New York：McGraw Hill Education，2016.

［6］刘宗辉，舒茂国，刘翔宇. 整形外科皮肤缝合技术的特点及应用［J］. 中国美容医学，2017，26（7）：136-139.

［7］PAUNIAHO S L，LAHDES-VASAMA T，HELMINEN M T，et al. Non-absorbable interrupted versus absorbable continuous skin closure in pediatric appendectomies［J］. Scandinavian J Surg，2010，99（3）：142-146.

［8］刘彦冬，胡堂彬，杨金三，等. 皮内缝合与间断缝合对全膝关节置换术切口愈合的影响［J］. 中国矫形外科杂志，2020，28（15）：1429-1431.

第六章

常用皮肤缝合技术

皮肤缝合的目的包括：①关闭创面，获得最快的切口愈合；②重建皮肤全层结构，恢复其功能；③遗留最小的瘢痕。因此，对于皮肤缝合，除了加速伤口愈合外，还需尽可能减少术后瘢痕，获得更好的外观，这是社会进步赋予外科医生的极为重要而又必须面对的使命。皮肤缝合对于所有的外科医生是非常重要的基本功，我们认为，皮肤缝合更是整形外科医生最重要的基本功。

临床上常用的皮肤缝合方法有很多，最为常用的是单纯间断缝合。此外，如单纯连续缝合、锁边缝合、水平/垂直褥式外翻缝合、皮内缝合等也常用于皮肤缝合。原则上应根据缝合部位的不同以及张力的大小选择合适的缝合方法，有时也可以两种方法同时使用。

本书将从传统的、习以为常的缝合方法进行讲述，尽可能还原已有的、为人熟知的缝合技术的细节，并简单地分析、评述其优点及缺点。每种常用的皮肤缝合方法都有其优缺点，并可在合适的条件下选用。而有关皮肤缝合的技术进展、减张缝合相关的理念将在后面的章节进行详细的分析、讲述。

第一节　常用的皮外缝合技术

我们常说的皮肤缝合一般指皮外缝合。皮外缝合是指缝针穿透表皮、真皮或同时穿透表皮、真皮及皮下脂肪(部分或全层)的缝合方式，皮外缝合需要在限定的时间内拆除缝合线线结，如果拆线时间过长可能会留下缝合线瘢痕，但只要缝合材料选择适当，并做好皮下减张缝合，尽早拆线，皮肤缝合的缝线瘢痕是完全可以避免的。皮外缝合(如单纯间断缝合、单纯连续缝合等)仍是目前临床常用的皮肤缝合方法。

一、单纯间断缝合

单纯间断缝合(the simple interrupted suture)是临床上最常用、最基本的缝合方法，常用于皮肤、皮下组织、肌肉、腱膜和实质脏器等多种组织的缝合，几乎可以用于全身各个部位。单纯间断缝合是皮肤最常使用的皮外缝合方式，一般用于皮肤张力小或者无张力的情况。大多数情况下，对于有张力部位的皮肤缝合，如采用单纯间断缝合，则需要在充分的皮下减张缝合后，再进行单纯间断皮肤缝合。该方法对于皮肤薄、张力小、不规则形状的伤口等不适合皮内缝合的部位，如头皮、眼睑、腋下、阴囊、手、足等，仍是首选的皮肤缝合方法。

1. 缝合方法

术者行单纯间断缝合术时多采用垂直进针。传统认为缝针进针点距离皮缘约为缝针直径的1/2(缝针直径的计算具体见缝针参数章节)，但是，随着皮下减张的充分使用，间断缝合使用的缝合线越来越细(多为6-0/7-0/8-0)，此时，边距会远远小于传统的缝合习惯的边距(有时会达到1~2mm)。进针时可用镊子轻轻夹持皮缘以帮助垂直进针，用手腕的力量将缝针穿透全层皮肤(从美容缝合的观点出发，几乎不会缝合全层皮肤)，在裂隙的对侧距进针点同样的距离垂直出针。出针时可用镊子按压皮肤帮助出针。出针后，用镊子夹持住缝合针的前部(注意避免夹持针尖)，然后松开持针器，用持针器将缝合针完全拔出。收线打结时，两边用力均匀，将线结打在切口的一侧。打结可用手或者器械。

2. 缝合线选择

皮肤间断缝合，传统多用编织丝线，现多建议选择单股人工合成不可吸收缝合线，如尼龙线、聚丙烯线等，以减少皮肤对缝合线的反应，从而减轻术后瘢痕。所选择线的粗细与缝合部位、缝合位置以及伤口张力有关。缝合线建议选择5-0及以下型号，过粗的缝合线可遗留明显的缝合线瘢痕，如缝合部位张力较大，则需要在充分地进行皮下减张后再缝合皮肤。

临床上选择缝合线的建议：面颈部皮肤缝合，选择6-0/7-0/8-0缝合线；躯干四肢皮肤缝合，选择5-0/6-0缝合线；头皮部位，可选择4-0缝合线。

3. 注意事项

(1)缝合后皮缘应准确对合并适当外翻，不能使皮缘内翻。在缝合时，真皮层或皮下组织内缝合线所包绕的组织可略宽于皮肤，利于缝合后皮肤外翻(图6-1)。

(2)缝合时，一定要缝合皮肤全层，不能只缝合表皮。

(3)由于切口持续存在的张力，线结可能产生组织切割，因此打结时，第一个结不宜过紧，第二个结轻轻靠上去，第三个结打紧。

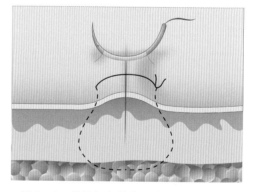

图6-1 单纯间断缝合后的真皮及皮下组织略宽于表皮进针宽度，促进皮肤外翻

4. 优缺点

(1)优点：①该缝合方法简单方便，容易掌握，缝合时对皮肤血运影响小。②便于发生伤口感染等并发症时拆线以排出积液，还可以进行间断拆线。

(2)缺点：①该方法需要穿透表皮，容易留下"蜈蚣脚"样瘢痕，因此需要使用相对较细的单股缝合线，并尽早拆线(5~7天)。②该缝合方法每针均需打结，比较费时费线。③该方法对于张力过大的伤口，如果缝合后打结过紧，存在伤口边缘皮肤缺血坏死以及伤口不愈合的可能，因此，需要充分地进行皮下减张。④该方法线结存在时可以起到减张的功能，但是当线结被拆除后，减张功能消失，所以单纯间断缝合不能提供持续长时间减张功能。

二、裂隙两侧皮肤厚度不一的单纯间断缝合

裂隙两侧皮肤厚度不一的单纯间断缝合(the depth correcting simple interrupted suture)在临床实践中常会遇到。如遇到由于两侧的皮下组织厚度不一所造成的高度不一时，可以在皮下缝合时进行调整。如果不能通过皮下缝合调整或者两侧皮肤的厚度不一，则可使用单纯间断缝合进行调整。

1. 缝合方法

垂直进针，进针方法同单纯间断缝合。如果进针的一侧皮肤高于对侧，则进针侧缝针穿透皮肤较浅，然后从对侧皮下较深部位进针；反之，如进针侧皮肤低于对侧，则进针侧穿透皮肤厚度较深，然后从对侧较浅部位出针(图6-2)。打结时，可用镊子将高的一侧皮肤下压或者将低的一侧向上提起，使两侧皮肤平整，然后均匀打结。

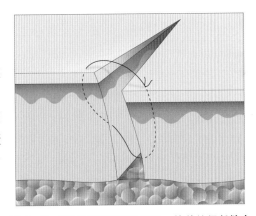

2. 缝合线选择

同单纯间断缝合。

图6-2 裂隙两侧皮肤厚度不一的单纯间断缝合

3. 注意事项

调整裂隙两侧皮肤厚度的单纯间断缝合应该作为一种补救缝合方法，而不是常规缝合方法。缝合的关键还是在于皮下组织的对合整齐，尽可能不要出现两侧皮肤高度不一的现象。对于采用其他缝合方法，如褥式外翻缝合，出现局部两侧高度不一的情况，可局部缝合一到两针作为调整。

三、单纯连续缝合

单纯连续缝合(the simple running suture)可用于皮肤缝合，一般用于伤口张力不大或者无张力伤口部位，如眼睑、腋下、包皮等部位；也可在皮下充分减张缝合后，皮肤采用单纯连续缝合。此外，在皮片移植术中，连续缝合可用于移植皮片的固定。

1. 缝合方法一

缝合的第一针同单纯间断缝合。垂直进针，穿透全层皮肤，在对侧同样距离的位置出针，然后用器械打结。剪短线尾一侧的缝合线，保留带针的一侧。在下一针的位置重复单纯间断缝合进针处针的动作，不打结，然后在下一针再次重复，直至整个伤口缝合完毕(图6-3)。结束前的一针，将线尾拉出留在对侧，形成双线与对侧打结。

2. 缝合方法二

基本方法同上，差别为：第一针间断打结后，从打结处针眼进针，穿透皮肤，斜形走针，穿透对侧出针，将线垂直于切口，拉向对侧，同样边距进针、斜形走针、出针、垂直切口进针，重复直至缝合完毕，最后一针将尾线拉出形成双线与对侧打结(图6-3)。

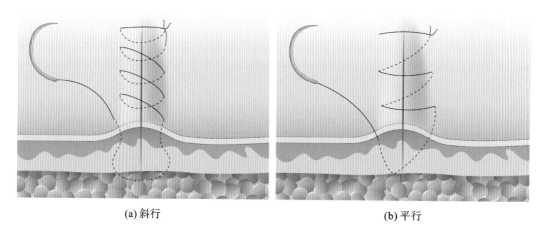

(a)斜行　　　　　　　　　　　　　　(b)平行

图6-3　皮肤单纯连续缝合

3. 缝合线选择

缝合线选择基本同单纯间断缝合，建议使用5-0及以下单股不可吸收缝合线，如尼龙线、聚丙烯线等。对于有张力的伤口部位，需要在充分地减张缝合后再使用该方法。

4. 注意事项

(1)缝合时缝针穿透皮肤全层，避免内翻。

(2)缝合时每一针的进针、出针位置要准确，只能朝单一方向缝合，不能回针或重缝。

(3)缝合时，可由助手帮助收紧每一个线环，并使每个线环的张力适中。

(4)每一针线环不能收得过紧或过松，过紧会使皮肤收紧并产生"轨道"样缝合线瘢痕，过松则会使伤口裂开。

5. 优缺点

(1)优点：该缝合方法简单、方便，缝合速度快，且节省缝合线。

(2)不足：①该缝合方法是强行将皮肤两侧拉到一起，减张作用有限，一旦一针松开或断裂，则整个伤口都将裂开；②破坏表皮的屏障保护，拆线时间过长可能留下缝合线瘢痕；③该方法很难做到每一个线环的张力均匀，并且容易因缝合过紧造成明显的缝合线瘢痕，皮缘皮肤缺血、坏死的风险也较单纯间断缝合高。④连续外缝合只能用在线性伤口，不规则伤口不适用；⑤此种缝合方法对皮缘对合能力较差，不能达到精细对合。

四、连续锁边缝合

连续锁边缝合(the running locking suture)是单纯连续缝合的一种变化,在缝合时缝合皮肤的一针从前一针的缝合线下方穿出,形成自锁,可防止连续缝合时线环松弛,使伤口对合紧密,可有效对皮缘止血,防止伤口液体渗入。但因其容易导致皮缘绞榨坏死,形成"轨道"样瘢痕,目前很少用于皮肤缝合,多用于口腔黏膜缝合,可有效防止唾液渗入伤口,并起到创缘止血作用;也常用于皮片移植时皮片与皮瓣连结处的缝合,可以提高缝合速度同时达到收缩皮片黏附皮瓣边缘的效果。

1. 缝合方法

缝合的第一针同单纯间断缝合。垂直进针,穿透全层皮肤,在对侧同样距离的位置出针,然后器械打结。剪短线尾一侧的缝合线,保留带针的一侧。在下一针的位置重复单纯间断缝合进针处针的动作,出针后不打结,将针线在缝合的上一针缝合线下穿过,拉拢缝合线,将缝合线形成一个闭环。在下一针再次重复,直至整个伤口缝合完毕(图6-4)。结束前的一针,将线尾拉出留在对侧,形成双线与对侧打结。

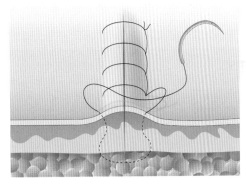

图6-4 连续锁边缝合

2. 缝合线选择

缝合线选择基本同单纯连续缝合,建议使用5-0及以下单股不可吸收缝合线,如尼龙线、聚丙烯线等。由于连续锁边缝合多用于口腔黏膜、前庭切口的缝合,可以考虑使用4-0/5-0可吸收缝合线。

3. 注意事项

(1)缝合时每一针的进针、出针位置要准确,距离均匀,只能朝单一方向缝合,不能回针或重缝。

(2)助手帮助收紧每一线环,并使每个线环的张力适中。

(3)每一针线环不能收得过紧或过松,过紧会使皮肤收紧并产生"轨道"样缝合线瘢痕,过松会使伤口裂开。

4. 优缺点

(1)优点:①锁边缝合的止血效果较单纯间断缝合和连续缝合时好,因此,对于伤口切缘渗血严重者可采用该方法。②锁边缝合的外翻效果较单纯连续缝合时好,因为一侧的锁边起到了类似水平褥式缝合的效果。③相对单纯连续缝合容易出现线环张力不均匀,锁边缝合法张力分布相对更均匀。

(2)缺点:①由于缝合的皮肤接近闭环,很容易出现皮缘皮肤缺血、坏死,尤其是对于有张力的伤口，更容易出现皮缘坏死。②缝合后皮肤更容易出现"轨道"样瘢痕。该缝合方法不适用于常规的皮肤缝合。

五、水平褥式（外翻）缝合

水平褥式（外翻）缝合[the horizontal mattress（everting）suture]是常用的外翻缝合之一，可以使皮肤充分外翻，还可以适度减张。目前多提倡充分的皮下减张，直接采用水平褥式缝合进行皮肤减张很少用于临床，因此，不作为常规的皮肤缝合方法。对于伤口皮缘组织脆、容易撕裂者，或者皮肤特别松弛容易造成内翻者（如炎性伤口、口腔黏膜、上腭黏膜、阴囊皮肤等），可使用该方法。

水平褥式缝合包括内翻缝合和外翻缝合两种，每一种又分为间断和连续两种。因此，水平褥式缝合共包含四种缝合方法。由于连续水平褥式缝合和间断水平褥式（内翻）缝合几乎不用于皮肤缝合，主要用于空腔脏器的黏膜缝合，本节仅以间断水平褥式（外翻）缝合为例进行讲解。

1. 缝合方法

垂直进针，用手腕的力量将缝针穿透全层皮肤，缝针进针点距离皮缘约为缝针直径的1/2（缝针半径的计算具体见缝合针参数章节），进针时可用镊子夹住皮缘帮助垂直进针。在裂隙的对侧距进针点同样的边距垂直出针，出针时可用镊子按压皮肤帮助出针。用持针器将缝针反转180°反向持针，在裂隙的对侧，距出针点旁0.5～1cm处再次垂直进针，进针点与出针点在同一直线上，平行于皮肤裂口。再次全层穿透皮肤，从第一次进针点平行的位置出针。收线打结，两边均匀用力。打结可采用手或者器械。打结时注意张力适中，使皮缘外翻（图6-5）。

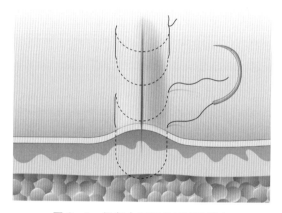

图6-5 间断水平褥式（外翻）缝合

2. 缝合线选择

对于缝合部位无张力，仅仅是对合皮肤、使皮缘外翻者，建议使用5-0及以下单股缝合线；对于有轻度张力者，可采用5-0/4-0单股缝合线；如果张力特别大，采用该方法进行减张者，则用3-0甚至更粗的缝合线，但该方法容易造成皮缘坏死及明显"轨道"状瘢痕。对于皮肤韧性差、易撕裂的伤口或者黏膜缝合，可采用可吸收多股编织缝合线，减少皮缘撕裂的可能。

3. 注意事项

（1）垂直进针，穿透全层皮肤，使皮缘充分外翻，打结时不宜过紧，防止皮缘缺血、坏死。

（2）对张力大的部位需要减张缝合时，可使用橡胶管、纱布等垫于缝合线下方，减少缝合线瘢痕。

4. 优缺点

（1）优点：该方法可有效使皮缘外翻，缝合时皮缘对合紧密，对于张力较大的部位可以减张；此外，对于组织脆、易撕裂的创缘，可有效防止皮缘撕裂，特别适用于有张力部位黏膜的缝合。

（2）缺点：该方法易造成皮缘缺血坏死及留下明显的缝合线瘢痕，其减张和外翻效果可以通过改良的皮下缝合技术代替，因此，不属于一种常用的皮肤缝合技术，仅用于特殊病例，如无法进行皮下减张缝合，或者组织脆性大、易撕裂等情况的缝合。

六、垂直褥式（外翻）缝合

垂直褥式（外翻）缝合〔the vertical mattress（everting）suture〕也是常用的外翻缝合法之一。相对于水平褥式缝合，垂直褥式缝合在以往的皮肤缝合中使用的频率更高。除了可使皮肤充分外翻、适度减张外，垂直褥式（外翻）缝合对皮缘皮肤血运的影响相对水平褥式（外翻）缝合时小，但是同样易产生缝合线瘢痕。垂直褥式缝合同水平褥式缝合一样，可以用于有张力的伤口的缝合，但在目前多提倡充分皮下减张的情况下，采用垂直褥式缝合进行皮肤减张的伤口也相对较少。仅在特殊情况无法进行皮下减张时可使用该方法缝合皮肤，或者用于为了使局部皮肤更好外翻的补充缝合。

同水平褥式缝合一样，垂直褥式缝合同样包括内翻缝合和外翻缝合两种，每一种又分为间断和连续两种，因此垂直褥式缝合也包括四种缝合方法。连续垂直褥式缝合很少使用，而垂直褥式（内翻）缝合几乎不用于皮肤，因此本节同样以间断垂直褥式（外翻）缝合为例进行讲解。

1. 缝合方法

术者应垂直进针，用手腕的力量将缝针穿透全层皮肤，缝针进针点距皮缘较单纯间断缝合时远（通常大于5mm），具体根据伤口张力大小进行调整。在裂隙的对侧距进针点同样的距离垂直出针。用持针器将缝针反转180°反向持针，在裂隙的对侧，距出针点内侧0.2～0.3cm处再次垂直进针，进针点与出针点在一条直线上，且垂直于皮肤裂口。再次全层穿透皮肤，在对侧与第二次进针点对称的位置出针。收线打结，两边用力均匀。打结时注意张力适中，使皮缘外翻（图6-6）。

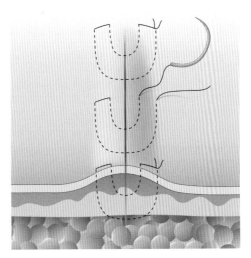

图6-6 间断垂直褥式（外翻）缝合

2. 缝合线选择

对于缝合部位无张力，仅仅是对合皮肤、使皮缘外翻时，建议使用 5 - 0 及以下单股缝合线；对于有轻度张力者，可采用 5 - 0 / 4 - 0 单股缝合线；如果张力特别大，采用该方法进行减张者，则用 3 - 0 甚至更粗的缝合线，但该方法容易造成明显的缝合线瘢痕，不建议采用，如必须使用则建议在外露缝合线部位套上橡胶管。

3. 注意事项

(1)垂直进针，穿透全层皮肤，使皮缘充分外翻，打结时不宜过紧，防止皮缘缺血、坏死。

(2)对于张力大的部位需要减张缝合时，可使用橡胶管、纱布等垫于缝合线下方，减少缝合线瘢痕。

4. 优缺点

(1)优点：该方法可有效使皮缘外翻，缝合时皮缘对合紧密，对于张力较大的部位可以充分减张。

(2)缺点：该方法易造成明显的缝合线瘢痕，并且其减张和外翻效果可以通过很好的皮下缝合技术代替，因此也不是一种常用的皮肤缝合技术，仅用于特殊病例，如张力较大部位且无法进行皮下减张的皮肤缝合，或口腔黏膜外翻缝合。

七、"8"字缝合

"8"字缝合(the cruciate mattress suture)是一种特殊的缝合方式，介于单纯间断缝合和连续缝合之间，由于缝合后缝合线走行轨迹类似于数字"8"而被称为"8"字缝合，也称交叉缝合。临床常用的是外"8"字缝合，即交叉位于表面。"8"字缝合较少用于皮肤缝合，主要用于肌肉、肌腱等的缝合，此外，还可用于血管缝扎。对于穿刺活检、引流管拔除后遗留的小切口，或者口腔黏膜的小切口(如拔牙后创面)，一针"8"字缝合可以很好地解决，但是"8"字缝合由于遗留明显的缝合线瘢痕，因此不建议用于常规皮肤缝合。

1. 缝合方法

该缝合方法中第一针缝合同单纯间断缝合，术者垂直进针，缝针进针点距离皮缘约为缝针直径的1/2。用手腕的力量将缝针穿透全层皮肤，在裂隙的对侧距进针点同样的距离垂直出针。出针后不打结，然后在第一次进针的同侧再次重复前述步骤缝合一针，两针的间距同单纯间断缝合的间距。收线打结，两边均匀用力。打结时注意张力适中，使皮缘外翻(图 6 - 7)。

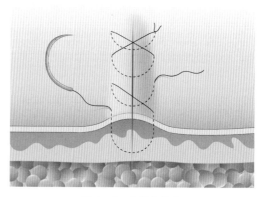

图 6 - 7 "8"字缝合

2. **缝合线选择**

"8"字缝合很少用于皮肤缝合，尤其是面部皮肤缝合，如需使用，尽可能使用所能承受张力的最细缝合线，如 5 - 0 及以下单股缝合线。如用于皮下组织止血或者肌肉等缝合，建议使用可吸收缝合线。如缝合肌腱，建议使用聚丙烯缝合线。

3. **注意事项**

(1)垂直进针，穿透全层皮肤，使皮缘充分外翻，打结时不宜过紧，防止皮缘缺血坏死。

(2)该缝合方法仅在特殊情况下使用，不作为常规的皮肤缝合技术。

4. **优缺点**

(1)优点：该缝合法可有效结扎深部血管，对于切口深部有小的出血点，可以起到很好的结扎止血的作用。

(2)缺点：可留下明显的缝合线瘢痕，并且对皮缘的血运影响大，容易造成皮缘缺血、坏死。

八、轮式缝合

轮式缝合(the pulley suture)是利用轮式技术将两个单纯间断缝合组合在一起，类似于两次单纯间断缝合，和前面的"8"字缝合相反，两次缝合交叉于皮下，也称内"8"字缝合。由于轮式缝合主要用于张力较大的部位的缝合，但是张力大部位采用这种缝合方式会带来明显的缝合线瘢痕，因此，该缝合方式现已被皮下减张缝合所替代，仅在头皮等少数特殊情况下使用。

1. **缝合方法**

术者垂直进针，进针点距离皮缘约为缝针直径的1/2。用手腕的力量将缝针穿透全层皮肤，然后斜向裂隙对侧走行，在裂隙的对侧距离进针点水平方向 5mm 距离出针。出针后不打结，在出针点对侧(第一次进针点同侧)平行于第一次进针点缝合，穿透全层皮肤后，斜向裂隙对侧走行，在裂隙的对侧正对第一次进针点位置出针。收线打结，两边用力均匀。打结时注意张力适中，使皮缘外翻(图 6 - 8)。

2. **缝合线选择**

轮式缝合仅偶尔用于头皮缝合，很少用于其他部位皮肤缝合，头皮缝合可使用 3 - 0/4 - 0 单股不可吸收缝合线。

3. **注意事项**

(1)垂直进针，穿透全层皮肤，使皮缘充分外翻，打结时不宜过紧，防止皮缘缺血、坏死。

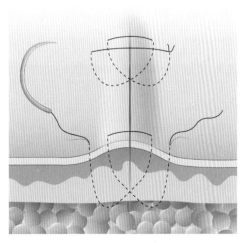

图 6 - 8　轮式缝合

（2）该缝合方法仅在特殊情况下使用，不作为常规的皮肤缝合技术。

4. 优缺点

（1）优点：轮式缝合技术可以使两个线环通过滑轮原理连成一个整体，防止皮缘撕脱，更好地减张。

（2）缺点：该方法可留下明显的缝合线瘢痕，故很少直接应用于皮肤缝合。

第二节　常用的皮内缝合技术

皮内缝合是指缝合时缝合线不穿透表皮，无缝合线外露，仅在真皮内进行的缝合方式（部分采用不可吸收缝合线皮内连续缝合时线头和线尾会外露于皮肤，利于抽出缝合线）。皮内缝合有很多优点：规避了皮外缝合的缝合线瘢痕，达到更好的美观效果；多数不需要拆线，省去了拆线的麻烦。但是它也有明显的缺点：虽然没有缝合线瘢痕，但由于减张不足或缝合线异物反应，皮内缝合也可能留下明显的伤口瘢痕。临床常用的皮内缝合技术包括单纯埋没皮内缝合和皮内连续缝合，以及从这两种缝合方法衍生出的皮内缝合方法，包含皮下组织和真皮的埋没缝合（我们将其归类于皮下缝合），在后续的章节中进一步讲解。

一、传统皮内缝合

传统皮内缝合（intradermal suture）常见于在完成深部组织（如深筋膜）的缝合后，由于伤口两侧真皮的收缩，伤口呈裂开状态，此时，医生习惯采用此类缝合方法加缝一层，见图6-9(a)。传统皮内缝合方法的走针轨迹是"浅入深出，深入浅出"，缝合后的线结位于皮肤真皮浅层甚至表皮层，然而，线结的存留成为最大的弊端，可能会影响伤口的愈合、加大异物反应、增加瘢痕的形成，是应该被淘汰的缝合方法。

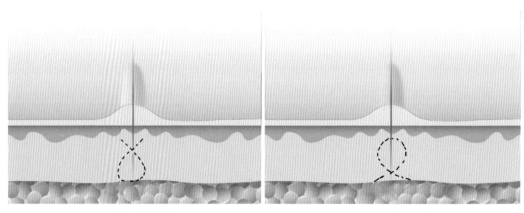

(a)传统皮内缝合　　　　　　　　　　(b)埋没皮内缝合

图6-9　皮内缝合

二、埋没皮内缝合

为了解决传统皮内缝合后的线结位于皮肤真皮浅层甚至表皮层的问题，借鉴整形外科皮下缝合的走针轨迹"深入浅出、浅入深出"的原则，将皮内缝合的线结埋在皮肤的深面，称之为埋没皮内缝合(buried intradermal suture)，见图6-9(b)。埋没缝合是整形外科基本的皮下缝合方式，在整形外科，几乎所有的皮内和皮下缝合都将线结埋于皮肤深面，避免线头外露和线结反应(图6-10)。

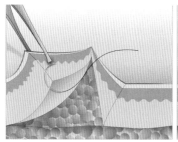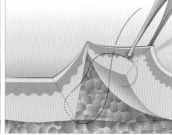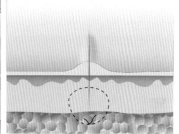

图6-10 埋没皮内缝合方法

完全将线结保留在真皮的埋没皮内缝合虽然理论上存在，但是，在临床上由于真皮厚度不足或者完全在真皮内操作很困难，因此实际应用中很少见，更多见的是携带部分皮下脂肪组织的埋没皮下缝合，这将在第七章中进行讲述。

三、连续皮内缝合

连续皮内缝合(the running subcuticular suture)是一种不穿透表皮的缝合方法，仅用于皮下组织已经充分减张缝合的基础上，不宜单独用于有张力的皮肤缝合，缝合时伤口应该完全没有张力。除整形和皮肤外科外，其他如普外科、妇产科等也广泛使用该缝合方法，部分外科医生直接将其称为"美容缝合"，但我们认为此称谓并不准确，该缝合方法不能代表真正的美容缝合，在有张力的部位一定要在充分地进行皮下减张缝合后，再使用该方法进行缝合。

1. 缝合方法

根据张力的大小，术者可以选择皮内打结或者不打结两种缝合方法，如果采用不可吸收缝合线，则不能在皮内打结。以不打结缝合为例：在伤口的头端(一般是伤口右侧)距离伤口3~5mm部位垂直皮肤进针，然后从伤口内出针。用镊子夹起真皮，适度翻转，在真皮内靠近表皮位置(注意不是表皮内)水平进针，缝针平行裂口方向在真皮内走行一段距离。顺着缝针的弧度出针，出针与进针位于同一高度；④从对侧皮缘真皮内进针，进针与出针位于同一高度，进针位置较上一针出针位置稍向后退一小段距离(约1~2mm)。缝针平行裂口方向在真皮内走行一段距离；顺着缝针的弧度出针，出针与进针位于同一高度。重复操作，直至裂口尾端。从裂口的尾端距离裂口皮肤3

～5mm 处出针(图 6 - 11)。

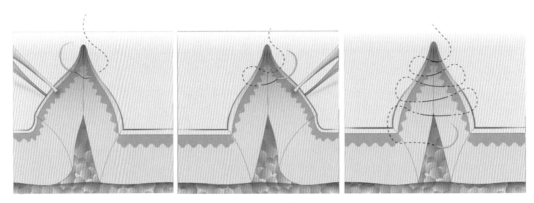

图 6 - 11　连续皮内缝合(不打结)

　　如果采用可吸收缝合线缝合并打结,第一针可在伤口的左侧采用埋没皮内(皮下)缝合的方式缝合并打结,将线结埋在深面,预留一段缝合线(剪去带针一端缝合线,保留尾线);第二针在伤口最右侧采用埋没皮内(皮下)的缝合方式缝合、打结,剪去尾线,此时用镊子轻轻夹起真皮,适度翻转,在真皮内水平进针,平行走行一段后出针,在对侧真皮进针,水平走针,不断重复上述操作方式,直至伤口左侧尾端,真皮内出针后,缝合线与第一针预留尾线打结,将线结埋置在深面(图 6 - 12)。

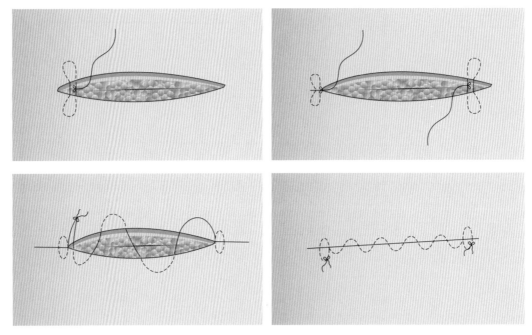

图 6 - 12　连续皮内缝合(打结)

2. 缝合线选择

该缝合方法主要用于没有张力的切口对合，因此建议使用 4－0/5－0/6－0 线，可使用可吸收缝合线或不可吸收缝合线，推荐使用单股缝合线，如聚丙烯线（需要抽出），或者单股可吸收缝合线，不建议使用编织线。此外，锯齿线也是很好的选择之一。

3. 注意事项

（1）该缝合方法只能用于无张力的伤口，皮肤特别薄的部位不适合。

（2）该缝合可作为真皮深层和皮下缝合后关闭真皮腔隙、协助表皮对合的补充。

（3）收线时不宜过紧，过紧后的瘢痕可能加重挛缩（如外路眼袋手术连续缝合，过紧可能导致切口挛缩；口腔黏膜连续缝合过紧也可能导致术后局部挛缩；包皮环切伤口采用连续皮内缝合会导致阴茎勃起过程中瘢痕过紧、不适等）。

（4）收线不宜过松，过松则起不到关闭真皮腔隙的效果。

4. 优缺点

（1）优点：该缝合方法简单方便，可以关闭真皮腔隙，协助表皮对合，皮外无缝合线，并且可以起到一定的皮缘止血效果。

（2）缺点：①该缝合方法不能替代减张缝合，只能用于无张力切口，作为在真皮深层缝合后对合表皮的补充。②该方法裂隙处真皮内有缝合线，缝合线刺激可进一步影响瘢痕增生。③该缝合方法仅适用于直线切口的皮内缝合。

四、往返连续皮内缝合

往返连续皮内缝合（the backing out running subcuticular suture）是在采用连续皮内缝合技术从头端缝合到尾端后，不打结，再返回重新采用皮内缝合技术缝合一遍的方法。其适应证同连续皮内缝合，仅用于皮下组织已经充分减张缝合的基础上的缝合，缝合时伤口应该完全没有张力。该方法相对于连续皮内缝合的优点是表皮对合更紧密，但是由于其对皮缘血运影响较大，容易造成皮缘缺血、坏死，因此仅在皮肤血运充足的部位使用（图 6－13）。

五、连续埋没皮内缝合

连续埋没皮内缝合（the running buried intradermal suture）是单纯埋没皮内缝合与连续皮内缝合的结合，采用垂直走针的连续行进方式，如果完全在皮内运行，会增加缝合线在真皮出现的次数，加重异物存留，所以相对连续皮内缝合并没有大的优势，因此很少应用于临床（图 6－14）。

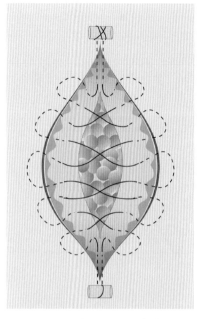

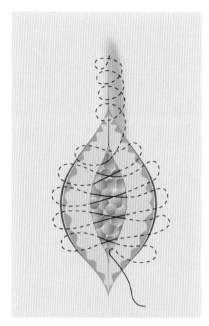

图 6-13　往返连续皮内缝合　　　　　　　图 6-14　连续埋没皮内缝合

第三节　皮下(减张)缝合技术

相对于皮外缝合，皮内缝合没有明显的"蜈蚣"样缝合线瘢痕，瘢痕多数情况下较皮外缝合轻，且术后多数不用拆线，因此，目前皮内缝合的临床应用广泛。皮内缝合尤其是连续皮内缝合，其功能是闭合伤口创缘真皮层，其减张效果非常有限，很难达到临床减张要求。连续皮内缝合主要应用于无明显张力部位或者皮下已经进行过减张缝合的部位。

缝合应该提供更多的减张，达到超减张效果。埋没皮内缝合虽然可以起到一定程度的减张，但是，皮内缝合由于包含的皮肤组织相对较少，其减张效果有限。此外，在临床上由于真皮厚度不足或者完全在真皮内操作很困难，所以更多见的是携带部分皮下脂肪组织的埋没皮下缝合。因此，对于有张力的皮肤伤口，应该充分地进行皮下减张缝合，然后在皮下充分减张缝合的基础上进行皮肤缝合。

皮外减张缝合会遗留缝合线瘢痕，而皮内缝合的减张效果有限，因此，皮肤减张缝合的重点在于皮下减张缝合。鉴于皮下减张缝合的重要性，我们将在接下来的一章单独介绍皮下减张缝合技术。

第四节　特殊情况的皮肤缝合技术

在皮肤缝合中，经常会遇到一些特殊情况，如圆形伤口的缝合、"Y"形伤口三角瓣尖端的缝合、"猫耳"的处理等。这些情况就需要采用相应的特殊缝合方法来处理。

一、三角形皮瓣尖端的缝合

三角形皮瓣(三角瓣)尖端的缝合(the tip of triangle flap suture)在做三角瓣转移的时候经常遇到，有时在"Y"形切口时也会遇到，实际上就是将三个边对合在一起。三角瓣尖端的缝合可以是埋没皮内缝合，也可以是穿透皮肤的缝合。三角瓣缝合的方法有很多，包括穿透皮肤的三角瓣缝合、垂直褥式三角瓣缝合、混合褥式三角瓣缝合、埋没皮内三角瓣缝合。由于褥式三角瓣缝合对三角瓣尖端血运影响较大，临床应用较少，本节将对埋没皮内的三角瓣尖端缝合和穿透皮肤的三角瓣尖端缝合两种方法进行介绍。

1. 缝合方法

(1)穿透皮肤的三角瓣尖端缝合：从三角瓣右侧皮肤裂隙进针，缝针垂直于皮肤，穿透皮肤全层。将缝针在皮下走行，从三角瓣深层真皮从右向左穿过三角瓣，缝针走行平行于皮肤表面。再次从三角瓣左侧裂口皮肤深层进针，垂直于皮肤出针，然后拉拢，打结(图6-15)。

(2)埋没皮内的三角瓣尖端缝合：从三角瓣左侧的皮肤裂隙进针，进针位于真皮深层。将针沿真皮深层向表皮方向顺着针的弧度在真皮内行走，然后在真皮浅层出针。从三角瓣真皮浅层进针，平行皮肤表面在三角瓣真皮浅层走行，从三角瓣另一侧真皮浅层出针。再次从三角瓣右侧的皮肤裂隙真皮浅层进针，进针高度与三角瓣进针高度一致。顺着针的弧度将针在真皮内向真皮深层行进，然后在真皮深层出针。拉拢缝合线，打结，将线结埋于真皮深层(图6-16)。

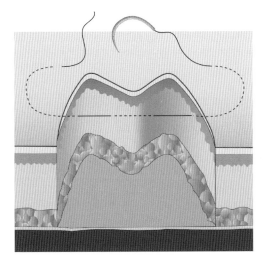

图6-15　穿透皮肤的三角瓣尖端缝合

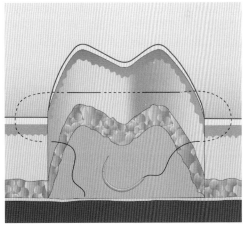

图6-16　埋没皮内的三角瓣尖端缝合

2. 缝合线选择

根据伤口部位和张力选择合适的缝合线，面颈部一般选择5-0缝合线，四肢躯干可选择4-0缝合线。埋没皮内缝合建议选择可吸收缝合线，可以用单股缝合线或者编织缝合线。穿透皮肤的缝合建议选择单股不可吸收缝合线，如尼龙线或者聚丙烯缝合线。

3. 注意事项

（1）三角瓣尖端缝合时，一定注意使三角瓣无张力的自然伸直，不能缝合过紧，以免造成三角瓣远端缺血。

（2）穿过三角瓣尖端一针所包含的组织应适量，不宜过多或过少，过多易造成尖端缺血，过少容易造成三尖瓣远端撕脱。

（3）缝合时穿过皮瓣尖端一针的深度应与切口两侧的深度一致，以防皮瓣尖端凹陷或者凸起。

4. 优缺点

（1）优点：该缝合方法可以很好地对合三角形皮瓣尖端，并且操作相对简单方便，对血运影响小。

（2）缺点：该方法存在皮瓣尖端缺血、坏死的风险。

二、"猫耳"的处理

"猫耳"是在伤口缝合过程中经常会遇到的问题，有效地处理"猫耳"（dog-ear treating），可以使伤口更加平整规则。对于较大的"猫耳"，可以切除部分多余的皮肤组织进行修整；而对于较小的"猫耳"，对"猫耳"深面皮下埋没缝合能起到一定的作用。

（一）"猫耳"的修整

理想的伤口长轴为短轴的 4 倍，缝合后伤口微隆起，伤口两端平整。当伤口长轴太短或者长轴的一侧比另一侧长，缝合后就会形成"猫耳"。小的"猫耳"经过一段时间可以自行变平，大的"猫耳"最好在手术时矫正。如果长轴过短，可以延长切口切除多余的组织或者用皮钩将多余的皱褶皮肤拉起并使其倒向一侧，沿此皮瓣的投影做一切口线，再将皱褶的皮瓣摊开，依切口的形状切除多余的皮肤。如果伤口的一侧比另一侧长，可以在较长的一侧的末端做一短的 45°角切口，切除多余的组织（图 6-17）。该方法的优点是可以很好地修整"猫耳"，缺点是会延长伤口。

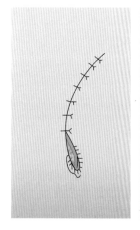 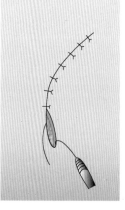 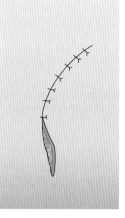 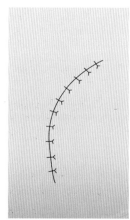

图 6-17　"猫耳"的处理

(二)"猫耳"的缝合

如果"猫耳"不大，仅伤口两端轻微隆起，也可以通过皮下缝合固定的方式解决凸起。

1. 缝合方法

在伤口完全闭合之前，术者应预估可能出现"猫耳"的位置，在"猫耳"深面真皮处缝合一针悬吊在"猫耳"深面的深筋膜或者骨膜上。缝合时采用埋没缝合法，在距离切口边缘4mm处的真皮深层进针，顺针的弧度走行，在皮缘远端出针，再将其缝合在深面的筋膜或者骨膜上，打结固定(图6-18)。该方法尤其适用于额部皮肤"猫耳"修整。

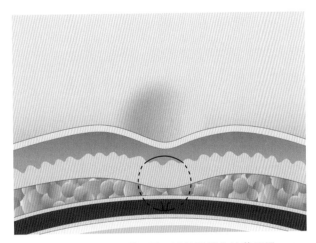

图6-18　"猫耳"位置深层悬吊缝合的截面图

2. 缝合线选择

可选用4-0/5-0可吸收缝合线，张力大的位置可用3-0缝合线。

3. 注意事项

(1)可用手指进行按压比对，确定所缝合的一针恰好位于"猫耳"凸起的角的位置，术中反复比对。

(2)深层不应缝合在浅筋膜或者脂肪上，应缝合在深筋膜或者骨膜表面。

4. 优缺点

(1)优点：不用延长伤口。

(2)缺点：对于明显的"猫耳"或者深层不易缝合的位置效果不佳。

(三)圆形伤口的缝合

一般情况下，圆形伤口的缝合(purse-string suture)不采用直接缝合的方法，而采用植皮或者皮瓣转移的方法进行修复，但是在某些特殊情况下，如圆形伤口很小，或者在乳房乳晕整形时，需要将圆形伤口缩小或者将其直接闭合。双环法乳房缩小术的伤口是整形外科最常采用荷包缝合的伤口，外围的大环通过荷包缝合缩小至直径和内侧的小环一样，此时推荐使用不可吸收的单股聚丙烯缝合线。

荷包缝合是常用的将圆形伤口闭合的方法，但是荷包缝合法缝合皮肤有着皮缘易缺血、坏死，皮缘内翻及术后瘢痕明显等很多不足。因此，皮肤圆形伤口缝合常用的是埋没荷包缝合。

1. 缝合方法

一般在圆形或者椭圆形伤口的远端开始进针，进针时用镊子翻起皮缘使皮肤深层暴露，从皮缘真皮深面进针，进针位置距离皮缘2～3mm，然后将针顺着缝针的弧度斜向表皮方向走行，注意不要进入表皮层；旋转缝针方向，再次向真皮深层走行，在进针的平行位置出针。与出针位置间隔2～3mm，再次在平行的位置进针，重复上述操作。多次重复上述操作，直至回到第一针进针点，收拢缝合线，使伤口闭合，打结(图6-19)。

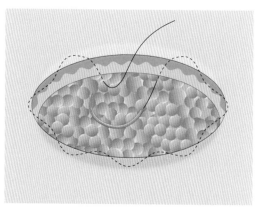

图6-19 埋没荷包缝合闭合圆形伤口

2. 缝合线选择

根据伤口张力大小选用合适的单股可吸收缝合线，缝合线一般比相应部位皮内(皮下)缝合所采用的缝合线要粗，常用的为4-0/3-0PDS缝合线；如张力较大(如双环法乳房上提手术)，则需要选择单股不可吸收缝合线，如4-0/3-0聚丙烯缝合线。

3. 注意事项

(1)该缝合方法每一针所包绕的组织要适量，不宜过多或过少，以防伤口皮缘缺血、坏死。

(2)对于皮肤较松弛的圆形伤口，可以直接闭合伤口；而对于张力大者，无法直接闭合伤口，可用于缩小伤口。

4. 优缺点

(1)优点：①该缝合方法可以直接关闭部分圆形伤口，缝合后伤口瘢痕小，不需要额外切口，并可使圆形创面一期闭合。②整形外科为了避免体表圆形(尤其是外露部位)病损切除后切口线过长，可采用该缝合方法，能够避免为去除圆形伤口缝合后"猫耳"而延长切口线，达到明显缩短切口线的目的，这是其显著的优点。

(2)缺点：①易造成皮缘内翻，伤口边缘缺血。②所有的缝合均由一个线结收紧，如线结不牢靠等可能会造成伤口裂开。③伤口边缘皮肤会形成皱褶，如双环法乳房缩小手术时，由于将大的圆形强行缩小，所以缝合后会出现类似"包子"的褶皱，需要很长时间才能变平或变浅，当然，缩小的程度越大，皱褶变平的可能性就越小，变平的时间就越长。④对于圆形面积较大或者张力较大者，该方法无法直接闭合创面。

本章临床问题焦点

1. 皮外缝合需要在限定的时间内拆除缝合线线结，如果拆线时间过长可能会留下缝合线瘢痕。只要缝合部位和缝合材料选择适当，并做好皮下减张缝合，尽早拆线，皮肤缝合的缝合线瘢痕是可以避免的。

2. 连续皮内缝合是临床常用的一种不穿透表皮的缝合方法，仅用于皮下组织已经充分减张缝合的基础上，不宜单独用于有张力的皮肤缝合，缝合时伤口应该完全没有张力。该缝合方法不能代表真正的"美容缝合"，在有张力的部位一定要在进行充分的皮下减张缝合后，再使用该方法进行缝合。

3. 皮外减张缝合会遗留缝合线瘢痕，而皮内缝合的减张效果有限，因此，皮肤减张缝合的重点在于皮下减张缝合。

4. 临床上垂直褥式、水平褥式缝合方法常用于伴有组织缺损的张力大的伤口，缝线粗，其缺点明显，减张时间不够长，容易遗留缝线瘢痕，影响伤口的血运，因此，垂直褥式、水平褥式缝合方法在皮肤伤口的缝合中理应被淘汰或有限制条件下使用。

参考文献

[1] 刘宗辉，舒茂国，刘翔宇. 整形外科皮肤缝合技术的特点及应用[J]. 中国美容医学，2017，26(7)：136 - 139.

[2] GURUSAMY K S, TOON C D, ALLEN V B, et al. Continuous versus interrupted skin sutures for non-obstetric surgery[J]. Cochrane Database Syst Rev, 2014, 14(2)：CD010365.

[3] THORNE C H. 格-斯整形外科学[M]. 6版. 夏炜，刘毅，译. 西安：世界图书出版社，2011.

[4] 王俊成，刘功臣. 口腔种植常用缝合技术[J]. 口腔颌面修复杂志，2019，20(1)：55 - 57.

[5] OROZCO-COVARRUBIAS M L, RUIZ-MALDONADO R. Surgical facial wounds：simple inter-rupted per-cutaneous suture versus running intradermal suture[J]. Dermatol Surg, 1999, 25(2)：109 - 112.

[6] PAUNIAHO S L, LAHDES-VASAMA T, HELMINEN M T, et al. Non-absorbable interrupted versus absorbable continuous skin closure in pediatric appendectomies[J]. Scandinavian J Surg, 2010, 99(3)：142 - 146.

[7] 杨金东. 垂直褥式缝合在腹部切口缝合中的应用[J]. 吉林医学杂志，2001，28(4)：244.

[8] MACDOUGAL B A. Locking a continuous running suture[J]. J Am Coll Surg, 1995, 181(6)：563 - 564.

[9] WONG N L. The running locked intradermal suture：A cosmetically elegant continuous suture for wounds under light tension[J]. J Dermatol Surg Oncol, 1993, 19(1)：30 - 36.

[10] ZUBER T J. The mattress sutures：vertical, horizontal, and corner stitch[J]. Am Fam Physician, 2002, 66(12)：2231 - 2236.

[11] HANASONO M M, HOTCHKISS R N. Locking horizontal mattress suture[J]. Dermatol Surg, 2005, 31(5)：572 - 573.

[12] OLSON J, BERG D. Modified locking horizontal mattress suture[J]. Dermatol Surg, 2014, 40(1)：72 - 74.

[13] WENTZELL J M, LUND J J. The inverting horizontal mattress suture：applications in dermatologic surgery[J]. Dermatol Surg, 2012, 38(9)：1535 - 1539.

[14] MOODY B R, MCCARTHY J E, LINDER J, et al. Enhanced cosmetic outcome with running horizontal mattress sutures[J]. Dermatol Surg, 2005, 31(10)：1313 - 1316.

[15] WANG S Q, GOLDBERG L H. Surgical pearl：running horizontal mattress suture with intermittent simple loops[J]. J Am Acad Dermatol, 2006, 55(5)：870 - 871.

[16] NIAZI Z B. Two novel and useful suturing techniques[J]. Plast Reconstr Surg, 1997, 100(6)：1617 - 1618.

[17] NIAZI Z B. Running looped mattress suturing technique[J]. Plast Reconstr Surg, 1998, 101(1)：248 - 249.

[18] BIDDLESTONE J, SAMUEL M, CREAGH T, et al. The double loop mattress suture[J]. Wound Repair Regen, 2014, 22(3)：415 - 423.

[19] 杨步荣, 陈真. 预防瘢痕形成的皮内缝合技术改进[J]. 云南医药, 2002, 23(2)：140.

[20] DIETZ U A, KUHFUSS I, DEBUS E S, et al. Mario Donati and the vertical mattress suture of the skin[J]. World J Surg, 2006, 30(2)：141 - 148.

[21] JONES J S, GARTNER M, DREW G, et al. The short-hand vertical mattress stitch：evaluation of a new suture technique[J]. Am J Emerg Med, 1993, 11(5)：483 - 485.

[22] SNOW S N, GOODMAN M M, LEMKE B N. The shorthand vertical mattress stitch-a rapid skin everting suture technique[J]. J Dermatol Surg Oncol, 1989, 15(4)：379 - 381.

[23] 宋爱华, 姚庆君, 涂增烽, 等. 改良美容缝合方法在创伤和整形手术中的应用[J]. 中国美容整形外科杂志, 2016, 27(2)：89 - 91.

[24] GAULT D T, BRAIN A, SOMMERLAD B C, et al. Loop mattress suture[J]. Br J Surg, 1987, 74(9)：820 - 821.

[25] KRUNIC A L, WEITZUL S, TAYLOR R S. Running combined simple and vertical mattress suture：a rapid skin-everting stitch[J]. Dermatol Surg, 2005, 31(10)：1325 - 1329.

[26] BECHARA F G, AL-MUHAMMADI R, SAND M, et al. A modified corner stitch for fixation of flap tips[J]. Dermatol Surg, 2007, 33(10)：1277 - 1279.

[27] STARR J. Surgical pearl：the vertical mattress tip stitch[J]. J Am Acad Dermatol, 2001, 44(3)：523 - 524.

[28] FIELD L M. Closure of wounds under tension with the pulley suture[J]. J Dermatol Surg Oncol, 1993, 19(2)：173 - 174.

[29] HITZIG G S, SADICK N S. The pulley suture：utilization in scalp reduction surgery[J]. J Dermatol Surg Oncol, 1992, 18(3)：220 - 222.

[30] LEE C H, WANG T. A novel suture technique for high-tension wound closure：the tandem pulley stitch[J]. Dermatol Surg, 2015, 41：975 - 976.

[31] 王成龙, 穆大力, 辛敏强, 等. 脂肪抽吸修整皮瓣法乳房再造术后"猫耳"畸形[J]. 中华医学美学美容杂志, 2018, 24(2)：104 - 106.

[32] SNOW N S. Closure of wounds under tension with the pulley suture[J]. J Dermatol Surg Oncol, 1993, 19(2)：174.

[33] GREENBAUM S S, RADONICH M. Closing skin defects with purse-string suture[J]. Plast Reconstr Surg, 1998, 101(6)：1749 - 1751.

[34] HARRINGTON A C, MONTEMARANO A, WELCH M, et al. Variations of the pursestring suture in skin cancer reconstruction[J]. Dermatol Surg, 1999, 25(4)：277 - 281.

[35] 董勇, 林煌, 李文志. 分次切除荷包缝合在较大面积色素痣切除中的临床应用[J]. 中国美容医学, 2020, 29(12)：34 - 36.

［36］HOFFMAN A，LANDER J，LEE P K. Modification of the purse-string closure or large defects on the extremities[J]. Dermatol Surg，2008，34(2)：243 - 245.

［37］JOHNSON T M，BICHAKJIAN C K，WANG T S. Surgical pearl：the cross-stitch[J]. J Am Acad Dermatol，2001，44(4)：673 - 674.

［38］AHMED A M，ORENGO I. Surgical pearl：alternate method of loading needle to facilitate subcuticular suturing[J]. J Am Acad Dermatol，2007，56 (5 suppl)：S105 - 106.

［39］GENDERS R E，HAMMINGA E A，KUKUTSCH N A. Securing the subcuticular running suture [J]. Dermatol Surg，2012，38(10)：1722 - 1724.

［40］MASHHADI S A，LOH C Y. A knotless method of securing the subcuticular suture[J]. Aesthet SurgJ，2011，31(5)：594 - 595.

［41］WILLIAMS I M，WRIGHT D D，HICKMAN J. Subcuticular wound closure：alternative method of securing the suture[J]. Br J Surg，1994，81(9)：1312.

［42］HUANG L. The backing out subcuticular suture[J]. Br J Oral Maxillofac Surg，2011. 49(5)：22 - 23.

［43］WONG N L. The running locked intradermal suture：a cosmetically elegant continuous suture for wounds under light tension[J]. J Dermatol Surg Oncol，1993，19(1)：30 - 36.

第七章

皮下（减张）缝合技术

依据解剖层次，我们将外科皮肤缝合分为皮外缝合、皮内缝合、皮下缝合三类。第六章详细描述了常用的皮外缝合和皮内缝合方法及其优缺点。皮外缝合由于存在"蜈蚣"瘢痕的可能，并且缝合减张效果随着缝合线的拆除瞬间消失，不能对抗伤口周围皮肤组织持续存在的张力，瘢痕容易变宽、增生，此外，穿透表皮的缝合方式还对创缘血运产生影响，因此不是理想的皮肤缝合方式。皮内缝合因会导致真皮内缝合线异物存留、减张能力不够、用于张力较大伤口时影响切口两侧真皮血运等因素，在预防切口瘢痕中也有其局限性。通过实践及临床观察，本书认为皮下（减张）缝合才是外科皮肤缝合真正的核心，是促进伤口愈合以及预防术后瘢痕变宽、增生的关键。

第一节 皮下（减张）缝合是皮肤缝合的核心

一、皮下缝合后伤口张力的状态

皮下（含皮内）缝合完成后，不同的方法、不同的走针轨迹以及携带组织量的差异，所导致的张力状态是不一样的，只有充分认识并理解不同的张力状态，才能进一步分析外科皮肤缝合需要解决的问题：理想的伤口对合、最快的伤口愈合、瘢痕的改建及其对抗皮肤张力的时间、愈合后无缝合瘢痕等。

伤口形成后，由于伤口两侧真皮连续性离断，弹力纤维、胶原纤维以及肌成纤维细胞等成分收缩，形成伤口张力，因此张力是伤口的自然属性。通过临床实践发现，完成皮下或皮内缝合后，伤口张力呈三种状态：正张力状态、零张力状态、负张力状态（图7-1）。

皮下（皮内）缝合完成后，什么样的张力状态才是最好的呢？鉴于伤口愈合过程中两侧真皮的持续收缩，张力持续作用于瘢痕组织（包括早期的炎性肉芽组织），导致瘢痕变宽和增生。对于上述三种伤口张力状态的理解是：①皮下缝合后如果伤口是裂开状态（初始即存在正张力），由于愈合过程中两侧真皮持续收缩会产生恒定存在的张力，较大的张力状态贯穿伤口愈合的全过程，这将导致瘢痕变宽和增生；②皮下缝合后伤口是完全对齐的状态（零张力），此时伤口愈合初始张力为零，由于伤口愈合过程中两侧真皮张力持续存在，在瘢痕重塑过程中张力仍有可能会导致瘢痕变宽、增生；③皮

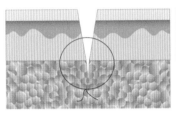 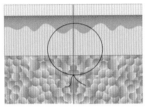 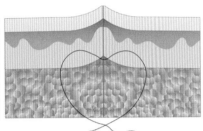

(a) 正张力状态　　　　　　(b) 零张力状态　　　　　　(c) 负张力状态

图 7 - 1　皮下缝合后的伤口张力状态

下缝合后两侧皮肤隆起的状态（此时伤口初始张力为负张力），则在皮下缝合完成后形成超减张效果，将两侧真皮及表皮向上堆积起来，这种皮肤的堆积可以抵消瘢痕塑形过程中伤口两侧真皮持续存在的张力，进而减少所造成的瘢痕变宽和增生，因此，负张力下瘢痕变宽和增生的程度最小。

通过上述分析可以看出，由于伤口愈合全过程中存在持续作用于伤口的张力，皮下缝合完成时，皮肤伤口处于无张力对合状态是不够的。理想的伤口缝合是，自缝合完成起直至瘢痕塑形完成，皮肤对合处应始终处于无张力状态，这就需要达到充分的皮下减张。皮下减张缝合完成后，伤口初始张力应该是负张力，这为伤口愈合及瘢痕塑形过程中持续存在的张力提供了预存能量，用以对抗伤口愈合和瘢痕重塑过程中瘢痕增生和变宽的持续性张力。

伤口愈合完成、瘢痕塑形结束的时间是多久呢？临床上大多认为这一过程需要是半年时间，但这主要是根据临床经验，缺乏科学依据。不同人瘢痕塑形时间不一，实际情况可能远超半年。笔者根据长期临床工作经验发现，瘢痕塑形期远超过半年时间，可长达三年甚至更长时间（如图 7 - 2）。因此，瘢痕塑形期的时间，临床上大多认为最短是半年，瘢痕的塑形没有彻底完成之前，伤口张力所产生的持续牵拉可导致瘢痕变宽并刺激瘢痕增生；当瘢痕塑形完成后将彻底进入稳定期，此时瘢痕不会再变宽、变红及增生。瘢痕的塑形时间还需要进行更多系统的研究。

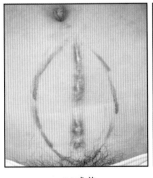 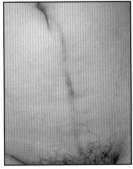 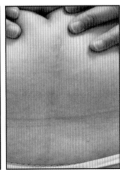

(a) 术前　　　　　　　(b) 术后 3 年　　　　　　(c) 术后14年

图 7 - 2　瘢痕的塑形期远超过 6 月

二、皮外缝合促进早期伤口愈合

所有穿透表皮的缝合方法，均面临拆线的问题。即使采用可吸收缝合线，一段时间后缝合线也会自动脱落。临床经验表明，缝合线 7 天及 7 天以上时间拆除，留下缝线瘢痕的概率明显提高。为了避免缝线瘢痕，建议 7 天内拆除缝合线。术后 7 天时愈合的伤口部位所能承受的张力只有正常皮肤的 40% 左右。对于张力较大部位的伤口，7 天拆线有伤口裂开的风险，为了避免拆线后伤口裂开，建议配合确切的皮下减张缝合。而对于伤口张力较小的部位，虽然 7 天拆线不会造成伤口裂开，但是伤口两侧真皮和肌肉收缩会产生向伤口两侧远离方向的张力，如无对抗力量，会造成伤口变宽和瘢痕增生，也建议配合皮下减张缝合。

伤口瘢痕形成直至瘢痕成熟是一个长时间的过程，临床上公认最短 6 个月可达到稳定状态，大多情况可持续 12 个月甚至更久，成熟瘢痕抗张力程度能达到正常皮肤的 80%。在这个漫长的过程中，良好的皮下（皮内）减张缝合可解决皮外缝合拆线后所存在的张力问题。因为即便拆除皮外缝合线，减张缝合的作用仍将持续存在。

三、单纯皮内缝合也可致瘢痕增生

相信很多人都有这样的经历，即便伤口采用了皮内缝合，伤口愈合后仍会产生变宽或增生的瘢痕。由此可见，皮内缝合并非无瘢痕，只是不产生"蜈蚣脚"状缝线瘢痕。前文讲述了瘢痕的形成原因，其中张力和炎症反应是瘢痕形成的两个重要因素。皮内缝合多采用可吸收缝合线，因缝合线存在时间长而在伤口内部起到较长时间的减张效果。但是，可吸收缝合线在真皮内被吸收的过程伴随着炎症反应，而炎症反应是造成瘢痕增生的重要因素。因该炎症反应的严重程度存在个体差异，可吸收缝合线皮内缝合所造成的瘢痕各异。部分学者采用不可吸收缝合线代替可吸收缝合线行皮内连续缝合，虽然早期将之拆除避免了真皮内异物，但拆除后伤口的减张效果随即消失，结果同皮外缝合一样，仅仅只促进了伤口早期愈合。

此外，单纯皮内缝合的减张效果有限。无论是单纯埋没皮内缝合，还是连续皮内缝合，因其所携带的组织量少，难以在缝合后达到负张力状态，进而难以达到理想的减张效果。

四、皮肤黏合材料只能解决皮肤对合（类似皮外缝合）

目前临床上有很多的皮肤黏合材料用于代替皮肤伤口缝合，如皮肤黏合剂、医用免缝胶带、无创皮肤缝合器、医用免缝拉链等。这些皮肤黏合材料均作用于皮肤表面，以期通过对合表层皮肤替代皮肤缝合。但是，仅仅拉拢对合表层组织，并不足以对合断裂回缩的深层组织，造成深层组织残存潜在的腔隙（图 7-3），这将导致血肿、感染、裂开等并发症的发生。因此，我们建议在进行充分皮下（皮内）减张缝合后再使用皮肤黏合剂。

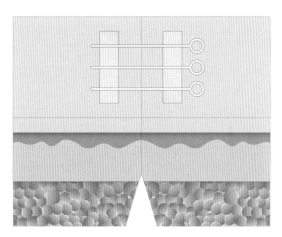

图 7-3　单纯皮肤黏合可能造成皮下潜在腔隙

五、皮下减张是皮肤缝合的核心环节，负张力是皮下减张缝合的目标

传统认为，皮下（皮内）减张缝合应使表皮在无张力情况下对合，即呈零张力状态。但是此零张力状态仅是在缝合后的即刻无张力对合，随时间推移，伤口两侧皮肤回缩所带来的持续性张力，以及缝合线的组织切割和吸收所造成的缝合线减张作用减弱，使得缝合最初的减张效果难以持久。这将造成在漫长的愈合重塑期中，张力持续存在，最终使瘢痕变宽、增生。因此，持续减张是皮肤缝合的核心环节，对于有张力的伤口，最好是在对合部位的皮肤在缝合后即刻形成负张力状态，即通过皮下（皮内）缝合，使伤口部位皮肤形成一个山崤状隆起，形成张力的"蓄水池"。随时间推移，在伤口两侧真皮的牵拉下，储蓄的张力逐渐释放，脊状隆起逐渐变平，最终在伤口愈合塑形期结束时变为零张力。根据临床观察，崤状隆起多数会在一个月到三个月消失。由此可见，对于有张力部位的伤口缝合，皮下（皮内）减张缝合的目标不只是零张力，而应该是负张力，即在缝合后即刻皮肤形成一个崤状隆起。

六、瘢痕防治是现代外科皮肤缝合的重点

皮肤缝合最初的目标是促进伤口愈合，而对于缝合后的瘢痕关注甚少。初期的缝合方法是以简单、快捷和加速伤口愈合为核心的。随着经济发展，人们对美的诉求与日俱增。皮肤缝合的目标不再限于促进伤口一期愈合，避免瘢痕形成被逐步推到舞台中央，尤其是避免缝合本身造成的额外缝线瘢痕。

近年来，美容缝合的概念应运而生。美容缝合并不是指某一种具体的缝合方法，而是一种理念和技术相结合并不断完善进步的体系，伤口愈合后瘢痕不明显的缝合方式统称为美容缝。鉴于在漫长的伤口愈合和瘢痕重塑期内伤口两侧的张力持续存在，无论选择何种缝合方法，保障伤口持续处于无张力状态十分必要。因此首先于皮下（皮内）行减张缝合保障伤口充分减张是现代外科皮肤缝合预防瘢痕的核心所在，尤其是对

于张力大的伤口。在充分的皮下缝合（足够强度和持续时间）之后，补充精细的外缝合或胶水等方式是目前美容缝合体系的核心组成。

第二节　皮下减张缝合技术进展

一、传统皮下缝合

我们将传统皮下缝合（subcuticular suture）定义为包含部分真皮深层和真皮下脂肪的缝合（浅筋膜或脂肪层的缝合区别于皮下缝合可直接称为脂肪缝合或筋膜缝合）。该缝合方式被广泛使用于其他外科手术。缝合的要求是分层缝合，不留无效腔，这就要求在完成筋膜层或部分脂肪层缝合之后，必须进行皮下缝合，即携带部分真皮的缝合。以期通过该皮下缝合在实现伤口皮肤拉拢（减张）的同时起到一定程度的对合作用。

传统皮下缝合走针轨迹呈圆形，从浅层（真皮深层）进针，深层（脂肪层或筋膜层）出针，再从对侧深层（脂肪层或筋膜层）进针，浅层（真皮深层）出针，收紧打结，简单概括为浅入深出、深入浅出（图7-4）。该缝合方式所要求携带的真皮组织少，为了达到理想拉拢和减张效果，部分外科医生会在进行缝合时带上更多的真皮组织。由此可见，传统皮下缝合存在以下缺点：①线结位于真皮深层，明显的真皮内异物存留必定影响切口的愈合；②线结可造成真皮炎症反应加重，最终导致瘢痕增生；③在传统皮下缝合完成后，伤口切缘的浅层皮肤组织仍然很难直接对合在一起，即皮下缝合完毕之后切口仍是裂开的（图7-4），呈正张力状态，减张明显不够。

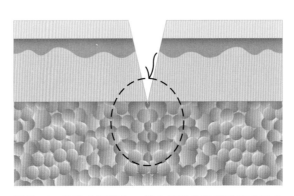

图7-4　传统皮下缝合，缝合完毕皮肤很难完全对合

二、埋没皮下缝合

传统皮下缝合将线结置于真皮深层可加重真皮异物反应进而导致瘢痕增生和术后伤口异物排出（即"冒线头"），且携带真皮量少可造成减张效果欠佳。为了避免这些问题，整形外科医生普遍使用埋没皮下缝合技术。

埋没皮下缝合（buried subcuticular /intradermal suture）走针轨迹呈圆形，从深层

（脂肪层或筋膜层）进针，浅层（真皮深层）出针，再从对侧浅层（真皮深层）进针，深层（脂肪层或筋膜层）出针，收紧打结，简单概括为深入浅出、浅入深出（图7-5）。区别于传统皮下缝合，埋没皮下缝合将线结埋于深层（脂肪层或筋膜层），可大幅解决真皮异物、炎症等影响愈合的因素，并减小了后期切口瘢痕增生的风险。

埋没皮下缝合一般采用多股编织可吸收缝合线，也可采用单股可吸收缝合线，根据张力和部位的不同选择不同的型号。面颈部多为5-0/4-0可吸收缝合线，躯干

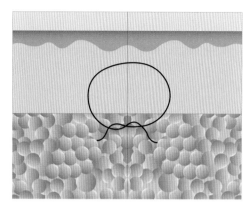

图7-5　埋没皮下缝合

四肢多为4-0/2-0可吸收缝合线，张力大或者脂肪厚的部位可以选用1-0缝合线。张力大的部位推荐采用吸收时间更长、弹性更大的PDS或PDO缝合线。张力特别大的伤口推荐使用不可吸收缝线，但是走针轨迹更应参照后序章节的"改良埋没垂直褥式缝合"技术。

埋没皮下缝合仍有以下缺点：①由于所带的真皮量少（仅携带真皮深层），减张作用不确切（由于真皮韧度高，缝合时所携带真皮量越大，减张越确切；而脂肪层较为疏松，难以吃力，因而减张作用有限）；而且埋没皮下缝合完成后，皮肤浅层仅能达到伤口对合（正张力或零张力），难以实现充分外翻（负张力），因而减张欠充分；②伤口对合缘真皮内还有缝合线存留：缝合线从一侧真皮内穿出，又从另一侧真皮内穿入，仍有缝合线异物残存；③当伤口张力过大时，携带少量真皮的皮下缝合强行将两侧组织拉拢，这极可能造成缝合线包绕的组织因缝合线收紧而缺血坏死，从而影响伤口愈合，导致后期瘢痕形成过度。

埋没皮下缝合的优点比较明显，因而在整形外科使用时间较长，广受整形外科医生的青睐，但是缺点也明显。随着越来越多整形外科医生聚焦、宣传和推广美容缝合相关技术及理念，新的改良的缝合技术不断涌现，更为精确的外科皮下缝合所涉及的进针、出针及走针轨迹被不断确认，埋没皮下缝合必将被更好的缝合技术所替代。

三、埋没垂直褥式缝合

埋没垂直褥式缝合（buried vertical mattress suture）是整形外科最具代表性的皮下（皮内）缝合方式之一，也是目前整形外科和皮肤外科应用最广泛的缝合方式之一，1989年由J. A. Zitelli首次报道。相较于单纯埋没皮下（皮内）缝合，该方法可以更好地减张并使皮缘外翻，临床研究表明其术后瘢痕也明显轻于单纯埋没皮下缝合。埋没垂直褥式缝合可用于皮下缝合，也可用于皮内缝合。皮内缝合多用于真皮组织较厚的部位，在缝合真皮时多携带部分皮下组织，将线结置于皮下组织深层。该缝合方法可广

泛应用于全身各部位，并可用于张力较大部位的皮肤缝合。埋没垂直褥式缝合还有很多衍生术式，如连续的埋没垂直褥式缝合（running buried vertical mattress suture）、轮式埋没垂直褥式缝合（pulley buried vertical mattress suture，也称双重埋没垂直褥式缝合）等。这些衍生缝合术式仅在一些特定的情况下使用，优点不及单纯埋没垂直褥式缝合明显，临床上未得到广泛应用。本节以单纯埋没垂直褥式缝合为例，对其方法进行讲解。

1. 缝合方法

①用镊子或皮肤拉钩将裂隙一侧的皮缘翻起，使皮缘深面暴露；②从真皮深面皮下组织内距离切缘约 4mm 以上部位垂直进针，垂直向上以顺时针方向在真皮内走行；③在真皮内走行至真皮表皮交界处，转换针尖的方向，使之翻转 180°，针尖走向深面；④从切缘处真皮内出针；⑤用镊子夹住对侧皮缘轻轻翻起，在对侧皮缘真皮内进针，进针位置与前面出针位置在同一平面；⑥利用手腕的转动，使针向着表皮方向移动，直至真皮与表皮交界处，再转换针尖的方向，使之翻转 180°，针尖走向深面在距离切缘 4mm 以上真皮深面皮下组织出针；⑦收拢缝合线打结，将线结埋没于皮下组织（图 7-6）。

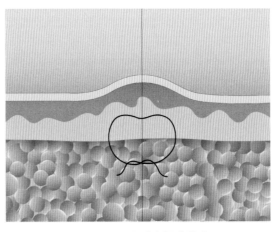

图 7-6 埋没垂直褥式缝合

2. 缝合线选择

根据缝合部位和张力的不同，选择适宜的可吸收缝合线（表 7-1）。

表 7-1 缝合线选择

部位	缝合线型号
面部	5-0
躯干、四肢	4-0/3-0
背部、胸壁	3-0/2-0

注：缝合线吸收时间根据张力情况而异，张力较小的部位采用吸收时间为 3 个月的可吸收缝合线，如果张力大则可用吸收时间为 6 个月甚至更长的可吸收缝合线。

3. 注意事项

（1）该缝合方法相对较复杂，早期可能需要多练习才能更好掌握。

（2）缝合时需利用镊子或者皮钩辅助拉起皮缘，利于进针。

（3）包绕真皮组织尽可能越多越好，防止皮肤撕裂。

（4）缝合时缝合线位置过浅易造成皮肤"酒窝"样凹陷，是因缝合线顶端到达表皮造成的，躯干部"酒窝"多自行消失，但面部建议不要缝出"酒窝"。

（5）缝合时针尖接近真皮表皮交界时，可向平行于表皮方向走行一段距离，然后转向真皮深面出针。

（6）应用该缝合方法时应注意，两侧在真皮表皮交界处针尖旋转的位置、距离保持一致。

4. 优缺点

（1）优点：①该缝合方法相对于单纯埋没缝合，可以更好地使皮缘对合外翻，达到一定的负张力状态，其减张效果明显优于单纯埋没缝合；②该缝合方法减张效果好，可在切口位置形成一道嵴状隆起，术后瘢痕优于单纯埋没缝合。

（2）缺点：①掌握该缝合方法较为困难，且有断针的风险；②用该方法缝合后，切口处真皮内有缝合线，可造成缝合线异物反应；③对于张力过大的部位，该缝合方法减张不彻底；④用该方法缝合后，缝合线所包绕的组织少，造成少量组织承受全部拉力和缝合线剪切力，进而影响切口皮缘血运。

四、改良埋没垂直褥式缝合

埋没垂直褥式缝合虽然是整形外科最具代表的皮下(皮内)缝合方式之一，目前在整形外科/皮肤外科广泛使用，但仍有不足之处，如前面提到的切口处真皮内存在缝合线、减张效果不足、缝合线包绕组织量少进而影响伤口血运等。

笔者根据以上不足，结合自己的临床经验，在埋没垂直褥式缝合的基础上进行了改进，对切口处皮缘行楔形修整，总结出了改良埋没垂直褥式缝合(modified buried vertical mattress suture)技术。如图7-7所示，改良后的埋没垂直褥式缝合强调包绕足量组织，包含了大量皮下组织，进而减小对切口处皮缘血运的影响；不仅如此，包绕足量组织可使更多组织共同承担切口处的张力，且切缘内软组织修剪后使得堆积在切口处的软组织减少了，进而达到优于埋没垂直褥式缝合的减张效果；切口位置真皮内没有缝合线，减少了缝合线异物反应；并且同时完成皮下组织缝合和皮肤缝合，不留无效腔，简化了缝合流程。该方法是目前最接近理想缝合目标的缝合技术，推荐广泛应用。

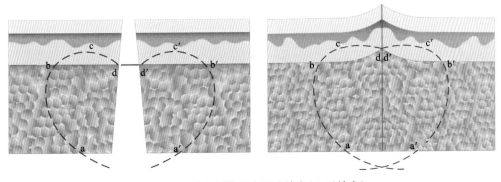

图7-7 改良埋没垂直褥式缝合(心形缝合)

由于改良埋没垂直褥式缝合后在皮下的缝合线类似一个"♥"形，因此，我们将其称为心形皮下缝合。心形皮下缝合技术是目前我们认为最佳的皮下减张缝合技术（同时精准兼具了减张和对合的功能），关于心形缝合的具体操作和注意事项将在第九章进行详细的讲解，具体请查阅第九章心形皮下缝合技术。

第三节　其他皮下(皮内)减张缝合技术

上节我们讲了埋没垂直褥式缝合、改良埋没垂直褥式缝合。这两种方法很大程度代表了现阶段皮下(皮内)减张缝合的发展方向。除上述两种皮下减张缝合方法外，还有多位学者探索了多种其他皮下减张缝合方法，其基本原理类似，各有优点，但也有部分不足，可供临床选择使用。本节将对这些皮下(皮内)减张缝合技术进行介绍。

一、折返埋没缝合

折返埋没缝合(set-back buried dermal suture)同样是单纯埋没缝合的改良，其减张效果优于单纯埋没缝合，但不及埋没垂直褥式缝合，因此该缝合方法应用范围有限，并未像埋没垂直褥式缝合一样得到广泛应用。折返埋没缝合同样有很多衍生式，如穿透皮肤的折返缝合(percutaneous set - back dermal suture)、连续折返缝合(running set - back dermal suture)、轮式折返缝合(pulley set - back dermal suture)等。这些衍生缝合术式优点并不明显，临床上未得到广泛应用。本节以仅以折返埋没缝合为例，对其方法进行讲解。

1. 缝合方法

①用镊子或皮肤拉钩将裂隙一侧的切缘翻起，使切缘皮肤深面暴露；②从真皮深面距离切缘 2～6mm 部位进针，顺着针的方向垂直向上在真皮内走行；③在真皮内走行的距离依据针的大小和弧度、真皮厚度及皮肤伤口张力大小而灵活调整；④向上走行至真皮表皮交界处，折返缝针向下，向切口边缘真皮深层走行，从真皮深面距离切缘 1～3mm 处出针；⑤用镊子夹住对侧切缘轻轻翻起，在对侧真皮深层距离皮缘 1～3mm 处进针，进针位置与出针位置处于镜像位置；⑥同样顺着针的弧度在真皮内走行，在距离皮缘 2～6mm 真皮深面出针；⑦收拢缝合线打结，线结埋没于真皮深面(图 7 - 8)。

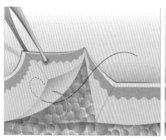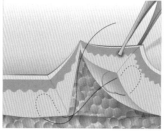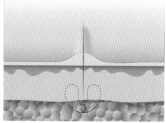

图 7 - 8　折返埋没缝合

2. 缝合线选择

缝合线选择基本同埋没垂直褥式缝合,见表7-1。

3. 注意事项

(1)进针与出针均位于真皮深面,切缘处真皮内无缝合线穿出。

(2)由于缝合进针和出针位置在真皮深层距离切缘的一定位置,因此其缝合之后会在切口处形成一条嵴状隆起,皮肤会外翻明显,该隆起高度随缝针位置的后退而增加,嵴状隆起会随时间推移而逐渐消失,一般需要一周至数月。

(3)包绕真皮组织尽可能越多越好,防止皮肤撕裂。

(4)缝合时缝合线位置过浅易造成皮肤"酒窝"样凹陷,一般是由缝合线顶端到了表皮处造成的。

(5)用该方法缝合完毕后如表皮对合不好则需要进行皮肤缝合对合表皮,可采用皮外单纯间断缝合或单纯连续缝合、皮内连续缝合,也可用皮肤黏合剂或皮肤减张胶布对合皮肤。

4. 优缺点

(1)优点:①该方法是目前整形或皮肤外科较为理想的皮下(皮内)缝合方法之一,可达到一定的减张效果。②相较于埋没垂直褥式缝合,该方式缝合完成后可实现切缘真皮内无缝合线,有效减轻缝合线反应造成的切口瘢痕。③用该方式缝合后,切口处皮肤形成一道嵴状隆起,于漫长恢复期中在持续性张力的作用下逐渐平整,进而可有效抵抗张力诱导的瘢痕变宽及增生。

(2)缺点:①由于折返埋没缝合方法需要紧贴真皮深层进行剥离,剥离过窄会带来操作困难,而剥离范围过宽会影响创缘真皮血运;②该缝合方法缝合后容易导致真皮外翻过度进而造成表皮对合不佳,需要再次缝合或黏合表皮;③折返埋没缝合为保障创缘血运需限制剥离范围,这将使得缝合包绕的真皮组织少,减张效果不足;④该方法没有强调对伤口皮缘进行修剪,可能因局部组织占位而增加局部张力。

二、埋没水平褥式缝合

埋没水平褥式缝合(buried horizonal mattress suture)可用于切口裂隙过窄过紧、裂隙两侧皮缘难以翻起、埋没垂直褥式或者其改良缝合方式操作困难的情况。该缝合方式最大的不足是影响切缘皮肤血供,且难以实现埋没垂直褥式及其改良术式所达到的皮缘外翻和减张效果。埋没水平褥式缝合同样有衍生缝合方式,如穿透皮肤的埋没水平褥式缝合(percutaneous buried horizonal mattress suture)。以下以埋没水平褥式缝合为例,对其方法进行讲解。

1. 缝合方法

①用镊子或皮肤拉钩将裂隙一侧的皮缘翻起,使皮缘深面暴露;②从真皮深面距离切缘1~2mm部位垂直进针,顺着针的方向垂直向上在真皮内平行裂口方向走行一段距离;③缝针在真皮内从真皮深层走向真皮表皮交界,再折返,从切缘处真皮深层

出针；④用镊子夹住对侧皮缘轻轻翻起，在对侧皮缘真皮深层进针，进针位置与出针位置在同一平面；⑤利用手腕的转动，使针顺着弧度在真皮内平行裂口方向走行一段距离，走行到真皮表皮交界，再次折返从真皮深层出针；⑥收拢缝合线打结，线结埋没于真皮深面(图7-9)。

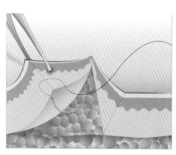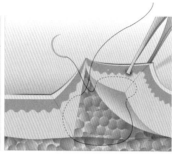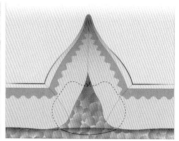

图7-9　埋没水平褥式缝合

2. 缝合线选择

缝合线选择基本同埋没垂直褥式缝合，根据缝合部位和张力的不同，选择合适的可吸收缝合线。

3. 注意事项

(1)该缝合主要用于裂口过窄过紧、埋没垂直褥式缝合操作困难的部位，如头皮或很小的伤口。

(2)缝合时使用持针器建议采用抓握式。

(3)不建议用于张力过大的部位。

(4)缝合时缝针需在真皮内行走足够的距离，以防缝合线撕脱。

4. 优缺点

(1)优点：该缝合可用于切口裂隙过窄过紧、裂隙两侧皮缘很难翻起、埋没垂直褥式及其改良缝合方式操作困难的时候。

(2)缺点：①该缝合方法减张效果差；②该缝合方法不能使皮缘有效对合，缝合后皮缘仍留有一裂口；③由于切口位置皮肤血管一般是垂直于切口的，水平褥式缝合可能会影响切口皮缘血供，造成切缘皮肤缺血坏死。

三、改良埋没水平褥式缝合

改良埋没水平褥式缝合(modified buried horizonal mattress suture)是一种可实现远位减张的埋没水平褥式缝合方法，结合了埋没水平褥式缝合和埋没垂直褥式缝合的特点，解决了埋没水平褥式减张效果不足、皮缘血运影响大等问题。不足是该缝合方法相对较复杂，主要用于皮肤有缺损、伤口张力特别大的位置，不推荐常规使用。

1. 缝合方法

①用镊子或皮肤拉钩将裂隙一侧的皮缘翻起，使皮缘深面暴露，从皮下深层组织

距离伤口边缘1~2mm处垂直创缘断面进针，缝针弧度斜向上朝向正常的浅表真皮；②然后将缝针沿弧形轨迹前行，在真皮层中行进3~4mm；③不允许缝合轨迹的弧度超出真皮乳头中层水平；④然后将缝针向下倾斜，从距离伤口边缘10mm处的皮下组织穿出；⑤距离出针点10mm以上位置处，将缝针反向重新刺入真皮组织，同样缝针弧度朝上，沿真皮乳头中层平面以下的弧形轨迹穿出，出针点与最初第一个进针点连线平行于创缘；⑥采用镜像原理在对侧创缘重复第一至第五步操作；⑦于缝合线一侧打结，将线结置于皮下组织深面(图7-10)。

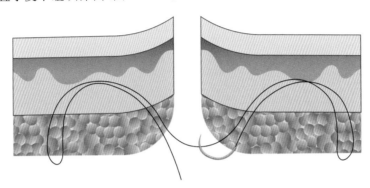

图7-10　改良埋没水平褥式缝合

2. 缝合线选择

由于该缝合方式主要应用于张力大的部位，如胸腹部、背部等部位，因此建议选用相对较粗、吸收时间长的可吸收缝合线，如PDS缝合线。根据张力的大小，可选择2-0/3-0/4-0可吸收缝合线，特殊情况下也可采用不可吸收缝合线进行减张缝合。

3. 注意事项

(1)该缝合主要用于张力大的部位。

(2)由于缝针在真皮内反复进出，建议使用韧性好的三角针，以防缝针折弯或断裂。

(3)缝合时缝针在真皮内需要走行足够的距离，因此术中需要变换持针的方向，建议抓握持针器。

(4)注意在真皮内不要走行太浅，以防出现"酒窝"样凹陷。

4. 优缺点

(1)优点：该缝合方法可以抓持较多真皮组织，为伤口闭合提供充分持久的减张效果；创缘真皮层没有缝合线异物。

(2)缺点：该缝合方法操作复杂，主要用于张力较大部位的减张缝合，但在其他部位，如面颈部，该方法缝合的美容效果有待验证；其次，虽然该方法通过抓持较多组织减小了对创缘皮肤血运的影响，但是其影响还是大于埋没垂直褥式缝合。

四、Hovert 缝合

Hovert 缝合(buried half horizontal and half vertical mattress suture)强调在创缘一

侧采用埋没垂直褥式缝合，另一侧采用埋没水平褥式缝合，并将埋没垂直褥式缝合行针位置定于埋没水平褥式缝合的中点。该缝合方法主要用于切口两侧皮缘长度不等的伤口，如半圆形或新月形伤口的缝合。

1. 缝合方法

①根据切口类型，设计水平和褥式缝合的方向；②先在切缘的较长侧行水平埋没褥式缝合；③接着在水平埋没褥式缝合中点进针，于较短侧行埋没垂直褥式缝合；④打结，将线结埋于真皮深层(图7-11)。

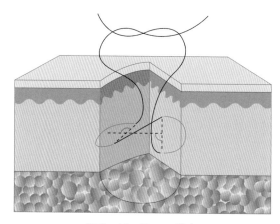

图 7 - 11　Hovert 缝合

2. 缝合线选择

缝合线选择基本同埋没垂直褥式缝合或者埋没水平褥式缝合，根据缝合部位和张力的不同，选择合适的可吸收缝合线。

3. 注意事项

(1)缝合前计划好需要采用此缝合方法的分布和设计，促使不等长的两个切缘对合均匀。

(2)两侧的进针点和出针点需在一个平面上，且距切缘相同距离，以防缝合后两侧皮肤高低不一致。

该缝合方法不适用于常规皮肤缝合，并且减张效果一般，出现两侧皮肤高度不一和外翻不一致的可能性高。

五、蝶型缝合

该缝合方式属于埋没水平褥式缝合与埋没垂直褥式缝合的一种综合，类似二者的杂合体，也可称之为埋没斜形褥式缝合(buried oblique mattress suture)。蝶型缝合(butterfly suture)主要用在有一定张力且真皮较厚的部位，如胸部、后背等位置。该缝合方式减张效果虽不及改良埋没垂直褥式缝合或者改良埋没水平褥式缝合，但相较于改良埋没水平褥式缝合更为简单，且对切缘皮肤血运影响小。此外该缝合方法对进针操作空间的要求较改良埋没垂直褥式缝合稍低，可在相对狭窄的空间内进行。

1. 缝合方法

①用镊子或皮肤拉钩将裂隙一侧的皮缘翻起，使皮缘深面暴露；②从真皮下深层组织距离伤口边缘 1～2mm 处进针，缝针斜向外上朝向正常的浅表真皮；③不允许缝合轨迹的弧度超出真皮乳头中层水平；④在真皮浅层平行伤口裂隙的方向走行 4～5mm；⑤将缝针反向朝着真皮深层斜向切口方向，在距离伤口边缘 1～2mm 皮下深层组织出针，出针点与最初第一个进针点的连线平行于创缘；⑥采用镜像原理在对侧创缘重复第一至第五步操作；⑦于缝合线一侧打结，将线结置于皮下组织深面(图 7-12)。

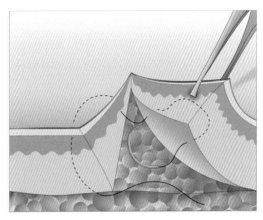

图 7-12 蝶型缝合

2. 缝合线选择

由于该缝合方式主要应用于张力相对较大且真皮较厚的部位，如胸腹部、背部，因此建议选用相对较粗的、吸收时间长的可吸收缝合线，如 PDS 缝合线。根据张力的大小，可选择 2-0/3-0/4-0 可吸收缝合线。

3. 注意事项

(1)缝合前建议修剪创缘皮肤与皮下组织，以实现更好的皮肤对合。

(2)建议使用韧性好的大号三角针进行缝合。

(3)缝合时缝针需要在真皮内走行足够的距离，需要术中变换持针的方向，因此建议抓握持针器。

(4)注意避免在真皮内走行太浅，以防出现"酒窝"样凹陷。

4. 优缺点

(1)优点：该缝合方法可以抓持较多真皮组织，缝合时缝合线不易撕脱，在达到一定量减张效果的同时，避免了创缘真皮层缝合线异物的存留。

(2)缺点：该缝合方法主要用于真皮较厚的部位，其减张效果欠理想，在其他如面颈部的美容效果有待进一步观察。此外，由于仍有部分水平方向的真皮内走行，对切缘皮肤血供有潜在影响。

该方法还有一种衍生缝合方法，称双重蝶形缝合(double butterfly suture)。双重蝶形缝合是连续的两个蝶形缝合，其缝合范围和减张效果接近于一次进行了三个埋没垂直褥式缝合。双重蝶形缝合减张效果优于蝶形缝合，主要用于张力大的部位减张缝合，但其操作相对复杂，打结(尤其是将缝合线收紧)有一定难度，因此属于一种特殊的减张缝合，不建议常规使用。其缝合方法如下：①将伤口边缘进行楔形修剪；②于创缘真皮层下方 1～3mm 处进针，向真皮浅层行针 3～7mm 后折返从真皮层下方穿出，注意行针平面与伤口平面成 45°～70°；③缝针行"S"形轨迹，于对侧伤口重复第二步操作；④缝针从对侧穿出后，连续行"S"形轨迹，重复第二、三步操作；⑤缝合线轨迹呈"8"型，于皮下深层打结(图 7 - 13)。

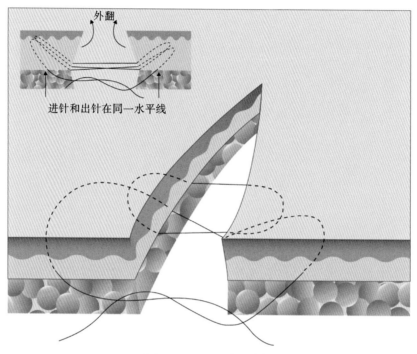

图 7 - 13　双重蝶形缝合

第四节　深层减张缝合技术

前文介绍了常见的皮下(皮内)减张缝合术式及其衍生缝合术式，这一节我们将介绍一些深层减张缝合技术。深层减张缝合的主要目的是减张，缝合后伤口皮肤很难达到精确的对合，因此不属于真正意义上的皮肤缝合。深层减张缝合后伤口处皮肤仍需进行皮下(皮内)减张缝合，使伤口皮缘达到良好对合。深层减张缝合技术仅在一些特定的情况下使用，现将常用方式总结如下，供大家临床参考。

一、悬吊缝合

悬吊缝合(suspension suture)最早用在面部年轻化手术中，是将松弛下垂的面部皮肤向外上方固定在发际缘切口处，收紧面部皮肤。因其在减小伤口游离缘张力、重建美容亚单元界限方面展现出的独到优势，被逐渐应用于创伤修复中。悬吊缝合利用缝合线将一端固定的深部组织连接于另一端可移动的表情组织，可避免组织屈曲变形。因此，尤其适用于皮瓣转移或者创面修复时，一侧切口皮肤难以移动，只能移动另一侧皮肤的情况。虽然可吸收悬吊缝合线会在 1 个月内丧失大部分张力，但此时周边组织的纤维黏连已形成充足的力度，可支撑伤口后期愈合。悬吊缝合特别适用于眉部、鼻部、口周等面部有特殊美容亚单位部位的缝合(图 7 - 14)。

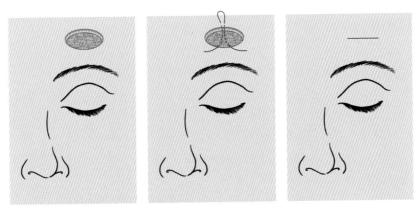

眉上部位皮肤缺损，缝合后为避免眉毛上提，将切口上方皮肤作为游离缘，眉部骨膜作为固定缘，做悬吊缝合。

图 7 - 14　悬吊缝合应用示意图

1. **缝合方法**

①缝合前设计好缝合固定的两端，即创面可移动的一侧皮肤和将要固定的深层组织位置；②在可移动一侧创缘行皮下埋没缝合(也可使用埋没垂直褥式缝合)；③将固定的一侧缝合在固定的深层组织上，如骨膜、韧带、深筋膜组织等；④将创缘游离一侧向固定一侧牵引、打结，将线结埋没在皮下深层(图 7 - 14)。

2. **缝合线选择**

建议选用可吸收缝合线，缝合线型号根据张力大小而定，面部一般选择 4 - 0/5 - 0 可吸收缝合线，躯干部位根据张力大小选用更粗的缝合线，张力特别大时，也可选用吸收时间长的缝合线，如 PDS 缝合线。特殊情况可选用不可吸收缝合线(但不建议常规使用)。

3. **注意事项**

(1)该缝合方法仅在特定情况下使用，不作为常规伤口缝合时使用。

(2)可作为固定的部位有骨膜、致密且不移位的深筋膜、肌肉附着端固定的腱性组织等。

(3)在操作时注意明确周边血管、神经结构，以免悬挂组织时造成额外的损伤。

4. **优缺点**

(1)优点：该缝合有利于特殊部位、特殊组织的固定或辅助制造皮肤凹陷，广泛用于创缘一侧减张，可用于面部(如眶周、鼻部、唇部等)伤口辅助修复悬吊，鼻整形中移植软骨的固定，以及具有较大张力的皮下远端减张，如腹壁整形、扩张皮瓣远位减张(将扩张形成纤维囊壁与创面基底减张缝合)等领域，是整形外科非常常见的一种减张方式。

（2）缺点：该缝合方法不属于常规皮肤缝合方法，其应用具有一定的局限性。

二、皱褶缝合

皱褶缝合（plication suture）包括筋膜皱褶缝合（fascial plication suture）和束状皱褶缝合（corset plication suture），同前面的悬吊缝合一样，这两种都是最早应用于美容外科手术的缝合方法。筋膜皱褶缝合用于面部年轻化手术中表浅肌肉腱膜系统（SMAS）层的折叠缝合，使面部松垂的皮肤收紧；而束状皱褶缝合则是用于腹壁整形手术中，腹部深筋膜和腹直肌前鞘组织的折叠缝合，以收紧松弛的腹壁。而且两者在缝合方式上基本一样，只是筋膜皱褶缝合采用的是间断埋没缝合，而束状皱褶缝合采用的连续埋没缝合。皱褶缝合具有一定的皮下减张效果，也可用于张力巨大或者有皮肤软组织缺损的深部组织（深筋膜）的减张缝合，属于一种深部减张缝合，不属于皮肤缝合。深层减张缝合完毕后，皮肤还需要再用前面所讲的皮下减张缝合方法进行再次缝合。

1. 缝合方法

筋膜皱褶缝合方法如下。①将伤口沿皮下浅层脂肪间隙剥离，将伤口分为两层：皮肤和皮下浅层脂肪层及深部脂肪和深筋膜层，并适度止血；②采用埋没缝合方法，将创缘两侧的深部脂肪和深筋膜层拉拢缝合，形成类似山嵴的组织褶皱，两侧拉拢缝合的位置距离创缘 2～5mm，即超过创缘 2～5mm；③收拢打结，将线结埋没于深筋膜深层（图 7-15）。

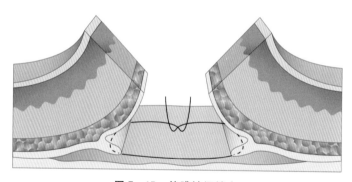

图 7-15　筋膜皱褶缝合

2. 缝合线选择

筋膜皱褶缝合建议选用可吸收缝合线，可用编织多股或单股合成可吸收缝合线，缝合线型号根据张力大小而定，躯干部位一般选用 2-0/3-0 可吸收缝合线；而束状皱褶缝合建议选用强度更高的单股合成可吸收缝合线，如 PDS 缝合线，其粗细根据缝合部位的张力大小而定。

3. 注意事项

（1）皱褶缝合适用于胸、背、腹部和四肢近端，深度大于 2cm，长 4～5cm 以上的高张力伤口。

（2）操作应避免缝合过深以致穿过肌肉，诱发疼痛。

（3）皮下潜行分离一定要位于浅层脂肪间隙，不可仅分离皮肤，造成皮肤缺血坏死，分离范围不宜过大。

（4）对于深层组织过脆、过紧的组织，不适合进行皱褶缝合。

（5）缝合后的组织皱褶不宜过高，以免影响皮肤缝合。

（6）该缝合属于深层减张缝合，缝合后皮肤需要再次缝合。

4. 优缺点

（1）优点：该缝合方法属于皮下深组织的减张缝合，对于皮下深层组织较厚且具有一定松弛性的组织，可起到一定的减张效果。其中束状皱褶缝合，即腹部深筋膜和腹直肌前鞘组织的折叠缝合，以收紧松弛的腹壁为目的，是腹壁深层减张缝合中较常用的缝合方法。

（2）缺点：由于大多数部位皮下深筋膜组织较脆，无法进行深层减张，因此其使用范围受到了很大限制。在其他张力大的部位，可首先采用皮下潜行分离，继而使用改良埋没垂直褥式缝合进行减张。

三、Impli 缝合

Impli 缝合（imbrication and plication suture）是利用轮式作用将鳞状叠瓦式缝合和褶皱缝合相结合，牵引一侧创缘接近另一侧，在满足缺损修复的同时将张力分散于整个远端皮瓣，进而实现创缘减张。该缝合方法类似于悬吊缝合，多用于缝合推进皮瓣。

1. 缝合方法

①设计推进皮瓣，将皮瓣下方组织适度游离（推进皮瓣的设计可参考本书第三章）；②在距固定侧创缘 1～2mm 处进针，缝合于皮下深筋膜上，穿过组织深层（深筋膜层）出针；③在距推进侧创缘 6～8mm 处，平行创缘行皮下埋没缝合；④继续在第一个进针点周边 1～2mm 处重复第二、三步操作；⑤形成埋没的轮式缝合，于皮下打结（图 7-16）。

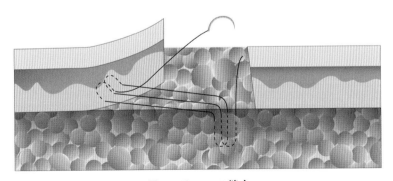

图 7-16 Impli 缝合

2. 缝合线选择

根据缝合部位和张力大小选择合适的可吸收缝合线。面颈部用 4-0/5-0 可吸收缝合线，躯干、四肢选择 2-0/3-0 可吸收缝合线。

3. 注意事项

(1)推进皮瓣的制作需符合整形外科基本原则，以防皮瓣缺血坏死。

(2)缝合时距离皮瓣边缘 6～8mm 即可，不宜太靠近皮瓣蒂部。

(3)缝合时缝合线不宜过密，影响皮瓣边缘血供。

4. 优缺点

该缝合主要用于一侧推进皮瓣的减张缝合，但是缝合时张力不宜过大，以防皮瓣缺血坏死，其应用范围较局限，而且不属于典型的皮下减张缝合。

四、多重减张缝合实例

患者，女，严重腹壁瘢痕疙瘩患者。行瘢痕切除，局部扩张皮瓣转移修复术。一期在瘢痕四周植入四个长方形皮肤软组织扩张器（其中三个为 500mL，一个为 300mL）。注水扩张一月后，由于皮肤扩张器感染外露而中途取出，通过多重减张缝合实现创面关闭。这些减张缝合方式包括：①深层筋膜减张缝合（束状皱褶缝合：腹直肌前鞘折叠缝合）；②远位减张缝合（悬吊缝合：腹壁游离侧的皮肤向腹壁中间部位的腹直肌前鞘缝合）；③皮下改良埋没垂直褥式缝合（心形皮下缝合，见图 7-17）。

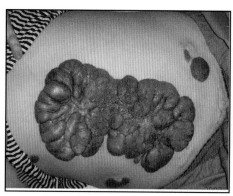

(a) 腹壁严重瘢痕疙瘩

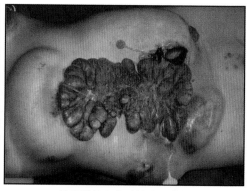

(b) 扩张器植入术后扩张器感染外露

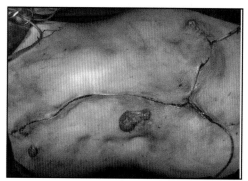

(c) 多重减张缝合关闭创面

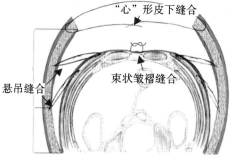

(d) 多重减张缝合示意图

图 7-17 多重减张缝合实例

本章临床问题焦点

1. 理想的伤口缝合要求缝合完成至瘢痕塑形完成之前,皮肤对合处应始终处于无张力状态,这就需要充分皮下减张。皮下减张缝合完成后伤口初始张力应该是负张力,这为伤口愈合及瘢痕塑形过程中持续存在的张力提供了预存张力"利息",用以对抗伤口愈合和瘢痕重塑过程中造成的瘢痕增生和变宽的持续性张力。

2. 改良埋没垂直褥式缝合(心形皮下缝合技术)是目前我们认为最佳的皮下减张缝合技术(同时精准兼具了减张和对合的功能),推荐广泛应用。

3. 对于伤口张力过大的减张缝合,可结合多种减张缝合技术,以达到最大效果的减张(如深层皮下减张缝合,并联合使用皮肤减张胶带等减张护理技术)。

参考文献

[1] STRAITH R E, LAWSON J M, HIPPS C J. The subcuticular suture[J]. Postgrad Med, 1961, 29: 164 – 173.

[2] ZITELLI J A, MOY R L. Buried vertical mattress suture[J]. J Dermatol Surg Oncol, 1989, 15 (1): 17 – 19.

[3] ZHANG X, DIAO J, GUO S, et al. Wedge-Shaped Excision and Modified Vertical Mattress Suture Fully Buried in a Multilayered and Tensioned Wound Closure[J]. Aesthet Plast Surg, 2009, 33(3): 457 – 460.

[4] 刘宗辉, 舒茂国, 刘翔宇. 整形外科皮肤缝合技术的特点及应用[J]. 中国美容医学, 2017, 26 (7): 136 – 139.

[5] SADICK N S, D'AMELIO D L, WEINSTEIN C. The modified buried vertical mattress suture. A new technique to buried absorbable wound closure associated with excellent cosmetics or wounds under tension[J]. J Dermatol Surg Oncol, 1994, 20(11): 735 – 739.

[6] SEE A, SMITH H R. Partially buried horizontal mattress suture: modification of the Haneke-Marini suture[J]. Dermatol Surg, 2004, 30(12 pt1): 1491 – 1492.

[7] 刁建升, 张曦, 郭树忠, 等. 应用改良垂直褥式埋没缝合技术闭合张力性伤口二例[J]. 中华整形外科杂志, 2010, 26(1): 68 – 69.

[8] FTAIHA Z, SNOW S N. The buried running dermal subcutaneous suture technique[J]. J Dermatol Surg Oncol, 1989, 15(3): 264 – 266.

[9] SKARIA A M. The buried running dermal subcutaneous suture technique with a tacking knot[J]. Dermatol Surg, 2002, 28(8): 739 – 741.

[10] YAG-HOWARD C. Zipper stitch: a novel aesthetic subcutaneous closure[J]. Dermatol Surg, 2013, 39(9): 1400 – 1402.

[11] 李嫦, 陈苑红, 黄力力, 等. 改良埋没垂直褥式缝合技术在腹部伤口的应用及舒缓切口愈合的效果评价[J]. 广西医科大学学报, 2020, 37(2): 277 – 281.

[12] JUSTAN I. New type of skin suture-fully buried running mattress suture[J]. J Plast Reconstr Aesthet Surg, 2010, 63(3): e338 – 339.

[13] GIANDONI M B, GRABSKI W J. Surgical pearl: the dermal buried pulley suture[J]. J Am Acad Dermatol, 1994, 30(6): 1012 – 1013.

[14] JEON I K, KIM J H, ROH M R, et al. The subcutaneous inverted cross mattress stitch (SICM stitch) in our experience[J]. Dermatol Surg, 2013, 39(5): 794 - 795.

[15] WHALEN J D, DURESNE R G, COLLINS S C. Surgical pearl: the modified buried dermal suture [J]. J Am Acad Dermatol, 1999, 40(1): 103 - 104.

[16] YAG-HOWARD C. Novel surgical approach to subcutaneous closure: the subcutaneous inverted cross mattress stitch (SICM Stitch) [J]. Dermatol Surg, 2011, 37(10): 1503 - 1505.

[17] KANTOR J. The set-back buried dermal suture: an alternative to the buried vertical mattress or layered wound closure[J]. J Am Acad Dermatol, 2010, 62(2): 351 - 353.

[18] KANTOR J. The subcutaneous splint: a helpful analogy to explain postoperative wound eversion [J]. JAMA Dermatol, 2014, 150(10): 1122.

[19] TRUANT J W, LEACH B C. Commentary: wound edge eversion: surgical dogma or diversion [J]? J Am Acad Dermatol, 2015, 72: 681 - 682.

[20] WANG A S, KLEINERMAN R, ARMSTRONG A W, et al. Set-back versus buried vertical mattress suturing: results of randomized blinded trial[J]. J Am Acad Dermatol, 2015, 72: 674 - 680.

[21] WANG L Z, DING J P, YANG MYU, et al. Forty-five cases of chest keloids treated with subcutaneous super-tension-reduction suture combined with postoperative electron-beam irradiation[J]. Dermatol Surg, 2014, 40: 1378 - 1384.

[22] KANTOR J. The percutaneous set-back dermal suture[J]. J Am Acad Dermatol, 2015, 72(2): e61 - 62.

[23] KANTOR J. The running set-back dermal suture[J]. J Am Acad Dermatol, 2015, 72: e163 - 164.

[24] KANTOR J. The running percutaneous set-back dermal suture[J]. J Am Acad Dermatol, 2015, 73: e57 - 58.

[25] KANTOR J. The pulley set-back dermal suture: an easy to implement everting suture technique for wounds under tension[J]. J Am Acad Dermatol, 2015, 72(1): e29 - 30.

[26] EPSTEIN E. The buried horizontal mattress suture[J]. Cutis. 1979, 24(1): 104 - 106.

[27] SEE A, SMITH H R. Partially buried horizontal mattress suture: modification of the Haneke - Marini suture[J]. Dermatol Surg, 2004, 30(12 pt 1): 1491 - 1492.

[28] MENG F, ANDREA S, CHENG S, et al. Modified subcutaneous buried horizontal mattress suture compared with vertical buried mattress suture[J]. Ann Plast Surg, 2017, 79(2): 197 - 202.

[29] ALAM M, GOLDBERG L H. Utility of fully buried horizontal mattress sutures[J]. J Am Acad Dermatol, 2004, 50(1): 73 - 76.

[30] WU W, CHAVEZ-FRAZIER A, MIGDEN M, et al. The Buried Half Horizontal, Half Vertical Mattress Suture: A Novel Technique for Wound Edges of Unequal Lengths[J]. Dermatol Surg, 2016, 42(12): 1391 - 1393.

[31] BREUNINGER H, KEILBACH J, HAAF U. Intracutaneous butterfly suture with absorbable synthetic suture material. Technique, tissue reactions, and results[J]. J Dermatol Surg Oncol, 1993, 19(7): 607 - 610.

[32] BREUNINGER H. Double butterfly suture or high tension: a broadly anchored, horizontal, buried interrupted suture[J]. Dermatol Surg, 2000, 26(3): 215 - 218.

[33] ROBINSON J K. Suspension sutures in facial reconstruction[J]. Dermatol Surg, 2003, 29(4): 386 - 393.

[34] KANTOR J. The fascial plication suture: an adjunct to layered wound closure[J]. Arch Dermatol, 2009, 145(12): 1454 - 1456.

[35] TIERNEY E, KOUBA D J. A subcutaneous corset plication rapidly and effectively relieves tension on large linear closures[J]. Dermatol Surg, 2009, 35(11): 1806 - 1808.

[36] RADONICH M A，BISACCIA E，SCARBOROUGH D. Management of large surgical defects of the fore-head and scalp by imbrication of deep tissues[J]. Dermatol Surg，2002，28(6)：524 - 526.

[37] YAG-HOWARD C. Novel approach to decreasing tension when approximating wound edges in advancement flaps：the ImPli stitch[J]. Dermatol Surg，2012，38：661 - 663.

[38] REDONDO P. Guitar-string sutures to reduce a large surgical defect prior to skin grating or flap movement[J]. Dermatol Surg，2014，40(1)：69 - 72.

第八章

新型皮肤缝合材料的应用

近年来，随着科技的进步和材料学的发展，除常规针线外，有很多新型的皮肤缝合或黏合材料应用于临床。这些材料均各有其优势和临床适应证，某些情况下可以直接替代缝合，有些可以部分替代或用于缝合后皮肤减张。但总体来说，对于伤口深度达到脂肪层或以下、张力较大、拉拢后存在无效腔的伤口，建议在充分皮下缝合、关闭无效腔甚至减张后使用新型皮肤缝合材料，可提高伤口一期愈合率，改善愈合效果。本章就目前临床常见的新型皮肤缝合材料，如皮肤黏合剂、医用免缝胶布、医用免缝皮肤拉链和订皮机等，分别进行介绍，以供临床应用参考。

第一节 常用的新型皮肤缝合材料

一、皮肤黏合剂

皮肤黏合剂临床也称皮肤胶水，通过特制胶水中的高分子体间的拉力将伤口两侧表皮直接黏合。通常在伤口表浅或皮下缝合完毕时，若皮肤对位良好、无裂隙、无渗血，可将皮肤黏合剂覆盖于皮肤表面，代替传统的皮肤缝合线缝合（一般替代5-0或者更细的皮肤缝合线）。此外，皮肤黏合剂除黏合组织还可起到保湿、防水和抑菌等作用。皮肤黏合剂目前临床应用较为广泛，常用于唇裂、外伤（尤其是小儿外伤）、肿物切除术后、瘢痕修复、切提眉等外科手术。

临床使用的可供选择的皮肤黏合剂种类较多，规格不一，各有特点。使用最早的皮肤黏合剂是丙烯酸树脂基黏合剂。该系列黏合剂于1959年首次应用，其依靠烷基侧链聚合黏附皮肤表面，提供创口张力支持，并创造伤口表面的湿润环境。目前该类产品包括：α-氰基丙烯酸正丁酯（Glu Seal；Glu Stitch，Delta，Canada），为第一代低毒性、强张力产品，曾被用于骨或软骨移植、角膜溃疡、听小骨修复、口内溃疡等；丁基丙烯酸树脂基黏合剂（Liqui Band；Advanced Medical Solutions，Devon，United Kingdom）；辛基丙烯酸树脂基黏合剂（Dermabond；Ethicon，Somerville，NJ）；辛基丙烯酸树脂基黏合剂（Dermabond；多抹棒）是最新的一代产品，具有更低的毒性、4倍的强度，且易塑型，延展性好（图8-1）。

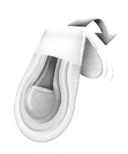

图 8-1　皮肤黏合剂(DERMABOND)

除上述外，国产皮肤黏合剂也已应用于临床。如 SURGISEAL 黏合剂™，其主要成分为 2-氰基丙烯酸辛酯，具有聚合、牢固、柔韧性强，皮肤顺应性强，刺激性低，不易脱落等优点，已获得了美国 FDA、欧盟 CE、ISO13485 国际认证(图 8-2)。

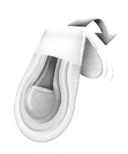
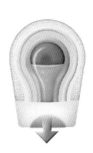
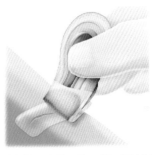

(a) 对折涂药器海绵端　(b) 使海绵端朝下，一般无须挤压，若　(c) 对合伤口边缘，涂一层，保持闭
　　　　　　　　　　　　需增加用量，轻轻挤压涂药器末端　　合状态30秒，涂第二层保持60秒

图 8-2　国产黏合剂™(SURAISEAL)

1. 使用皮肤黏合剂的注意事项

①禁用于皮下组织；②要保证创缘充分对位与闭合；③使用前，伤口周缘的皮肤表面不要涂抹药物，用生理盐水将皮肤表面的碘伏消毒剂清洗干净后保持皮肤干燥；④将皮肤黏合剂捏碎或打开包装后，应迅速使用，使用时，轻轻地把皮肤黏合剂涂刷在表面，避免黏合剂渗入伤口内，建议涂抹 2 层或 3 层，第一层 2 分钟便会凝固，随后的涂层由于聚合反应的降速，凝固越来越慢，且扇风也不会加速聚合；涂完后使创缘继续对合 30 秒以上，释放前应继续在伤口边缘扩大范围涂抹以增加黏合强度；如涂抹在四肢或躯干张力较高的区域，应加强该部位的固定和制动，以免过早脱落；⑤涂抹时，避免进入眼睛、口鼻；⑥涂抹后，伤口无须使用敷料覆盖，可触水，但不可浸泡或者擦洗；7.5～10 天后黏合剂开始逐步脱落，当脱落后期出现凝胶破碎时，便无法提供有效的张力支持。皮肤黏合剂在头面部使用实例见图 8-3。

2. 优缺点

(1)优点：①操作时间较缝合快，具有一定的止血作用，组织反应性较低；②无须包扎、换药、防水，无须拆线；③具有抗菌、杀菌、隔绝外界污染、皮肤保湿等作用。

(2)缺点：①如伤口内止血不彻底，术后出血无法从创缘渗出或引流，可能会导致伤口裂开；②如伤口清创不彻底，可能会存在脓肿向深部扩散的风险；③相对传统的皮外缝合，费用较高。

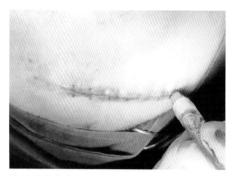
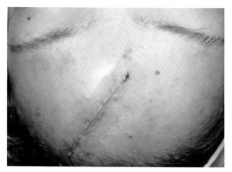

(a) 皮下缝合完毕后在伤口皮肤表面涂抹皮肤黏合剂　　(b) 使用皮肤黏合剂后伤口表面即刻外观

图 8 - 3　皮肤黏合剂的临床应用

3. 不建议使用皮肤黏合剂的情况

这种情况包括创缘不规则、参差不齐或星状的撕裂伤，咬伤或贯穿性伤口、污染伤口、黏膜表面，腋窝或者腹股沟（高潮湿区域）处，手脚和关节（除非干燥且制动良好）处。

多项研究发现，使用皮肤黏合剂固定表皮组与皮内缝合组相比较，使用皮肤黏合剂组早期（3 个月以内）外观更好，但长远比较两组外观无明显差异。在对伤口张力的研究中发现，相较于只用医用黏合剂黏合伤口，传统缝合方法或皮内缝合结合医用黏合剂处理的伤口张力明显更小。虽有数据证明外科医用黏合剂在部分情况下可以替代皮肤缝合，但因研究的偏倚及局限性，关于二者对于伤口愈合后瘢痕的影响，尚待进一步临床研究。

二、医用免缝胶带

医用免缝胶带也叫拉力胶带或伤口闭合胶带，是一类辅助用于伤口闭合或者术后皮肤减张使用的医用胶带类产品。如果使用恰当，其可在一定情况下代替皮肤缝合。医用免缝胶带于 20 世纪 80 年代开始使用，现广泛应用于临床。目前临床使用的医用免缝胶带有很多产品，如 3M 公司的医用免缝胶带（图 8 - 4）、强生爱惜康公司的伤口闭合胶带、浙江医鼎公司的医用免缝胶带等。

医用免缝胶带是细长的、反面具有黏合剂的无菌条带。其成分包括胶带基材、胶黏剂和离型纸，胶带基材为无纺布层与PET 膜层通过胶黏剂复合而成，胶带基材表面涂覆胶黏剂层，胶黏剂为医用压敏胶。

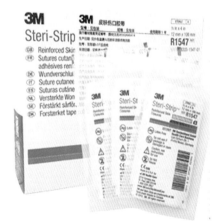

图 8 - 4　医用免缝胶带（3M 公司 Steri - Strip）

医用免缝胶带的使用较为简单：伤口彻底止血，将皮下/皮内已经严密缝合，擦净伤口皮肤并干燥后，取出包装内的无菌胶带，将胶带从离型纸上撕下，然后将胶带垂直于伤口、跨越伤口贴于皮肤上，贴合时从伤口的一侧向另一侧轻轻牵拉，使伤口完全对合。注意牵拉时不宜过紧，以防产生张力性水泡。每条胶带之间间隔 3mm 左右。粘贴胶带时可从伤口的一端粘向另外一端，也可从中间粘向两边。当伤口愈合达到理想程度，需要撕下免缝胶带时，分别在胶带的两侧从外向伤口剥离每一条胶带，然后轻轻提起胶带从伤口表面撕去(图 8-5、图 8-6)。

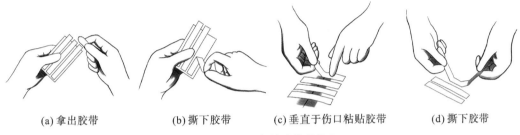

(a) 拿出胶带　　　　(b) 撕下胶带　　　(c) 垂直于伤口粘贴胶带　　　(d) 撕下胶带

图 8-5　医用免缝胶带的使用

1. 使用医用免缝胶带的注意事项

①建议在皮下伤口严密减张缝合、伤口皮肤对合良好的情况下使用，单纯使用胶带存在伤口裂开的风险；②浅表皮肤裂口，位于相对固定平展的部位，伤口张力较小，在充分清创后，可直接用免缝胶带黏合；③使用时，伤口不能涂抹外用药物，也无须额外涂抹胶水固定免缝胶布；④对于渗出多的伤口、容易出汗的部位或者活动的部位，不建议使用医用免缝胶带；⑤胶带有脱落的风险，不建议用于重要部位的伤口；⑥胶带一般在

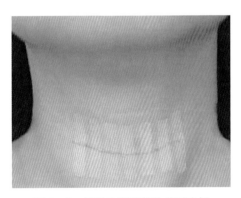

图 8-6　医用免缝胶带的使用实例

伤口愈合后撕除，如果渗出多，可随时更换；⑦伤口完全愈合后，建议继续使用胶带一到三个月，起到持续减张、减轻瘢痕的作用。

2. 优缺点

(1)优点：快捷、简单，价格适中，舒适，组织反应性小，无须缝合伤口表皮层，可减轻皮肤张力，对后续瘢痕预防有一定作用。

(2)缺点：不易黏附在湿润、有较大张力或者活动频繁的部位，不能确保表皮的精确对合，不利于伤口区域的水分蒸发，无抗菌作用，单纯使用存在伤口裂开的风险。

有研究将皮肤黏合剂(多抹棒)与医用免缝胶带在儿童皮肤伤口处的应用效果进行对比，发现二者均可促进伤口的愈合，且愈合后期瘢痕外观并没有出现显著差异。而相对于皮肤黏合剂，医用免缝胶带价格相对适宜。因此，临床使用中可根据二者的特点灵活做出选择。

医用免缝胶带除用于替代表皮缝合外，临床上多被用于伤口拆线后的早期减张。对于有张力的伤口，术后早期(5 天左右)拆除皮肤缝合线，换用皮肤免缝胶带，这样可以减轻缝合线造成的"蜈蚣"样瘢痕，且减少了伤口裂开的风险。另外，医用免缝胶带可提供持续的减张效果，减少术后伤口瘢痕变宽和增生的风险。其用于伤口减张时，可在伤口拆线后即刻使用，建议使用 1～3 月，最长可使用半年，使用期间每 3～5 天更换一次，如存在伤口渗出可尽早更换。

目前市场上还有新型的免缝皮肤胶带，如 3M 外科免缝皮肤胶带(3M steri-strip surgical skin closure，图 8-7)。相对于传统免缝胶带，该胶带皮肤黏合力更好，使用更方便，患者体验感更舒适，且该胶带为透明胶带，便于伤口的观察；其不足点为伤口有裂开的风险，且价格较传统胶带较高。研究发现，这一新型免缝皮肤胶带较传统皮肤缝合线缝合更为快捷，尤其应用于腹部伤口时患者的感觉更舒适，术后抗瘢痕效果更好，但在胸部伤口应用无明显优势。

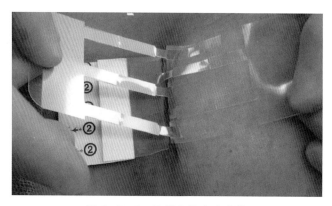

图 8-7　3M 外科免缝皮肤胶带

三、医用无创皮肤缝合器

医用无创皮肤缝合器，也称为医用缝合拉扣，其作用原理和使用方式与医用免缝胶带类似(图 8-8)，即将皮肤伤口的两侧粘贴上胶布，然后收紧胶布中间的卡扣，将切口的皮缘对合。该无创皮肤缝合器相对于免缝胶带，其与皮肤的黏合力更好，减张效果更佳，且不易松脱，胶带位于伤口的两侧，不直接跨越伤口。

注意事项：①对于表浅的皮肤裂口，并且张力不大，部位平整，可以在彻底清创止血后直接使用；②对于裂伤较深，则需要在皮下组织严密缝合后使用；③对于渗出多的伤口，容易出汗的部位或关节区域，一般不建议使用；④在伤口完全愈合后拆除，拆除后，建议继续使用减张胶带持续减张；⑤建议通过良好的皮下缝合，将皮肤良好对合后再使用无创皮肤缝合器。

其优缺点如下。①优点：切口处没有缝合线，术后持续减张，且为卡扣设计，张力可调节；相较于皮肤黏合剂，其不直接接触伤口，避免刺激及感染的风险；相较于皮肤黏合胶带，其黏附力更强、贴合更牢固。②缺点：仅可用于表浅或充分皮下缝合后的清洁、整齐的伤口；用于感染及渗出较多的伤口会增加换药难度；用于皮肤松弛部位或者老年人皮肤，收紧时容易出现皮缘内翻，使伤口延期愈合。此外，该类产品除可以替代伤口缝合，也可用于术后伤口愈合期的维持减张，但因费用较高增加了使用成本，舒适性相对于免缝合胶带略差。

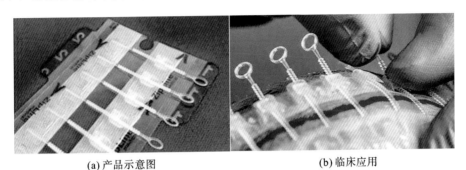

(a) 产品示意图　　　　　　　　　　　(b) 临床应用

图 8-8　医用无创皮肤缝合器

四、医用免缝拉链

医用免缝拉链也称医用免缝皮肤拉链，发明于 20 世纪 90 年代，可以方便快捷地闭合伤口。其构造与上面介绍的无创皮肤缝合器类似，但操作更为简便。某些情况下也可以替代传统皮肤缝合。

医用免缝拉链（图 8-9）包括拉链带和固定带。拉链带包括两条相互啮合的链牙和一个拉链头；固定带的数量为两条，分别与一条链牙连接，两端分别具有一个拉环，正面和/或背面设有用于粘贴皮肤的胶带。使用时，先将拉链打开，固定带分别粘贴在伤口的两侧，然后一手拉住拉环，另一只手缓缓拉动拉链头直至链牙全部闭合。在关闭拉链时，注意观察伤口边缘的合拢情况，避免拉链拉伤伤口。单向单头拉链关闭后，如伤口出血或需观察伤口，打开拉链，暴露伤口，容易引起伤口继发感染。经过改良后的双头拉链结构，可以

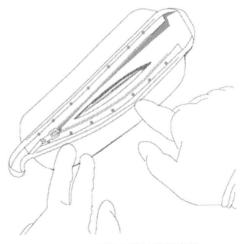

图 8-9　医用免缝拉链示意图

在一个拉链头开启的过程中，另一个拉链头紧跟着关闭，这样对于有渗血、需要观察的区域、需要打开的范围减小，可减少感染的可能性，使用起来更安全、合理、卫生。

使用医用免缝拉链的注意事项：①医用免缝拉链的工作长度应超过伤口长度 2～

4cm；②使用前，用酒精或生理盐水清洗伤口周围的皮肤，便于黏合，不建议涂抹其他药物；③使用时用手轻推伤口两侧，使伤口靠拢，拉开拉链，撕去一边的盖纸，逐渐贴在皮肤上并轻轻按压贴合，要求拉链齿牙边远离创缘 0.5cm；另外一边的贴纸，同样距离创缘 0.5cm 贴合在皮肤上；④拉拢时，一手拉住拉链的拉环，另一手轻轻提起拉头拉拢拉链，以防软组织卡在拉链齿里。应用实例见图 8-10。

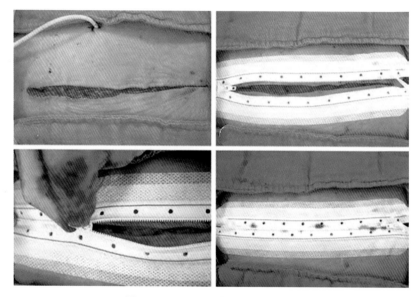

图 8-10　医用免缝拉链应用实例

优缺点如下。①优点：伤口表皮无需缝合，减少了表皮缝合线带来的逆行性感染风险、缝合线排异风险，且术后无需拆线。医用免缝拉链不直接作用于伤口，避免了伤口的刺激、异物反应及额外皮肤损伤。将张力均匀散布于伤口外的表皮，一定程度上可减轻伤口的张力，减轻瘢痕形成。②缺点：医用免缝拉链对适用伤口的选择要求较高，不宜用于弧度超过 20° 的伤口、周边有毛发的部位、自身分泌物品过多的部位（例如阴部）、创缘不整齐甚至缺损的伤口等；因其提供伤口闭合的张力支持有限，对于创伤较深、张力较高的皮肤裂口，单独使用存在伤口裂开的风险，因此建议关闭无效腔、结合皮下减张缝合对合皮缘后使用；医用免缝拉链拉合后无法观察皮缘对合情况，存在皮缘对合不良的可能。对于污染、渗出较多的伤口，检查伤口及换药均较为不便，一旦操作不当有伤口开裂的可能。此外，除了用于伤口闭合，医用免缝拉链也可以用于术后减张，但其费用、操作要求相对较高，并非首选。

五、医用皮肤缝合器(订皮机)

医用皮肤缝合器，俗称订皮机，其结构原理类似于订书机，是将不锈钢钉钉入皮肤达到关闭伤口代替皮肤缝合。医用皮肤缝合器相对于皮肤缝合具有简单、快捷的优点，但术后存在疼痛、瘢痕明显等不足。其在国外应用相对较多，可能和人种、皮肤或其他因素有关，在国内应用较少，仅在烧伤、骨科等少量应用（图8-11）。不推荐骨科关节区域术后的伤口使用。研究显示，使用医用皮肤缝合器术后感染概率高于使用传统缝合线。

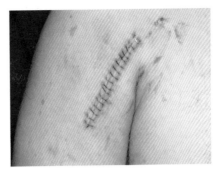

图8-11　医用皮肤缝合器应用实例

一套完整的皮肤缝合器应包括机身、缝合钉和拆除缝合钉的工具三部分（图8-12）。机身包括固定手柄、活动手柄、推钉片、送钉器、支撑板等结构。皮肤缝合器根据装钉的大小和多少有不同的型号，以供选择。

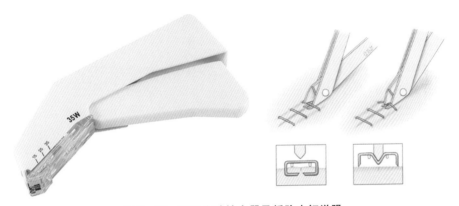

图8-12　医用皮肤缝合器及拆除皮钉说明

医用皮肤缝合器的操作方法非常简单，在皮下缝合结束后，用一只手将伤口两侧的皮缘对拢，另一只手持皮肤缝合器，使订皮钉与伤口垂直，且位于切口正中，按压活动手柄，将缝合钉钉入伤口两侧的皮肤即可。根据缝合钉的大小，每个缝合钉间隔0.3～0.5cm。伤口愈合后，用专用的拆钉器将其拆除，如图8-12所示。

优缺点如下。①优点：使用简单、快捷，缝合后伤口稳固、可靠，抗张力强度大，此外缝合钉采用不锈钢丝，组织反应较小。②缺点：缝合后，过硬的缝合钉可能导致伤口持续不适或疼痛，拆除缝合钉时疼痛感较强，皮肤难以理想对合，术后瘢痕明显、钉孔较大，因此逆行感染风险大，且价格昂贵。这些不足，可能限制了皮肤缝合器的普及。

第二节　新型皮肤缝合材料的实质和临床应用

一、黏附类新型皮肤缝合材料的实质

黏附类新型皮肤缝合材料包括皮肤胶水、免缝胶带、无创皮肤缝合器、医用免缝

拉链等，其作用原理是通过黏附力粘贴切口双侧表皮，再利用外力将黏附在表皮上的介质向中间挤、靠，以达到表皮的对合。

皮肤分为表皮、真皮和皮下脂肪三层，大多数切口不仅离断了表皮，也离断了真皮的全层和脂肪层。真皮层的弹性属性（真皮里含有大量的弹力纤维、胶原纤维及肌成纤维细胞），导致切口两侧的真皮一定会出现向两侧收缩的现象，如果采用粘贴的方式强行将表皮层进行推挤对合，此时对合的往往只有表皮和真皮浅层，而真皮深层以及皮下脂肪层可能会残留无效腔或对合不严（图 8-13、图 8-14）。此时，无效腔里可能出现血肿、积液，从而对切口的愈合产生不良影响，甚至导致伤口裂开、血肿、渗液、继发感染等。

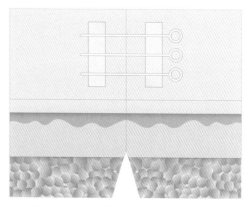

图 8-13 皮肤黏合材料的作用原理

闭合系统——拉链

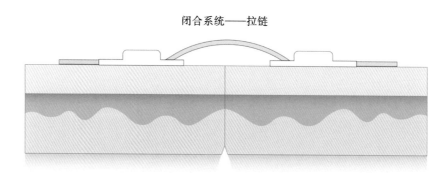

图 8-14 皮肤拉链的作用原理

其次，黏附类产品如免缝胶带、免缝拉链等，均要通过挤压伤口周围正常皮肤去对合伤口，因此，对伤口周围皮肤的弹性、顺应性有一定要求。如皮肤过于菲薄、松弛、弹性不佳，患处活动较大，伤口弧度过大等，均不适用黏附类产品。

此外，黏附类缝合材料一般在伤口愈合后自动脱落或者拆除，当去除黏附类缝合材料后，皮肤对合的外在力就消除了，无法维持持续的减张效果，为了维持减张功能（伤口愈合以后预防瘢痕可使用减张护理），需要更换新的辅料，增加了费用。

因此，使用皮肤黏合材料建议先行皮下组织（包括真皮深层）充分的减张缝合，然后再行使用，这样表皮对位、对合确切，有助于促进伤口愈合，同时保留了皮下缝合的持续减张功能。此外，部分皮肤黏合材料还可作为一种术后瘢痕护理的方法用于术后减张，防止术后瘢痕增生。总之，新型黏附类材料在特定情况下可辅助关闭伤口，起到外缝合的效果，但不能完全替代皮肤缝合尤其是皮下缝合。

二、黏附类新型皮肤缝合材料的临床应用

根据皮肤解剖结构和伤口的深度，黏附类新型缝合材料可按临床应用进行分类，便于临床选择使用。

（一）皮肤未全层离断的浅表皮肤伤口

浅表皮肤裂伤、切割伤等，其皮肤的真皮层未完全裂开，或者虽然皮肤全层裂开，但伤口张力不大，皮肤无明显回缩，伤口皮缘整齐、对合良好，可以直接使用黏附类新型材料闭合。使用方法：彻底清洗、消毒伤口，如有皮缘渗血，建议压迫止血，避免采用结扎或者电凝出血点，选用合适的黏附类材料如皮肤胶水、免缝胶布等，粘贴前用生理盐水清洗碘类消毒剂并擦干皮肤以便紧密粘贴，用手将切口两端向中间推捏至伤口成彻底拉合状态，确保表皮达到精确对合，再利用胶水或者胶带拉合，维持表皮对合的状态。对于创缘不整齐的浅表伤口，需要先行皮缘修整，修整皮缘后不可避免造成伤口变宽和皮缘渗血，此时建议先行皮下减张缝合，再使用皮肤黏附类缝合材料。

（二）全层皮肤伤口（包括常规手术切口）

全层皮肤伤口，包括表皮、真皮和皮下组织的全层裂开，常见的手术切口均为此种类型。此时，皮肤黏合材料需要行充分的皮下减张缝合后使用。由于不同部位皮肤厚度不一，我们将其按真皮层厚度分为两类。

1. 真皮较薄的部位

真皮较薄的部位，如婴幼儿皮肤、面部皮肤等，完成包含真皮的皮下减张缝合，检查皮肤层对合良好后，直接涂抹皮肤胶水或使用免缝胶带即可。婴幼儿、面部真皮薄的部位不推荐用皮肤免缝拉链。

2. 真皮较厚的部位

真皮较厚的部位，如成人的胸腹部、肩背部、大腿等部位，先用包含真皮的皮下减张缝合（心形皮下缝合），缝合后皮肤会形成脊状隆起，由于真皮较厚，两侧真皮皮缘对合面中间存在潜在腔隙，推荐增加一层皮内缝合。一般多采用连续的皮内缝合方式，减少皮内遗留的潜在腔隙，再采用黏附类皮肤胶水、免缝胶带进行对合。如果采用无创皮肤缝合器或免缝拉链，可以不用皮内连续缝合，直接进行拉拢对合。

三、黏附类新型皮肤缝合材料的优缺点

优点：①没有破坏表皮的屏障作用，不需要拆线，不会留下缝合线瘢痕；②皮肤胶水、免缝胶带或免缝拉链能形成隔离外来细菌的屏障，减少换药次数甚至不需要换药；③皮肤胶水在加入杀菌的成分后具备抗菌的功能；④皮肤胶水用后可以接触水；⑤皮肤胶水、免缝胶带、皮肤拉链可以形成利于伤口愈合、上皮化的湿性环境；⑥免

缝胶带、无创皮肤缝合器和皮肤拉链还可以用于伤口愈合后的瘢痕减张护理。

缺点：①黏附类皮肤缝合材料目前主要作为皮外缝合的替代或补充，不能完全替代皮下缝合。②适用范围有限，需要根据伤口情况选择使用，如皮肤松弛、易出汗、活动度大的部位，无法使用黏附类材料；而感染风险高、术后可能渗出较多的伤口，使用新型缝合材料更需谨慎。③由于没有持续的减张，伤口愈合后瘢痕形成的过程中，一旦去除此类新型材料，可能出现增生或变宽。④新型缝合材料相对于传统缝合线价格更高。

四、医用皮肤缝合器(订皮机)的临床应用

订皮机的作用原理等同于单纯间断皮肤缝合，只是缝合线变成了金属性定皮钉。

优点：缝合速度快，金属钉相对于缝合线异物反应较轻。

缺点：①钉合时操作不当可能使伤口对合不佳；②不舒适，金属类的钉皮钉较硬、较粗，顺应性差，钉皮后及拆除时可能疼痛较重；③钉孔较大，破坏表皮的屏障作用，护理不当可能增加逆行感染风险；④需要拆除，如留置时间过长则可能出现针眼瘢痕；⑤价格较高。

一般不推荐使用订皮机，如需使用仅限于已进行帽状腱膜减张缝合后的头皮缝合。因为订皮机缝合可能会造成明显的缝合瘢痕，还增加了伤口感染的风险。有学者通过对临床研究的 Meta 分析后发现，总计 683 例骨科手术病例中，采用订皮机缝合伤口发生感染的风险是普通缝合线缝合的 3.83 倍，尤其在臀部，使用订皮机缝合感染的风险是普通缝合线的 4 倍以上。因此，临床上对订皮机的使用一定要谨慎选择。

本章临床问题焦点

1. 使用皮肤黏合材料建议先行皮下组织(包括真皮深层)充分的减张缝合，然后再行使用，这样表皮对位、对合确切，有助于促进伤口愈合，同时保留了皮下缝合的持续减张功能。

2. 部分皮肤黏合材料还可作为一种术后瘢痕护理的方法用于术后减张，防止术后瘢痕增生。

3. 新型黏附类材料在某些情况下可辅助关闭伤口，起到类似皮肤外缝合的功能，但不能完全替代皮肤缝合尤其是皮下减张缝合。

参考文献

[1] SINGER A J, QUINN J V, CLARK R E, et al. Closure of lacerations and incisions with octyl cyanoacrylate：a multicenter randomized controlled trial[J]. Surgery，2002，131(3)：270-276.

[2] BRUNS T B, WORTHINGTON J M. Using tissue adhesive for wound repair：a practical guide to dermabond[J]. Am Fam Physician，2000，61(5)：1383-1388.

［3］吕进，王和明，姜鹏，等. 皮肤胶水黏合与皮内缝合在甲状腺良性结节手术中应用的随机对照研究
　　［J］. 现代肿瘤医学，2016，24(10)：1540－1542.

［4］吴海东，吴满辉，林小鸿. 组织胶水在急诊皮肤裂伤中的临床应用体会［J］. 中国实用医药，2018，
　　13(32)：43－45.

［5］PETRA J M B，MARLEEN Z，JOHAN B，et al. The chemistry of tissue adhesive materials［J］.
　　Prog Polym Sci，2014，39(7)：1375－1405.

［6］KERRIGAN C L，HOMA K. Evaluation of a New Wound Closure Device for Linear Surgical Inci-
　　sions：3M Steri-Strip S Surgical Skin Closure versus Subcuticular Closure［J］. Plast and Reconstr
　　Surg，2010，125(1)：186－194.

［7］EYBERG C I，PYREK J. A controlled randomized prospective comparative pilot study to evaluate
　　the ease of use of a transparent chlorhexidine gluconate gel dressing versus achlorhexidine gluconate
　　disk in healthy volunteers［J］. J Vasc Access，2008，13(3)：112－117.

［8］HAROLD L L，JAMES M，CARMEL A F，et al. Adhesive Strips Versus Subcuticular Suture for
　　Mediansternotomy Wound Closure［J］. J Card Surg，2011，26(4)：344－347.

［9］吕芳. 3M 免缝胶带在整形外科小儿面部裂伤护理中的应用［J］. 中国医疗美容，2014，4(5)：
　　153－153.

［10］潘博涵，相阳，汤焘，等. 一次性无创皮肤缝合器在增生性瘢痕手术治疗中的作用［J］. 中华损伤
　　与修复杂志(电子版)，2020，15(5)：347－350.

［11］COOPER S M，BLANCHARD C T，SZYCHOWSKI J M，et al. Does Time of Wound Complication af-
　　ter Cesarean Delivery Differ by Type of Skin Closure［J］. Am J Perinatol. 2019，36(9)：981－984.

［12］BASTIAN P J，HAFERKAMP A，ALBERS P，et al. A new form of noninvasive wound closure
　　with a surgical zipper［J］. J Urol，2003，169(5)：1785－1786.

［13］BASTIAN P J，HAFERKAMP A，ALBERS P，et al. Medizip surgical zipper：a new form of non-
　　invasive wound closure with a surgical zipper［J］. Aktuelle Urol，2003，34(6)：398－401.

［14］HASSE F M，RADEMACHER C，BOKEL G. Prospective study of the MEDIZIP surgical zipper
　　in relation to efficacy of skin closure，course of wound healing，and results of the healing process in
　　surgical wounds［J］. Zentralbl Chir，1999，124(3)：210.

［15］SMITH T O，SEXTON D，MANN C，et al. Sutures versus staples for skin closure in orthopedic
　　surgery：meta-analysis［J］. BMJ，2010，16(340)：c1199.

第九章

心形皮下减张缝合技术

前文提到皮肤的缝合方法分为皮外缝合、皮内缝合及皮下缝合。皮外缝合缝线瘢痕明显并且张力维持时间过短，皮内缝合存在缝合线异物反应及减张程度不足的问题，所以外科皮肤缝合的核心与关键是皮下缝合。虽然皮下缝合方法有很多种，但是每种方法都有其优缺点。那么有没有一种缝合方法，同时兼具减张确切、能够精确对合皮缘与创缘、皮肤残留异物少、局部创缘血运影响小等优点，并且可以广泛地应用于全身多个部位，简单易行，并利于推广呢？

我们在总结前人缝合经验的基础之上，结合自身临床实践，提出心形皮下减张缝合技术。本章重点介绍这种心形皮下减张缝合技术（即改良埋没垂直褥式缝合技术）。

第一节 理想缝合技术的相关因素

伤口愈合指皮肤、组织出现离断或缺损后机体修复重建皮肤连续性的过程。皮肤损伤仅限于表皮或真皮的浅层时，损伤程度轻，可以通过上皮再生愈合，不留瘢痕。皮肤伤口深达真皮深层或皮下组织时，伤口的愈合是以纤维结缔组织的形式修复完成，将会产生瘢痕。瘢痕是伤口愈合的过程及产物，伤口愈合的快慢和方式均会影响瘢痕的形成。缝合的目的是为了协助伤口处皮肤对合复位，同时提供减张的功能，促进伤口一期愈合，减少瘢痕形成。

本书第二章中提到了伤口愈合和瘢痕形成的全身及局部因素。影响伤口愈合和瘢痕形成的全身因素是既定的，无法通过外科手术改变；而局部因素，如伤口对合情况、局部血供、创缘异物、伤口张力、感染和炎症等，可通过手术操作和缝合方法改变，改善伤口愈合环境，减少瘢痕形成。

一、对合

伤口良好对合是伤口一期愈合的前提，实现皮缘的解剖对合是理想皮肤缝合的第一要素。伤口各层对合良好，即皮肤、皮下组织、肌肉等逐层对合，尤其是皮肤，一定要做到表皮与表皮对合、真皮与真皮对合（如果一侧的表皮与另一侧的真皮对合，伤口将很难愈合，因为一侧真皮内的血管无法穿透自身的角质层长入到另一侧真皮）。要做到解剖对合并且适度外翻，实现各解剖层次的充分对合，尽可能确保两侧厚度一致。

单纯间断缝合很难做到皮肤外翻，垂直褥式（外翻）缝合方法虽然可以较好地使皮肤外翻，但是传统的垂直褥式外翻缝合因缝合线的切割损伤容易在皮肤表面产生缝线瘢痕，并且难以实现表皮的精确对合。

二、减张

伤口张力是影响伤口愈合和瘢痕形成的重要因素之一。伤口张力除包括真皮内弹力纤维等断裂产生的固有张力外，还包括皮肤存在缺损的情况下，拉拢皮肤产生的即时张力，以及缝合后伤口周围肌肉运动产生的远期张力。理想皮肤缝合的核心要素是抵抗伤口张力，不仅抵抗缝合当时的固有张力和即时关闭伤口的张力，还要能够抵抗远期张力。

张力对瘢痕的影响已通过动物实验和临床观察得到证实。在大鼠动物模型上，通过皮肤牵张器可以模拟出类似人类的增生性瘢痕。临床上，胸部、肩背部等真皮层较厚的部位固有张力大，缝合后肌肉运动产生的远期张力也大，所以即使不伴有皮肤缺损，直接切开后缝合的伤口在这些部位也容易出现瘢痕增生。皮肤伤口处持续存在的张力可以促进血管再生、神经纤维增生、细胞增殖和胶原合成，从而导致瘢痕形成（图 9-1）。

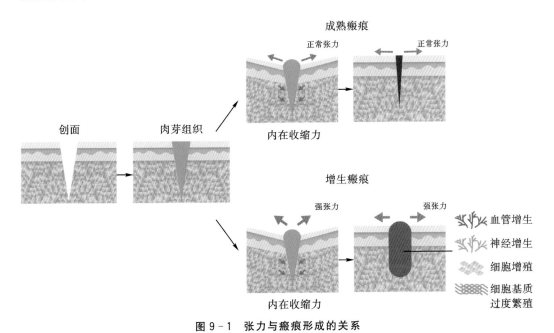

图 9-1　张力与瘢痕形成的关系

张力是伤口的天然属性，正常的皮肤由于真皮内弹力纤维、胶原纤维以及肌成纤维细胞的存在（在不同年龄阶段这些成分的数量存在差异），皮肤保持明显的弹性。伤口形成后，由于离断了真皮，真皮内弹力纤维、胶原纤维发生自然收缩，以及伤口两侧真皮内肌成纤维细胞的收缩，导致皮肤张力失去平衡，所以常见的伤口总是呈现出向两侧裂开的形状，而且伤口两侧真皮收缩产生的张力是持续存在的。伤口愈合过程分为炎症期、增生期以及塑形期。早期伤口内主要由肉芽组织填充（除了填充、保护深部组织的功能外，肉芽组织也有收缩伤口的功能）。由于肉芽组织含水量高、纤维成分少，所以抵抗伤口两侧真皮收缩产生张力的能力较弱。到了增生期及塑形期，伤口内肉芽组织逐渐被纤维结缔组织替代，组织内含水量越来越少，纤维成分相对增多，抵抗两侧真皮张力的能力逐渐加强，直至塑形期彻底完成，瘢痕变得稳定，即使在张力的作用下瘢痕也不再变宽。

减张是皮肤缝合的基本要求。皮下缝合完成后，各个线圈赋予的减张作用能够持续抵抗伤口两侧真皮收缩产生的张力。皮下缝合时，线圈存在的时间相对较长，能够维持较长时间的减张效果，而对于外缝合来讲，缝合线长期滞留会在表皮产生缝线瘢痕，所以缝合线需要尽早拆除。缝合线存在时外缝合减张效果存在，缝合线拆除后外缝合减张效果消失。正如前面第七章第一节中提到理想伤口缝合后的状态是达到负张力状态，提前储存张力"利息"来抵抗肌肉运动等产生的远期张力，在伤口改建过程中逐渐偿还，最后达到平衡状态。正如我们时常给患者解释："如果缝完了伤口是隆起来的（负张力状态），时间长了，伤口就变平了；如果缝完了是平的，时间长了就变宽了，瘢痕隆起来了。"（如图 9 - 2）。

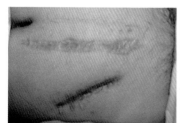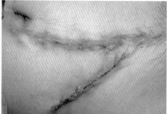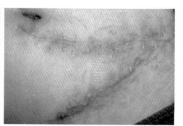

(a) 术前，腹部手术后凹陷性瘢痕　　(b) 瘢痕切除心形皮下缝合术后即刻，可见伤口局部隆起　　(c) 术后3个月，可见伤口隆起逐渐变平

图 9-2　皮下缝合后负张力状态（随时间后移变平，瘢痕不明显）

三、缝合线材料的选择

常见的外科缝合线分为可吸收缝合线和不可吸收缝合线，依据每种缝合线的材质和吸收时间又可分为不同的种类（具体参考本书第四章）。可吸收缝合线分为快吸收缝合线（快薇乔、RPGA）、普通吸收缝合线（薇乔、PGA）以及长吸收缝合线（PDS 或 PDO）。使用不同的可吸收缝合线缝完皮下后，线圈维持张力的时间是不一样的。在皮下减张缝合时，结合人体各部位伤口固有张力不一样的特点以及皮肤组织缺损面积不同时即时张力存在较大差异等原因，究竟是采用不可吸收缝合线还是可吸收缝合线，临床上目前仅有部分经验性推荐（详见第四章）。随着材料学的发展，如何科学地选择缝合线还需要进一步的临床研究和长期随访观察。

四、缝合对伤口血运的影响

伤口周围良好的局部血液循环为组织再生提供充足的氧气和营养物质，同时带走代谢废物和毒素，减轻局部炎症反应。当伤口周围组织血供不足，组织缺氧后出现细胞代谢障碍，影响伤口愈合，继而导致伤口愈合不良。局部血供不足严重时会导致组织缺氧加重，伤口组织发生变性坏死等，而这些变性坏死的组织需要机体通过募集炎性细胞吞噬清除，所以势必会增加伤口愈合过程的炎症反应，愈合后形成的瘢痕也更为明显。

目前，所有的外缝合都会不同程度地影响到伤口血供，尤其是常见的垂直褥式和水平褥式缝合，后者更是一种绞窄性的缝合，线圈对于伤口血供的影响更严重；连续缝合对伤口血供的影响较间断缝合大；张力过大时，缝合过紧会明显影响伤口血供，张力过大而缝合包含的组织较少时，线圈内包含的组织可能被"勒死"，从而影响愈合。

理想的缝合应不影响或者尽可能小地影响伤口局部血供，缝合过密、皮肤张力过大、缝合线包绕组织过少等均可影响伤口局部血供；另一个易被忽视的影响血运的因素是伤口局部的炎症。由于常见的外缝合穿透表皮，破坏了表皮的屏障功能，细菌会顺着缝合线（尤其是编织丝线）进入真皮，导致局部炎症反应加重，当外侧的血流通过炎症区域时，效率会降低，创缘血运会受到影响。

五、减轻伤口炎症

炎症也是影响伤口愈合和瘢痕的重要因素。炎症与伤口愈合和瘢痕形成的关系已被广泛证实。伤口愈合后，瘢痕可分为正常生理性瘢痕和病理性瘢痕，病理性瘢痕又分为增生性瘢痕和瘢痕疙瘩。通过研究伤口不同恢复期血液标本中炎性反应指标发现，增生性瘢痕组织中多种炎症指标明显偏高。伤口局部炎性细胞浸润、炎性因子增加，会出现局部肉芽肿生长，使伤口延期愈合和瘢痕增生。伤口感染和伤口内异物是造成炎症反应的主要原因，预防措施包括术中无菌操作、彻底清创、术后使用抗菌药物、伤口换药等。

除此之外，缝合线导致的异物反应也与伤口的炎症反应相关。外科皮肤缝合尤其是皮下缝合，伤口内存在缝合线异物是不可避免的。研究发现缝合线在体内会激活机体的异物排斥反应，轻者可能仅为缝合线造成的异物反应，引起局部促炎因子增加，重者可能造成伤口感染。伤口缝合后会出现缝合线相关假性感染（suture-related pseudo infection，SRPI）和肉芽肿形成。弱生物反应的缝合线是目前研究的一个热点。此外，大量研究集中于缝合线上涂抹抑制炎症的药物和伤口局部使用抑制炎症反应的纳米粒子帮助伤口愈合并减轻瘢痕形成。除了对缝合线进行改进，对于缝合方法的改良以减少伤口处尤其是伤口真皮内的缝合线数量也至关重要。

皮下减张的持续时间应该从伤口缝合后即刻起直至瘢痕重塑期结束，大概要持续六个月以上（最保守的估计）。埋没垂直褥式缝合和折返埋没缝合都是较理想的皮下减张缝合方式，但都有其不足。我们通过改良埋没垂直褥式缝合，结合皮下组织的楔形切除，精确定位真皮层进针、出针位置，提出了改良埋没垂直褥式皮下缝合技术，即心形皮下缝合技术，该技术具有精确皮肤对合、充分皮下减张、真皮内缝合线存留少以及对伤口血运影响小等多方面的优点。

综上所述，理想的缝合技术应该做到组织的精准对位和充分减张，伤口皮肤无张力对合且适度外翻，伤口处皮肤内无缝合线，并且便于快捷操作和术后护理，最终使伤口达到无瘢痕一期愈合。理想的缝合技术尚不存在，但通过对现有的缝合技术和材料的改进，可以最大程度接近理想缝合的效果。在埋没垂直褥式缝合基础上，改良的心形皮下缝合就是目前最接近这种理想缝合技术的方法。

第二节　心形皮下缝合技术

心形皮下缝合技术是我们根据理想缝合的要求，在总结前人缝合方法、借鉴埋没垂直褥式缝合的基础上提出的现阶段最理想的皮肤缝合技术之一，该技术可用于缝合除眼睑、阴囊、黏膜之外的几乎全身所有部位的皮肤。下面我们将详细讲解心形皮下缝合技术的要点。

一、顺皮纹切开

本书第一章提到人体皮肤的纹和线，在切开皮肤时按照人体皮纹线切开，切断的弹力纤维及胶原纤维的量最少（图9-3），这样可以减少皮肤缝合时的张力。皮纹线主要为朗格氏线和松弛皮肤张力线。

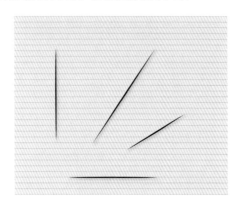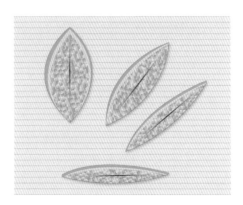

图9-3　沿着皮纹线不同方向切开皮肤所产生的切口张力不同

二、皮下组织楔形切除

切开皮肤及皮下脂肪后，由于真皮内含有大量胶原纤维、弹性纤维及肌成纤维细胞，皮肤会由于真皮内的胶原回缩及肌成纤维细胞的收缩而收缩，而皮下组织内弹力纤维、胶原纤维以及肌成纤维细胞的数量少，基本不回缩。因此，切开的皮肤和皮下组织切口从截面上看呈倒梯形，上底宽、下底窄。在缝合皮下组织时，皮下脂肪会影响皮肤的对合，皮肤切口由于皮下脂肪的占位效应无法良好对合并外翻。为使切口皮肤更好地对合并外翻，可以在切开皮肤时，将切口两侧的部分真皮及脂肪组织楔形切除一部分，使切口截面成为正梯形，这样在皮下缝合时就可以更好地实现皮肤的对合和外翻(图 9 - 4)。

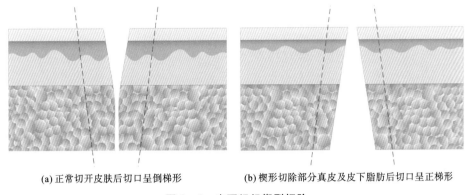

(a) 正常切开皮肤后切口呈倒梯形　　　　(b) 楔形切除部分真皮及皮下脂肪后切口呈正梯形

图 9 - 4　皮下组织楔型切除

三、皮下潜行分离

对于张力较大的皮肤切口、缝合有一定困难时，可以在切口两侧的皮下组织潜行剥离，达到减张并便于缝合的目的(图 9 - 5)。皮下剥离一般在深筋膜表面进行，如果皮下脂肪层非常厚，如腹部，也可以在深、浅两层脂肪之间进行。皮下剥离的距离根据切口张力的大小而定，对于无皮肤缺损的切口，向两侧分离 0.5～2cm 即可，主要起到方便进出针的作用，以及达到缝合后皮肤更容易外翻和更好的减张效果。如果张力大或伴有皮肤缺损，则可剥离 3～4cm 甚至更远距离，这类似于在伤口两侧做了推进皮瓣。如缺损太大，直接缝合有困难时，则需要进行皮瓣转移来修复(详见第三章整形外科常用的局部皮瓣)。

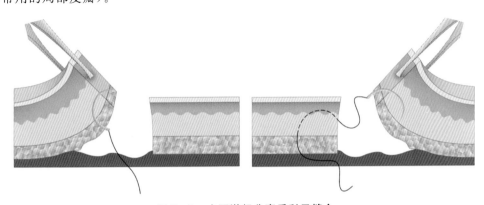

图 9 - 5　皮下潜行分离后利于缝合

四、心形皮下缝合

缝合方法：①缝合时用镊子(或单齿钩，当使用血管钳时，注意不是用力夹持真皮组织，而是轻轻地扶住，避免损伤真皮和表皮)轻捏伤口一侧组织并向前上方牵拉，然后从皮下脂肪深层进针(a 点)，进针点一般距离伤口侧缘 0.5～1cm；②缝针在皮下脂肪中顺着缝针的弧度经 b 点进入真皮层，b 点距离伤口侧缘一般为 1～2cm，对于张力过大伤口，则可使用较粗针线，b 点至切口侧缘可达 2～3cm。缝针经过 b 点后，随即将缝针在真皮内回转 180°。这个过程中针尖距离表皮越来越浅到达 c 点(c 点是整个走针轨迹离表皮最近的一个点，注意不要穿透真皮进入表皮)，之后逐渐向切口方向行进，越来越深，直至 d 点(d 点在切口位置真皮与皮下脂肪交界处)，然后将缝针从 d 点穿出；③从与 d 点对应的另一侧真皮与皮下脂肪交界处 d′点进针，缝针从真皮深层向真皮浅层潜行，走针轨迹越来越浅到达 c′点，然后顺势将针回转向皮下组织刺入，针尖经 b′点进入皮下组织，b′点距离伤口侧缘距离与 b 点相同，为 1～2cm，此后将针从深面脂肪层穿出，注意二次进针和出针点的位置、层次与对侧的出针和进针点分别对应，这样切口两侧的走针轨迹像一个完全对称的镜像；④收紧缝合线打结，线结埋至皮下脂肪深层，打结后伤口两侧皮肤向上隆起(图 9-6)。

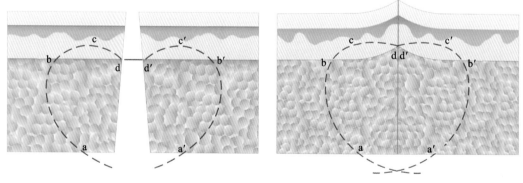

图 9-6 心形皮下缝合的进针轨迹

五、心形皮下缝合的缝合线选择

根据我们的经验，快吸收缝合线主要用于黏膜无组织缺损伤口的缝合(包括口腔、鼻腔、阴道等黏膜的缝合)；普通的可吸收缝合线(薇乔或 PGA 等)则主要用于张力不大的伤口，如面部、颈部或者四肢、躯干等原位切开的伤口(不伴有组织缺损)；而那些伴有组织缺损的伤口(如伴有表皮及真皮缺损的体表肿物切除，如黑痣、皮脂腺痣等及瘢痕切除缝合)，张力比较大，此时，选择可吸收缝合线缝合皮下时，最好选择长吸收缝合线(如 PDS 或 PDO)；当伤口的张力特别大时(比如全厚皮、皮瓣切取后遗留的供区缺损，将特别大的体表肿物切除后残留巨大的伤口等），推荐使用不可吸收缝合线（丝线、聚丙烯线或聚酯线等），此时最好严格按照心形皮下缝合法进行，否则不可吸收缝合线在真皮里穿出再穿入，会遗留异物在伤口对合缘真皮内。另外要根据缝合部位和伤口张力的大小选择缝合线的型号，见表9-1。建议选择编织可吸收缝合线，单股缝线也可使用，但需要打更多的结。

表 9-1　不同部位缝合的缝合线选择

部位	型号
面颈部	4-0、5-0 或 6-0 可吸收缝合线
头皮、躯干及四肢	3-0 或 4-0 可吸收缝合线
胸壁、肩背及肥胖患者的腹部	0 号、1-0、2-0 可吸收缝合线

六、心形皮下缝合的注意事项

注意事项：①切口两侧进针和出针位置应位于同一水平上；②缝合时最好使用镊子轻持牵拉皮肤（不是用皮镊夹持，而是轻轻扶持，保护组织的同时协助操作；当然有时也用血管钳进行辅助，但是，一定要注意保护组织）；③缝合时，充分利用手腕的旋转；④在缝合对侧伤口时，可将缝针翻转180°利于进针；⑤缝针在切口两侧真皮内走行的距离应该相等，均位于真皮内，不能进入表皮，防止缝合线外露及皮肤凹陷，对于躯干部位，小的凹陷一般会自行消失，但在面部，尽量不要出现表皮凹陷；⑥缝合时两侧包绕的皮下组织应尽可能多，一般来说所包绕的皮下组织以缝针所能包绕的最多皮下组织为限，切口张力越大，皮下脂肪越厚，则需要更大的缝针；⑦由于横向穿过的真皮的路径更长，所以针的穿透力需要足够强，最好选用更为尖锐的缝针，尤其是角针，最好的是反向三角针（P针）；⑧打结时线结要埋没于深层的皮下组织中，打结时可将线的两头顺切口方向单向收紧拉拢，使切口两侧的组织更好地对合，一般建议打3或4个结（单股缝合线则打5或6个结）；⑨皮下缝合结束后，切口两侧皮肤应紧密对合，皮肤向上明显隆起，用镊子翻开切口两侧皮肤时，切口两侧真皮内看不见缝合线（图9-7、图9-8）；⑩对于部分皮下脂肪非常厚的患者、缝针无法全层缝合者，可将脂肪分层缝合，先缝合深层脂肪，再采用心形皮下缝合技术缝合浅层脂肪；对于无皮下脂肪部位，如手背、足背皮肤，采用类似于前面讲到的折返埋没缝合技术。

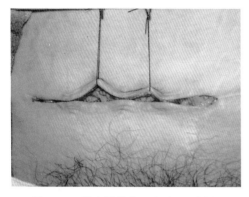

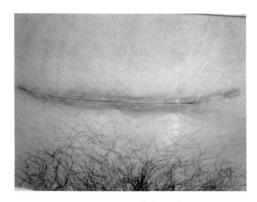

图 9-7　用牵引线牵开皮肤，可见心
形皮下缝合位置，真皮内无缝合线

图 9-8　心形皮下缝合结束可见切
口两侧皮肤紧密对合并稍稍隆起

七、心形皮下缝合后隆起皮肤变平的时间

心形皮下缝合后，皮肤会向上明显隆起，那么什么时候会变平呢？变平的时间和伤口部位（是否是关节活动部位）、缝合后隆起的程度（隆起越明显，变平越慢；隆起越不明显，变平越快）、张力大小（张力越大，隆起消失越快）、缝合线粗细（缝合线粗，能吃力，变平慢；缝合线细，切割明显，变平快；用编织线的变平慢，用单股线的变平快）以及缝合线的类型（可吸收缝合线，吸收时间越短，变平越快；吸收时间越长，变平越慢；不可吸收缝合线则最慢）密切相关。根据临床经验，皮肤变平展的时间若不考虑其他因素，单纯就所使用的缝合线而言，普通的可吸收缝合线（薇乔或 PGA）为 1个月左右，长吸收缝合线（PDS 或 PDO）为 2 个月，如果是不可吸收缝合线（丝线或爱惜邦等）则需 3 个月或更长时间。

八、心形皮下缝合的优、缺点

优点：①对合好，心形皮下缝合精确定位了创缘的出针点（d 点）及对侧进针点（d′点），皮肤各层可以达到最为精确的对位；②减张好，由于两侧携带更多的真皮量，缝合线承受的力量施加到组织时更为分散，所以心形皮下缝合相对其他缝合方法，可以做到更好的皮下减张，并且缝合后可以提供不同程度的皮肤外翻隆起，缝合后皮肤对合处为负张力，这种负张力所预存的"抗张力能量"可以持续到伤口愈合后一段时间，有效减少两侧真皮收缩张力造成的瘢痕变宽和增生；③伤口两侧对合缘真皮内无缝合线，减少了因缝合线异物造成的炎症反应，减轻愈合后瘢痕的形成；④心形皮下缝合时，缝针向外侧走针范围大幅度增加（皮下走针边距），缝合线所包绕的真皮组织更多，减张效果更加可靠，此时，张力转移到皮下和伤口远处真皮，减少了伤口切缘皮肤缺血的风险；⑤心形皮下缝合技术一经掌握，操作时间与其他的皮下缝合方式一样，并不会增加工作量。

缺点：①心形皮下缝合操作相对较复杂，但相较其他更复杂的皮下缝合技术而言，还是简单易学的，对于初学者，需要一段时间练习才能熟练掌握；②对于皮肤尤其是真皮薄的部位，心形皮下缝合容易造成表皮凹陷甚至穿透表皮，实施时稍有难度，但可通过选择使用更细的缝合线及更小的缝针来实现。

第三节　心形皮下缝合后皮肤缝合

心形皮下缝合虽属于一种皮下减张缝合，但其缝合后伤口皮缘已经达到了很好的外翻及对合，下面所讲的缝合均是建立在完成心形皮下缝合之后的补充。

对于不规则的伤口，经过心形皮下缝合后，其对合和减张均已完成。此时，为了更进一步协助表皮的对合，往往需要进行间断外缝合；对于规则的直线伤口，真皮较薄的部位可以不缝合，此时，直接使用外用皮肤黏合胶水、拉力胶等就可以对合表皮；若有时因伤口两侧真皮厚度有差异，心形皮下缝合后皮缘对合不是十分理想，并且切缘部位真皮渗血可能影响到伤口愈合，我们会采用间断缝合、连续缝合或连续外缝合等方法对合皮肤。

一、单纯间断缝合

心形皮下缝合后，单纯间断缝合是最常用的外缝合方法之一，尤其在头面部、四肢远端等部位。此时的间断缝合是在伤口已实现良好对合且完全无张力的条件下进行的（图9-9）。这与传统的单纯间断缝合有一定区别，体现在缝合线的选择、进针的边距与术后的处理方面。首先，不论原本伤口的张力有多大，皮下缝合后皮肤对合完毕，直接选择5-0/6-0甚至更细的单股不可吸收缝合线进行皮肤缝合，如尼龙线或者聚丙烯线，尽可能减少缝合线对组织的损伤；其次，缝合时针距和边距较普通单纯间断缝合小，尤其是边距，即进针点到切缘的距离一般为1～2mm，不过同样需要垂直进针，不一定需要缝透皮肤全层；最后，因为是无张力缝合，5～7天即可拆线。在临床实践中发现，即便在胸腹、四

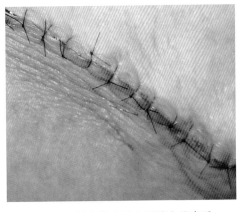

图9-9　侧胸部心形皮下缝合结束后，采用6-0尼龙线单纯间断缝合皮肤

肢等张力大的部位，对于皮下充分减张的伤口，术后第5天拆除皮肤缝合线也不会导致伤口裂开，早期拆线可以消除缝合线产生的"蜈蚣脚"样缝线瘢痕。对于较长的直线型伤口，除单纯间断缝合外，我们也可以选用单股不吸收缝合线进行连续的外缝合，缝合线的型号及拆线时间参照间断缝合。

在临床上，很多时候伤口两侧真皮往往较厚，由于实施心形皮下缝合时，双侧的出针点（d 点）及进针点（d′点）都很深（位于真皮及皮下脂肪的交界点），所以完成心形皮下缝合后，皮肤的对合并不牢靠、紧密，组织液或血液可能会存留在伤口腔隙中（导致后期愈合后瘢痕增加），为了减少真皮潜在腔隙的存在，对于不规则伤口，推荐使用间断缝合直接进行外缝合。

二、皮内连续缝合

对于直线型伤口，推荐使用皮内连续缝合，尤其对于颈部、胸腹部、四肢近端等部位，首选皮内连续缝合。皮内连续缝合方法详见第六章。皮内连续缝合由于缝合速度快，不用打结，术后不用拆线，简单快捷，不留线痕，在临床上被广泛使用。皮内连续缝合推荐使用合成的可吸收缝合线（如单股的单乔缝合线或可吸收倒刺线等，倒刺线相对更佳，不用打结，术后也不用拆线，且可维持均匀的张力）或者不可吸收缝合线（如单股的聚丙烯缝合线、尼龙线或单股金属缝合线）进行连续皮内缝合，不可吸收缝合线可以在 7 天左右抽出。由于连续皮内缝合进一步对表皮进行了精确对合，可以不再进行间断外缝合，直接使用皮肤胶水、免缝拉链或者拉力胶进行黏合。皮内连续缝合根据缝合部位皮肤厚度选用 4 - 0 或 5 - 0 可吸收缝合线（图 9 - 10）。皮内缝合的缺点是伤口处真皮内存有缝合线异物，可能造成缝合线异物反应，产生瘢痕，尤其是对于部分对缝合线过敏者。

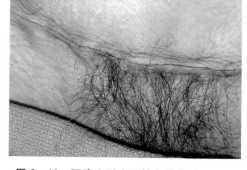

图 9 - 10 下腹心形皮下缝合结束后，采用 4 - 0 单股可吸收缝合线皮内连续缝合皮肤

三、皮肤黏合剂

皮肤的缝合除采用单纯间断缝合或者皮内连续缝合外，在完成心形皮下缝合或皮内连续缝合后，对直线型伤口，还可使用皮肤黏合剂进行黏合（已在第八章详细讲解）。皮肤黏合剂建议用在清洁伤口、渗出少及非关节部位的伤口，尤其适用于面部（图 9 - 11）。

皮肤黏合剂使用注意事项：要保证创缘的充分对合，轻轻把胶涂刷在表面，以免黏合剂渗入伤口内影响伤口愈合；涂完后使创缘继续对合 30 秒以上，释放前应继

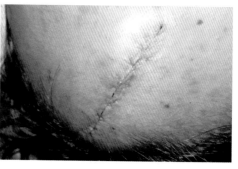

图 9 - 11 额部心形皮下缝合结束后，采用皮肤黏合剂黏合皮肤

续在伤口边缘扩大范围涂抹以增加愈合强度；如果在四肢或躯干张力较高的区域，应加强固定、制动，以免过早脱落。

四、皮肤免缝胶带

皮肤免缝胶带亦称皮肤减张胶带或拉力胶带，也可用于心形皮下缝合后的皮肤对合。皮肤免缝胶带的使用需要垂直于切口，每条胶带之间间隔一段距离。皮肤免缝胶带建议用于渗出少、相对固定的位置，不建议用于关节、颈部等活动部位。免缝胶带使用后，如果渗出多、胶带黏合不牢，需要及时更换。此外，免缝胶带也可用于皮肤缝合后的辅助减张。辅助减张可持续用到伤口愈合后 1～3 个月，以减少术后伤口张力。

本章临床问题焦点

1. 理想的皮肤伤口缝合应同时兼具减张确切、能够精确对合皮缘、创缘皮肤残留异物少、对局部创缘血运影响小等优点，并且可以广泛地应用于全身多个部位，简单易行，利于推广。

2. 心形皮下缝合技术是我们根据理想缝合的要求，在总结前人缝合方法，借鉴埋没垂直褥式缝合的基础上提出的现阶段最理想的皮肤缝合技术之一。

3. 顺皮纹切开，创缘楔形切除，皮下潜行分离，采用改良的埋没垂直褥式缝合技术，加上合适的缝合材料，是心形皮下缝合技术的关键。

参考文献

[1] OGAWA R. Mechanobiology of scarring[J]. Wound Repair Regen, 2011, 19 Suppl 1：s2 - 9.

[2] I CORREIA-SÁ, P SERR? O, M MARQUES, et al. Hypertrophic scars：are vitamins and inflammatory biomarkers related with the pathophysiology of wound healing[J]. Obes Surg, 2017, 27 (12)：3170 - 3178.

[3] SAYEGH S, et al. Suture granuloma mimicking infection following total hip arthroplasty. A report of three cases[J]. J Bone Joint Surg Am, 2003, 85(10)：2006 - 2009.

[4] PIERANNUNZII L, et al. Suture-related pseudoinfection after total hip arthroplasty[J]. J Orthop Traumatol, 2015, 16(1)：59 - 65.

[5] 王炜. 整形外科学[M]. 杭州：浙江科学技术出版社, 1999.

[6] 艾玉峰, 柳大烈. 美容外科学[M]. 北京：科学出版社, 1999.

[7] ZITELLI J A, MOY R L. Buried vertical mattress suture[J]. J Dermatol Surg Oncol, 1989, 15 (1)：17 - 19.

[8] SADICK N S, D'AMELIO D L, WEINSTEIN C. The modified buried vertical mattress suture：a new technique to buried absorbable wound closure associated with excellent cosmetics or wounds under tension[J]. J Dermatol Surg Oncol, 1994, 20(11)：735 - 739.

[9] ZHANG X, DIAO J, GUO S, et al. Wedge-shaped excision and modified vertical mattress suture fully buried in a multilayered and tensioned wound closure[J]. Aesthet Plast Surg, 2009, 33(3)：

457 - 460.

[10] KANTOR J. The percutaneous set-back dermal suture[J]. J Am Acad Dermatol, 2015, 72(2): e61 - 62.

[11] LIU Z, HE L, SHU M G, et al. Modified buried vertical mattress suture versus buried intradermal suture: a prospective split-scar study[J]. Dermatologic Surgery, 2020, publish ahead of print.

[12] 刁建升, 张曦, 郭树忠, 等. 应用改良垂直褥式埋没缝合技术闭合张力性伤口二例[J]. 中华整形外科杂志, 2010, 26(1): 68 - 69.

[13] OGAWA R. Mechanobiology of scarring[J]. Wound Repair Regen, 2011, 19 Suppl 1: s2 - 9.

第十章

伤口张力及减张技术在伤口缝合中的应用

在第二章中，我们讨论了张力对瘢痕形成的影响，瘢痕形成与局部伤口张力密切相关，高张力部位易产生增生性瘢痕。人体各部位的皮肤张力不同，一般来说，前胸、肩背等部位的皮肤张力较高，面颈部皮肤张力较低。皮肤一旦全层裂开，即使没有皮肤缺损，所形成的伤口也是有张力的。因此，对于所有类型的伤口，无论有无皮肤软组织缺损，均需进行伤口减张。

第一节　伤口的张力

我们不难理解，对于有组织缺损的伤口，缺损越大，张力越大。但是，大多数手术切口并不存在组织缺损，那么这些伤口是否存在张力呢？

临床工作中不难发现，皮肤切开后，即使没有皮肤组织缺损，切口的皮肤也会有一定程度的回缩，并形成一定宽度的伤口，此时将皮肤拉拢，对合伤口需要克服一定的张力。不同部位的伤口张力不同，总体而言，伤口张力随局部真皮组织厚度和局部皮下肌肉收缩/牵拉力度增加而增加。

皮肤真皮内含有大量的弹力纤维（elastic fiber，EF）、胶原纤维（collagen fiber，CF）及肌成纤维细胞（myofibroblast，MFB）。伤口形成后，两侧的 EF、CF 以及 MFB 收缩形成远离伤口方向的张力，而皮下脂肪层中 EF、CF 及 MFB 的含量少。这就致使伤口在剖面上形成上面宽、下面窄的倒梯形（图 10-1）。由此可见，即使没有组织缺损，常规的手术切口也存在张力。理论而言，皮肤切开即有张力产生，只是张力大小因部位不同而异，如前胸、肩胛区、耻骨上等真皮组织厚的部位张力更大，术后出现增生性瘢痕的可能性更大。

此外，局部机械力（皮下肌肉牵伸/收缩）也是造成伤口张力和瘢痕增生的重要因素之一。瘢痕疙瘩或增生性瘢痕通常具有明显的位点

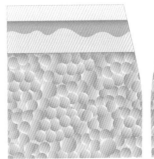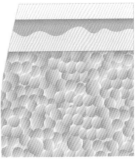

图 10-1　正常的皮肤切口呈上宽下窄的倒梯形

特异性形状，如典型的蝴蝶、蟹爪、哑铃等形状。通过有限元可视化分析可发现，瘢痕疙瘩的生长在很大程度上取决于伤口周围皮肤的张力方向。例如，胸大肌的收缩方向决定了前胸壁的张力方向为水平向，因此，胸壁上的瘢痕疙瘩长轴多呈水平方向。除此之外，瘢痕在易受张力部位（如前胸部和肩胛骨处）出现概率较大，而较少发生于罕见拉伸/收缩的部位（如前臂区域或小腿），在无外界干预的情况下，肘关节处的瘢痕增生较其他部位（前臂）更为明显（图 10-2）。

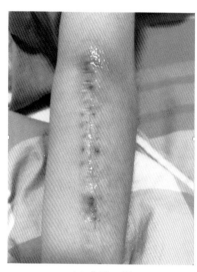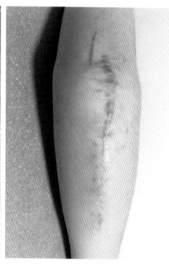

(a) 术后一周   (b) 术后半年

图 10-2　上肢切口瘢痕（肘关节部位瘢痕增生较前臂更为明显）

伤口部位张力存在的时间有多长呢？真皮内弹力纤维/胶原纤维收缩所产生的张力和局部机械张力均是持续存在的，即便在伤口愈合后仍持续存在。新鲜愈合组织所能承受的张力不足正常未受损伤组织的 50%，且根据经典的伤口愈合实验结果显示，伤口完全愈合后所能达到的抗张力程度最高约为正常未受损组织的 80%。瘢痕经过炎症期、增生期、塑形期之后到达成熟期，而在这一漫长的瘢痕成熟过程中，张力持续存在。因此，在瘢痕成熟整个过程中需要做到伤口的持续减张。

减张的方法包括缝合前减张、缝合中减张和缝合后减张，其中缝合中减张（即减张缝合）是最常用的，也是确切有效的。传统的外科缝合（即无皮下减张的全层皮肤缝合）需要拆除缝合线，但多种情况下难以实现术后 7 天内拆线，超过 7 天的缝合线会造成后期残留缝线瘢痕。不仅如此，拆线时切口所形成的瘢痕尚处于增生期、塑形期，并未成熟，而拆除缝合线将置该瘢痕于伤口两侧持续存在的张力中，可能诱发瘢痕增生和加宽。因此对于几乎所有的切口，为避免张力因素所致的瘢痕反应，需进行持久且有效的皮下（皮内）减张缝合。除了减张缝合外，缝合后需进一步综合应用多种皮外减张方法。目前可供选择的减张缝合方法众多，应如何选择，这值得我们进一步探讨。

第二节　缝合前减张

提起减张，首先印入脑海的多是减张缝合。其实对于缺损范围大、伤口张力过大、一期关闭困难的部位，我们可以在缝合前通过一些措施和操作，获得多余松弛的皮肤，使伤口得以在无张力或低张力条件下缝合，即为缝合前减张。缝合前减张主要用于闭合皮肤有缺损、一期缝合困难的伤口，还可用于减张缝合可能造成器官组织牵拉移位变形部位的伤口，尤其是头面部。

最为简单的缝合前减张方法为术前皮肤夹捏法。该方法可使局部皮肤变得松弛，减少缝合时的张力。例如皮肤上有一病损（黑色素痣、瘢痕等）需要切除，可以于术前数月开始，用手反复夹捏、牵拉该部位的皮肤，使该部位的皮肤变得松弛，减少病损切除后皮肤缝合的张力。但该方法耗时长，效果不确切，临床上很少使用。另一类缝合前皮肤减张技术是皮下广泛剥离：将伤口两侧皮瓣从深部（深筋膜表面或者脂肪层中间）进行剥离，离断皮肤与深层结构之间的韧带结构，是临床上最为常见的缝合前减张。下面介绍几种常用的术前减张方法。

一、分次切除术

分次切除术是一种典型的缝合前减张技术，主要用于皮肤良性病变的切除。对于较大病损，由于一次性切除后难以直接缝合或直接缝合会造成邻近器官牵拉变形，多采取分次切除的办法（图 10-3）。分次切除一般分 2 次或 3 次切除，不建议 3 次以上的分次切除，每次切除应间隔半年以上。分次切除前需要预判经过 2 次或 3 次切除能否完全切除病损，如果不能，则需考虑其他手术方法。分次切除的基本原理是，第一次切除后，在有张力的情况下，利用皮肤的弹性拉长、蠕变及周围组织变形等机制完成缝合；后续因局部张力的存在，可诱发皮肤生物性生长，创缘处张力因新增加的皮肤量而逐渐减小，为半年或一年后顺利完成第二次切除缝合创造良好条件。

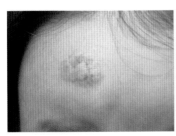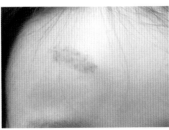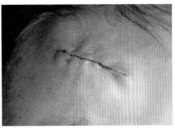

(a) 术前 　　　　　　　　(b) 一次切除术后 　　　　　　　　(c) 二次完全切除

图 10-3　额部色素痣分次切除

二、皮肤牵张术

皮肤牵张术是利用皮肤牵张装置牵拉伤口两侧的皮肤，利用皮肤的延展性、蠕变及周围组织的移位获得多余的皮肤，从而关闭伤口。该方法用于缺损较大、采用减张缝合技术无法关闭的伤口，在骨科、烧伤整形科应用较多。

目前临床常用的皮肤牵张器产品较多，主要分为两大类：一种为有创皮肤牵张器，其代表为拉杆式皮肤牵张器(图 10 - 4)；另一种是无创皮肤牵张器，其代表为 Top Closure@3S 无创皮肤牵张器(图 10 - 5)。拉杆式皮肤牵张器类型繁多，基本构成包括一对插接在皮肤上的克氏针和一对能够将两个上述插针收紧的合拢器，合拢器包括螺旋杆、一对牵张块和螺旋把手，其中一个牵张块固定螺旋杆的一端，另一个活动牵张块设于螺旋杆中部，螺旋把手旋接于螺旋杆的另一端，两个插针分别插接于两个合拢器中同一位置的两个牵张块上。无创皮肤牵张器与我们前面所讲的无创皮肤缝合器基本类似，只是在切口两侧的固定更为紧密，进而提供更大的牵拉力。Top Closure@3S 系统由以色列学者 Topaz 等研制，可采用胶黏剂、订皮钉或者手术缝合线等方式与皮肤固定。因其对创缘皮肤损伤小、提供的张力部位远离创缘等特点，有效地减轻了皮肤上穿针造成的创伤及皮缘在牵拉过程中可能出现的缺血坏死。

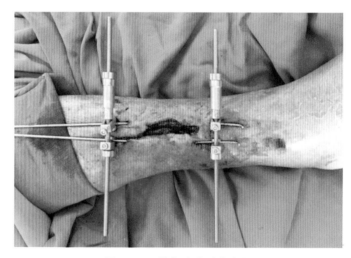

图 10 - 4　拉杆式皮肤牵张器

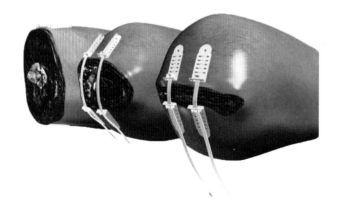

图 10 - 5　Top Closure@3S 无创皮肤牵张器

皮肤牵张器主要适用于躯干和四肢伤口，以下情况不推荐或者慎用：软组织挫伤严重、局部血运差、组织处于急性炎症期、全身或局部情况差者（如糖尿病、压疮、放射性溃疡者）。此外，该方法术后可能造成明显的瘢痕，对于美容要求高的部位不适合使用。在使用皮肤牵张器时，要注意血管神经的解剖和走行，以防血管神经卡压。皮肤牵张器牵张至伤口基本对合后即可拆除牵张器，进行二期皮肤缝合。

三、皮肤软组织扩张术

皮肤软组织扩张术是整形外科、烧伤科常用的一种技术，不同于前面所讲的皮肤牵张术。皮肤软组织扩张术是在病损较大且无法一期缝合的伤口周围，预先在皮下软组织内埋置一个带注射阀门的水囊，通过定期向水囊内注水使其缓慢增大，达到促进该部位皮肤扩增进而获得多余皮肤的目的。其原理主要是水囊扩张施加于表面皮肤的张力可刺激皮肤生物性生长、弹性扩张、弹性蠕变以及周围组织变形等。在二期手术中，切除病损的同时取出扩张水囊，利用扩张所获得的充裕皮肤修复创面，充足的皮肤储备可减少直接缝合时的张力（图10-6）。其目的是为了通过局部扩张获得增量皮肤和皮下组织，修复缺损较大、无法直接拉拢缝合的部位。皮肤软组织扩张术的术前设计、一期扩张器的植入、二期扩张器的取出和皮瓣转移修复都较复杂，此处不做详细讲解，具体可参考《皮肤软组织扩张术》等书籍。

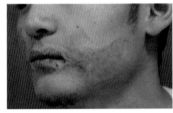 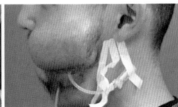 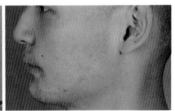

(a) 术前左面部瘢痕　　　　(b) 皮肤扩张器植入术后　　　　(c) 二期瘢痕切除缝合术后

图10-6　面部瘢痕修复，瘢痕两侧皮下植入皮肤软组织扩张器，二期手术切除瘢痕缝合

四、局部皮瓣转移

局部皮瓣转移技术的本质是一种缝合前减张技术，但是由于该方法相对特殊，一般不将其归为减张技术，而作为一项独立的技术。对于局部皮肤缺损大，无法直接缝合，或者缝合时张力太大容易造成伤口不愈合或者器官牵拉移位时，我们可以采用局部皮瓣转移技术，通过张力的转移来减小需要缝合部位伤口的张力。局部皮瓣转移是将伤口周围相对松弛的皮肤转移到皮肤缺损的部位，减少伤口部位缝合时的张力，使伤口一期闭合（供区直接缝合、再次皮瓣转移修复或游离植皮修复）。常用局部皮瓣包括Z成形术、旋转皮瓣、推进皮瓣等，具体可参考本书第三章中的局部皮瓣转移内容。

第三节　减张缝合

减张缝合是通过一种特殊的缝合技术使伤口部位皮肤可以在无张力的情况下对合，并持续一段时间，直至伤口完全愈合（当然，根据现代外科缝合的理念，仅持续到伤口愈合的时间是远远不够的）。

减张缝合最早主要用于张力过大、无法一期缝合的伤口，其目的是使伤口一期愈合的同时，减少术后伤口裂开的风险。鉴于对张力和瘢痕的重新认识，即全身几乎所有部位的皮肤切口都会产生张力，我们认为减张缝合可用于全身各个部位，而非限于皮肤缺损、张力大的部位。减张缝合的主要目的也从促进伤口一期愈合逐渐演变为促使伤口一期愈合并减少术后瘢痕。

减张缝合的方法最早用于普通外科手术关腹操作。对于过于消瘦和恶病质患者及二次手术切开患者，由于伤口皮肤的张力过大，难以直接拉拢缝合，且勉强拉拢缝合将面临缝合线切割组织造成伤口裂开的风险，因此临床医生多采用减张缝合。具体操作为：在关腹时，用套有橡胶管的粗针线或钢丝，用较宽的针距全层缝合腹壁数针，以减少切口处皮肤所承受的张力。该缝合技术因切实有效而逐步被应用于腹壁之外多部位较大张力伤口的缝合，也是最早被广泛认可的减张缝合方法。但是该缝合方法不仅需要延迟拆线，还需使用粗缝合线穿透皮肤，因此会带来缝线瘢痕。此外，拆线后其减张作用将不存在，难以达到持久减张的效果。为解决延迟拆线所带来的缝线瘢痕和减张效果难以持久的问题，各种新型减张缝合技术应运而生，新型减张缝合技术以皮下减张缝合为主，并因其良好的促进伤口愈合及预防瘢痕产生的作用而被广泛使用。

一、传统皮肤减张缝合技术

传统皮肤减张缝合多为全层缝合，即缝合皮肤、皮下及部分肌肉层（如腹部包括腹直肌前鞘）。缝合的针距和边距都比较宽，一般距切口 2cm 以上，并要求在露出皮肤外的缝合线表面包裹橡皮管（图 10 - 7）。多采用单纯间断缝合，也可用垂直褥式外翻和水平褥式外翻缝合，如采用褥式外翻缝合，在露出皮肤外的缝合线表面同样要求以橡皮管包裹。由于减张缝合拆线时间需延迟至术后 14 天以上，因此采用橡皮管包裹缝合线表面以期减轻缝合线的切割反应和压痕，达到减轻术后缝合线瘢痕的目的。该缝合方法无须缝合整个伤口长度，仅要求在伤口张力最大的部位缝合数针。

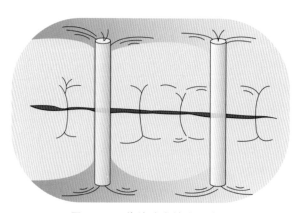

图 10 - 7　传统减张缝合示意图

传统皮肤减张缝合一般选择 1/1－0 号丝线（对应中国编号 10/7 号丝线），也可选择钢丝进行缝合，还可选择聚丙烯缝合线、聚酯缝合线。缝合线表面套的橡胶管可用红色尿管或输液器管自制。缝合时需要选择大三角针（具有较长的弦长）进行缝合，一次性全层缝合皮肤皮下组织及部分肌肉。

注意事项：传统皮肤减张缝合时不能仅缝合皮肤，这有造成伤口撕裂的风险，因此在腹壁、胸壁减张缝合时多连同肌肉或者前鞘一同缝合，直至腹膜或者胸骨表面；对于无肌肉可供一同缝合的部位，建议至少缝合至深筋膜层，防止缝合线切割造成伤口撕裂。

优点：该减张缝合方法操作简单，减张效果确切。缺点：缝合后需要延迟拆线，因此可造成明显的缝合线瘢痕及缝合线压痕，甚至有皮肤切割撕裂的风险；由于穿透表皮的屏障，缝合线局部可能形成炎症区域，同时，两侧减张所带来的挤压、绞窄，会对切口创缘血运造成较大影响，可能导致局部缺血、坏死，甚至拆线后伤口裂开。

伤口愈合后瘢痕经历增生期、塑形期，最后到达成熟期（临床上时间往往超过 1 年），成熟瘢痕组织的抗张强度能够达到或接近正常皮肤的抗张强度。但是，传统的外缝合类减张缝合所提供的减张作用随着线结被拆除随即消失，即拆线时间决定了减张时间。鉴于穿透表皮的外缝合拆线不可过晚（多为 1～3 周），外缝合的减张方法所达到的减张效果是短暂且远远不够的。此外，拆线后往往遗留非常明显的缝合线瘢痕，这和现代外科皮肤缝合理念相悖。因此，现在以穿透表皮为特征的外缝合类减张缝合如非必要，一般不建议使用。

二、皮下减张缝合技术

本书第七章中，我们讲了很多皮下、皮内缝合技术，其中很多皮下、皮内缝合方法都具有一定的皮下减张的效果，如埋没垂直褥式缝合、折返埋没缝合、埋没水平褥式缝合、蝶形缝合等，但这些减张缝合技术仅用于皮肤没有缺损、张力较小部位的切口，具有一定局限性。

对于张力较大部位的伤口缝合，可应用改良埋没垂直褥式缝合（心形缝合）（图10-8）、改良埋没水平褥式缝合（远位埋没水平褥式缝合）、双重蝶形缝合、轮式埋没垂直褥式缝合等皮下减张缝合技术。其中，改良埋没垂直褥式缝合和改良埋没水平褥式缝合因其良好的减张效果和对皮肤切缘血运的影响较小，是笔者较为推荐的皮下减张缝合方法（具体缝合方法见第七章、第九章）。

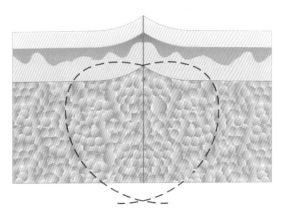

图 10-8　改良埋没垂直褥式缝合（心形缝合）

改良埋没垂直褥式缝合也称心形皮下减张缝合，缝合线的选择一般根据伤口的张力而定。对于张力小且无局部组织缺损的部位，可选择常规可吸收缝合线（如吸收时间在 2～3 个月的薇乔或 PGA 缝合线）；对组织缺损部位、张力较大部位或活动部位，一般建议选择长效吸收缝合线（如吸收时间 6 个月以上的 PDS 或 PDO 缝合线）；对组织缺损大或张力特别大的切口，也可选用较粗的不可吸收缝线（但是此时缝针从一侧真皮和皮下组织交界穿出，再从另一侧真皮和皮下组织穿入时的位置要精确，宁深勿浅）。

注意事项：在做皮下减张缝合时，一般需要在切口两侧的皮下潜行分离一段距离，分离层次位于深筋膜浅层或脂肪层（脂肪层过厚时），两侧各分离 2～3cm。缝合时使用相对较粗且吸收时间长的可吸收缝合线，从皮下深层进针，逐渐浅出至切口皮缘外 2～3cm 处真皮，缝合线包绕部分真皮组织后，再折返进入皮下，最后在皮下深层部位打结。需要注意的是，缝合线一定要在切口外 2～3cm 位置包绕足够厚度和宽度的真皮组织，以防缝合线撕脱。

优点：①该减张缝合方法对于伤口张力一般的部位可作为普通皮下缝合方法，而在张力大的部位，可通过选用更粗的缝合线和调整缝合距离作为皮下减张缝合的方法。因此，该方法在缝合皮下组织的同时进行了减张操作，故可不再进行额外缝合减张，进而节省时间。②由于减张线位于皮下，避免了拆线，可起到延长减张时间的作用，进而可获得确切的减张效果。③皮下减张缝合后，在良好对合皮缘的同时形成轻度的嵴状隆起，可使切口皮肤充分外翻。④心形皮下缝合可与皮内缝合同时进行，由于皮下减张已将切口处张力减为负张力，此时采用皮内缝合可达到关闭真皮层潜在腔隙的效果，表皮即可采用黏附类新型伤口敷料，如皮肤胶水、拉力胶进行覆盖。⑤心形皮下缝合可与外缝合同时进行，由于皮下减张已经将切口处张力减成负张力，表皮层是完全负张力，因此外缝合可选用非常细的缝合线（5-0、6-0、7-0），外缝合仅起关闭真皮层潜在腔隙和协助表皮对合的作用，拆线时间完全可以控制在 7 天之内，进而避免拆除线结后残留缝合线瘢痕的可能。缺点：该缝合方法相对较复杂，需要一定的时间练习才能掌握。

三、深层减张缝合技术

在第七章中，我们讲了部分深层减张缝合技术，如悬吊缝合、皱褶缝合等。这些缝合方法是通过深层组织的缝合，缩小创面，减少皮肤缝合时的张力，而皮肤创缘无法通过这些缝合直接对合，在深层减张缝合后仍需要再次减张缝合皮肤。由于很多部位的深层组织为疏松结缔组织，难以承受过大的张力（除腹直肌前鞘的束状缝合外），因此操作起来困难较大。这些缝合方法仅适用于特定的情况（具体见第七章）。

四、鱼骨线减张缝合技术

随着新型缝合材料的出现，减张缝合有了更多的选择。上海交通大学医学院附属第九人民医院武晓莉教授等采用一种新型可吸收减张缝合线（STRATAFIX Symmetric

PDS Plus，免打结可吸收性外科缝合线，俗称"鱼骨线")进行伤口深层的减张缝合(图 10－9)。由于该缝合线全程均有倒刺，在缝合时(无助手情况下)可轻易收紧缝合线，进而高效关闭创面，所以被称为鱼骨线减张缝合技术。缝合线倒刺的单向收紧使减张力度加大，且因其留置于体内的时间较长，能满足切口的减张需求。该缝合线的组织相容性好，材质为 PDS，为长吸收缝线，维持张力时间较长，同时无明显排斥反应，避免了传统缝合线缝合的线结反应。目前，临床上使用

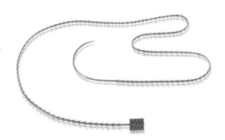

图 10－9　STRATAFIX Symmetric PDS Plus 缝合线

更多的是 3－0、2－0 和 1－0 鱼骨线，根据实际切口的张力与真皮厚度选择适当型号的缝合线进行减张缝合，缝合时采用连续皮下埋没垂直褥式方法进行缝合，不需要打结。

该缝合方法的减张效果较为确切，根本上来说是一种皮下减张缝合技术，缝合方法类似于心形皮下缝合技术，但其采用的是连续缝合。该缝合方法缝合后皮肤很难做到精确对合，多数需要再进行皮下(皮内)缝合以对齐皮缘。

五、远位减张缝合技术

远位减张缝合，以 LBD 减张缝合为代表，即深部埋置环形褥式缝合技术(the looped，broad and deep buried suturing technique，LBD)，由杨东运教授团队最先提出，早期应用于瘢痕切除后的减张缝合，并取得了很好的临床效果。其缝合方法将水平褥式缝合与埋线技术相结合，得到一种类似于埋没水平褥式缝合的缝合方法，但其操作更为简便，且减张效果确切。该缝合方法有别于皮下减张缝合技术，在缝合结束后创面皮肤很难准确对合，仍需皮下(皮内)缝合对齐创缘皮肤，主要应用于张力大部位的伤口减张(具体缝合细节将在第十一章中详细讲解)。

缝合方法：①在切口两侧的相应位置用亚甲蓝标记进针点和出针点，同侧各点间距约 1cm，各点与切缘间距约 1cm，用 11 号刀片刺破标记点处的皮肤。②根据皮肤张力选择合适的可吸收缝合线，从创面内进针，从一侧的标记点出针，然后从出针点原位进针，穿透皮肤全层至真皮下层后，再折返至同侧第二点处出针，再从该针点原位进针，穿透皮肤全层至创面；以同样的方法在对侧切缘的两个点之间走行，形成类似矩形的轨迹。③缝合后在皮下深层打结。具体见图 10－10。

注意事项：①采用 11 号刀片刺破标记点皮肤时，应该尽量控制皮损长度，建议不超过 2mm。②从标记点出针进针时，应注意尽量避免缝夹表皮组织。③同侧两点之间，可在部分真皮浅层中呈弧形行针，以分散皮肤张力，尽量减少进针点皮肤凹陷。④缝合后短期内针眼明显，可造成进针处一定程度的不平整，但该不平整会在缝合线被吸收后消失。⑤平行切口方向的缝合线，可约呈 45°倾斜，使其在真皮层内呈弧形走行，从而携带更多的真皮组织，达到更好的减张效果。⑥相邻进针点之间，宽度应不超过

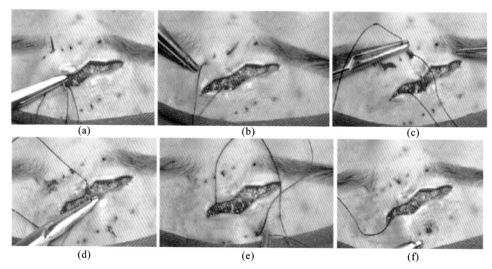

图 10-10 LBD 减张缝合操作步骤（本图由杨东运教授提供）

1cm，从而避免平行切口方向皮肤的皱缩。⑦缝合线收紧时，以切口两侧的皮肤紧密对合并轻度外翻为宜。⑧缝合结束后，切口做常规皮下、表皮缝合。⑨根据张力不同，选择相应型号的可吸收缝合线，建议选择抗张时间长的单股可吸收减张缝合线，如PDS 缝合线，缝合线型号选择 2-0、3-0、4-0。此外，还应选择与定点宽度相匹配的缝针，过大或过小的缝针均不利于操作。

优点：该缝合技术减张效果确切，操作简单，将水平褥式缝合线埋置于皮下，有效预防了术后瘢痕的形成，适用范围广。缺点：缝合后早期存在针眼痕迹。

六、章式超减张缝合技术

章式超减张缝合是由上海交通大学医学院附属第九人民医院章一新教授团队提出的一种减张缝合式，该技术通过慢吸收倒刺线锚定于创面两侧的真皮层转移张力分布位置，慢吸收倒刺线在减小创缘张力的同时发挥了延长减张维持时间的作用。该减张缝合方法的减张原理与 LBD 减张技术类似，缝合后创面皮肤很难准确对合，仍然需要皮内/皮下缝合对齐创缘皮肤，主要应用于张力大部位的伤口减张。

缝合方法：①按照皮纹走向设计切口闭合方向，将正常皮缘由两侧向创面中间推进，采用 0-0 丝线间断缝合切口获得临时固定。②用亚甲蓝于切口两侧 1.0~1.5cm处画平行线，于线上设计章氏超减张缝合穿皮点，相邻穿皮点分列切口两侧，2 个穿皮点在切口轴向间距约 1cm。③设计起始点及终止点，其位置分别位于切口延长线两端，距离切口约 1cm。④使用倒刺线于切口一端起始点自皮下垂直进针，顺序穿经皮下组织、真皮层、表皮层后出针，再由同一点自皮肤表面垂直进针，顺序穿经表皮层、真皮层、皮下组织，适度拉紧缝合线后使皮肤表面穿皮点处形成凹陷，凹陷周围皮肤隆起，于皮下打结，保留带针方向缝合线。⑤于相邻第 1 穿皮点自皮下穿出后再由同一点穿入，然后斜行至对侧相邻穿皮点自皮下继续同法缝合，适当向中间推进两侧正常皮肤组织，使切口皮肤隆起约 1cm 并紧密对合，连续缝合至切口另一端，于终止点皮下打结。最终使得切口周围皮肤呈现明显隆起，创缘全层组织完全松弛，处于低张力状态(图 10-11)。

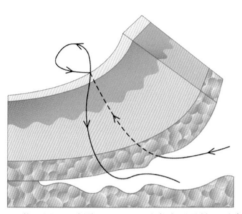 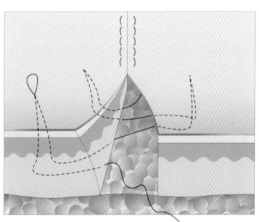

(a) 截面图，距创缘1.0~1.5cm处自皮下进针，垂直穿出至表皮外后，再由同一点进针穿回至皮下

(b) 俯视图，自右上角起连续缝合，收紧缝合线后可见缝合完成区域显著高出皮面

图 10-11　章式超减张缝合示意图

优点：①章氏超减张缝合以其独特的缝合走行方式，在多个维度实现了创缘减张。②在同一点进针、出针后，使得缝合线折返端挂在致密的真皮层上，能承担较强的张力作用。③穿皮点位于创缘旁 1.0~1.5cm，使得张力作用点远离创缘，穿皮点外侧的拉力传导至穿皮点后即通过缝合线传至对侧穿皮点，而穿皮点内侧的创缘皮肤则得以免除张力干扰。④作为连续缝合术式，相对于间断缝合较为简便，耗时短，而其在穿皮点处进针、出针方向均垂直皮肤全层，操作简单，且不经过创缘皮肤，由此创缘处不存在缝合线的额外刺激。

缺点：①穿皮点可能出现色素沉着。②由于章氏超减张缝合在穿经表皮时要求出针、进针为同一点，可能存在将表皮组织带入皮下，引起穿皮点感染、表皮囊肿、瘢痕增生的情况。

七、遵义减张缝合技术

遵义减张缝合法是一种将多种减张缝合方法联合的皮下皮内减张缝合方法，包括了原位回针垂直褥式缝合、原位回针水平褥式缝合、皮内连续缝合等多重减张缝合。该方法由遵义医学院魏在荣教授团队提出，故命名为"遵义减张缝合法"。该方法包含了三重减张缝合以及最后进行的皮内连续缝合，主要用于张力大的创面缝合，我们将其应用于股前外侧皮瓣供瓣区的缝合，取得了良好的效果。

缝合方法：①第一重减张缝合，使用 2-0 带针可吸收外科缝合线，在距离一侧切口皮缘 2cm 处，从皮下垂直穿出皮肤；然后再从原针孔由皮肤向皮下进针，垂直创缘在真皮内潜行 1cm 后垂直切口穿出皮下，针距约 2cm（原位回针垂直褥式缝合）；于对侧切口进行同样缝合。②第二重减张缝合，使用 2-0 带针可吸收外科缝合线在距离一侧切口皮缘 1cm 处进行原位回针垂直褥式缝合（真皮内潜行 0.5cm、针距 1cm），与第一重减张缝合交替。③第三重减张缝合，用 3-0 带针可吸收外科缝合线在距离一侧切口皮缘 0.5cm 处，从浅筋膜浅层垂直穿出皮肤，然后再从原针孔平行创缘在真皮深层内潜行 0.3cm 后出针（原位回针水平褥式缝合），针距 0.5~1.0cm；于对侧切口进行同样缝合后在浅筋膜层打结。④第四重缝合，用 6-0 聚丙烯线（非吸收性外科缝合线）进行皮内间断连续缝合。具体见图 10-12。

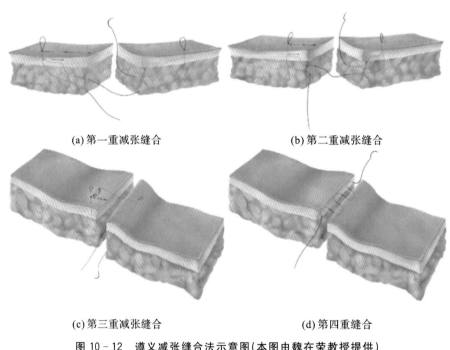

(a) 第一重减张缝合　　　　　　　　(b) 第二重减张缝合

(c) 第三重减张缝合　　　　　　　　(d) 第四重缝合

图 10-12　遵义减张缝合法示意图（本图由魏在荣教授提供）

优点：①对于股前外侧皮瓣供区等部位，使用该方法可避免皮下剥离。这样不仅保护了其他部位血管穿支及皮神经，为将来再次利用其他穿支切取穿支皮瓣创造了可能性，也保护了供区周围感觉功能，并保障了愈合过程中创口周围组织的神经支配，且在促进愈合的同时可抑制瘢痕增宽。②对于高张力切口，因简单的皮下垂直褥式缝合要求在距离皮缘较远的地方进针、出针而造成操作困难，且伤口周围皮肤没有进行剥离，这些将导致切口不能较好对合，而遵义减张缝合法则可良好对合高张力切口。本缝合法将缝合针穿出皮肤后再原位穿回，在真皮内走行一段距离后穿出皮下深筋膜，这是对 Kantor 报道的原位回针真皮内缝合法和 Maher 等报道的经皮埋没垂直褥式缝合法的改良。距离切口真皮较远时，采用原位回针垂直褥式缝合；距离切口真皮较近时，为避免缝合线进入切口真皮内，采用原位回针水平褥式缝合法。③本缝合方法中原位回针垂直褥式缝合中两切缘进针先后顺序一致，均由深层进针穿出皮肤后原位回针，再在真皮层走行后从浅筋膜出针、打结，打结时有交错，这样缝合相对简单省时，而且不影响深层对合，减张效果确切。④通过两次原位回针垂直褥式缝合以及 1 次原位回针水平褥式缝合，可实现张力切口的彻底减张，使切口皮缘长期处于负张力状态。

缺点：①缝合后减张作用维持的时间受缝合线张力维持时间和强度的影响，目前临床常用的缝合线张力维持时间一般不超过 8 周，不同缝合线强度也存在差异。②操作复杂，缝合时间长。③可能对切口皮缘血运产生一定的影响。

第四节　缝合后减张

伤口经过皮下减张缝合后(外缝合之前)，会出现三种张力状态：正张力、零张力、负张力(图 10-13)。经过外缝合，表皮完成对合后，正张力与零张力皮肤外观是平整的，而负张力皮肤外观则是隆起的。

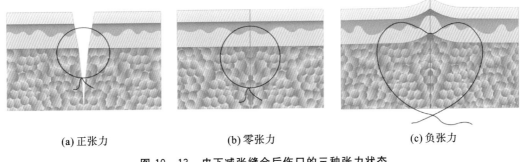

| (a) 正张力 | (b) 零张力 | (c) 负张力 |

图 10-13　皮下减张缝合后伤口的三种张力状态

无论哪一种缝合，均需要在 7 天之内把外缝合线拆除。拆线后，切口两侧真皮收缩所产生的张力大部分是由残留在皮下的线结维持的，由于正张力和零张力两组在外缝合之前切口就已经是正张力或零张力，加之两侧真皮收缩进一步加载的张力，这将使瘢痕组织在重塑和成熟过程中始终暴露在较大张力的情况下。此外，伤口组织肿胀会加重皮内缝合线切割效应。早期瘢痕多为肉芽组织，含水量多且纤维组织少，这些特征将导致瘢痕会在张力作用下向两侧逐步被拉宽。同时，张力对局部切口内瘢痕组织持续施加的应力刺激也会持续激活瘢痕的增生反应，所以拆完线后进行减张亦是减少瘢痕的必要环节。

而负张力组，由于我们在完成皮下缝合的同时实现了过减张，即将伤口的张力减为负张力，相当于给切口局部存储了一定的抗张力"利息"。拆除外缝合线后，即使有切口两侧真皮收缩所引起的持续向外牵拉切口，也只能将隆起的皮肤逐渐拉平，消耗的只是我们提前预存的抗张力"利息"。当皮下减张线结被吸收，失去维持张力的功能后，原来隆起的切口将完全变平。如果负张力组切口变平所用时间较短（通常为 2 个月）、局部张力仍较大或者切口处于活动部位，缝合后减张亦十分必要。

缝合后减张的方法很多，且临床上使用广泛，包括特殊体位的摆放（如腹部中凹位）、胸带、腹带的应用等，都是术后减张的方法。本节我们将主要介绍局部伤口使用的减张方法，常用的方法包括医用减张胶带、医用减张拉扣，还有一些新型的术后减张材料（可参考第八章内容）。

一、医用减张胶带

医用减张胶带和前面所讲的医用免缝胶带是一种材料，也称为拉力胶。与用来闭合伤口的目的不同，术后应用减张胶带是在伤口缝合后或者拆线后用来减少术后伤口张力，以防止瘢痕增生。

医用减张胶带（拉力胶）是以一种低致敏性且透气性良好的无纺制品为基础，涂以无毒的丙烯酸树脂粘胶制成的胶布，其添加的聚酯纤维丝可增加抗张力强度。使用医用减张胶带可作为拆除缝合线后的主要减张措施选择之一。此外，医用减张胶带不仅有类似压力治疗的机械作用，还有类似硅酮贴的密闭作用，以及类似角质层细胞的保护作用，在减少伤口水分蒸发丢失的同时，下调瘢痕组织内纤维源细胞和胶原含量。因此，可促使瘢痕尽早成熟，并减轻缝合线张力引起的组织缺氧，进而抑制瘢痕增生。由此可见，医用减张胶带对伤口有良好的压迫和周围组织制动作用，对创缘有持久的减张作用。

医用减张胶带适合于各种伤口减张治疗，尤其是易发生瘢痕增生部位的伤口，并可在一定情况下替代皮肤缝合。医用减张胶带的使用方法是将其垂直于伤口贴合（图 10-14）。贴合时从伤口的一侧跨向另一侧，间隔 2～3mm，撕除时则从中间向两侧去除。一般 3 天左右更换一次，如有松脱需及时更换。

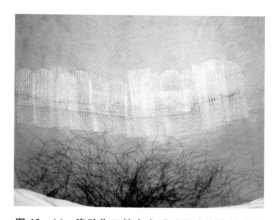

图 10-14　腹壁伤口缝合术后采用减张胶带减张

优点：①对比普通胶布，减张胶带黏附固定确切、稳定，能为伤口提供持续的拉力。②其低致敏性的特点减少了敏感皮肤出现过敏的可能性。③使用方便，一次性使用，价格相对便宜。

缺点：对于活动的部位或者有渗出的伤口，以及易出汗的部位，胶布容易松脱，无法提供足够的张力。

皮下心形减张缝合术后减张胶带应用实例如图 10-15。

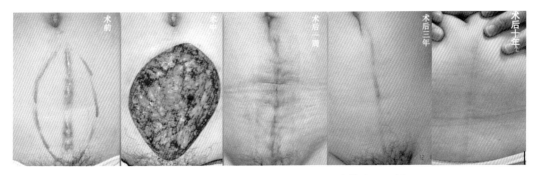

图 10 - 15　皮下心形减张缝合术后减张胶带应用实例

二、医用减张拉扣

医用减张拉扣，也称无创皮肤缝合器。相较于医用减张胶带，其对皮肤的黏合力更好，可在保障良好减张效果的同时减少松脱。医用减张拉扣是将两侧的胶带分别粘贴于伤口两侧，不直接接触伤口，通过收紧卡扣，使伤口两侧的皮肤靠拢，减少术后伤口的张力(图 10 - 16)。

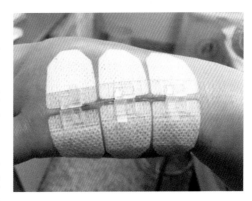

优点：①黏合力好，减张效果优于医用减张胶带。②胶带位于伤口两侧，不直接接触伤口。③可根据伤口张力情况调整减张强度。

图 10 - 16　前臂伤口采用减张拉扣减张

缺点：①对创面部位平整性要求比医用减张胶带高。②舒适性不如减张胶带。③无法用于关节等活动部位。④价格相对昂贵。

本章临床问题焦点

1. 皮肤切开后，即使没有皮肤组织缺损，切口的皮肤也会有一定程度的回缩并形成具有一定宽度的伤口。不同部位的伤口张力不同，总体而言，伤口张力随局部真皮组织厚度和局部皮下肌肉收缩/牵拉力度增加而增加。

2. 减张缝合是减少伤口张力，防止术后因张力原因造成瘢痕增生的主要方法。

3. 术后减张可以作为张力过大、减张不足部位伤口的有效补充。

参考文献

[1] 李晓晖，李战强，汪立川，等. 美容外科手术中的皮肤张力问题[J]. 中华医学美学美容杂志，

2005，11(4)：236－237.

[2] GABBIANI G J. The myofibroblast in wound healing and fibrocontractive diseases[J]. J Pathol, 2003，200(4)：500－503.

[3] HINZ, BORIS. Formation and function of the myofibroblast during tissue repair[J]. J Invest Dermatol, 2007，127(3)：526－537.

[4] 李文殊，许宇饺，卓雅婷，等. 成纤维细胞在皮肤创伤修复中的作用研究进展[J]. 药学研究，2021，409(3)：191－195.

[5] 王志国，匡瑞霞，陈振雨，等. 不同幅度牵张力对正常皮肤成纤维细胞向增生性瘢痕成纤维细胞转化的诱导作用[J]. 中华医学杂志，2015，95(4)：294－298.

[6] DERDERIAN C A, BASTI D A S N, LERMAN O Z, et al. Mechanical strain alters gene expression in an in vitro model of hypertrophic scarring[J]. Ann of Plast Surg，2005，55(1)：69－75.

[7] 鲁开化，艾玉峰，郭树忠. 新编皮肤软组织扩张术[M]. 上海：第二军医大学出版社，2007.

[8] 韩玉卓，李阳，刘冬，等. 皮肤牵张术的应用现状与研究进展[J]. 创伤外科杂志，2020，22(1)：69－72.

[9] TOPAZ M, CARMEL N, SILBERMAN A，et al. The top closure 3S system, for skin stretching and a secure wound closure[J]. Eur J Plast Surg, 2012，35(7)：533－543.

[10] 陈珺，章一新. 章氏超减张缝合在闭合高张力创面中的临床应用效果[J]. 中华烧伤杂志，2020，36(5)：339－345.

[11] 陈立彬，武晓莉，陈安宗，等. 瘢痕整形手术中的减张缝合技巧[J]. 组织工程与重建外科杂志，2019，15(2)：63－64.

[12] VAKIL J J, O'REILLY M P, SUTTER E G, et al. Knee arthrotomy repair with a continuous barbed suture：a biomechanical study[J]. J Arthroplasty, 2011，26(5)：710－713.

[13] ROSEN A D. New and emerging uses of barbed suture technology in plastic surgery[J]. Aesthet Surg J, 2013，33(3)：Suppl：90－95.

[14] 柴琳琳，汤绪文，杨东运，等. LBD减张缝合技术在瘢痕切除中的应用探讨[J]. 中国美容医学，2019，28(8)：16－19.

[15] 崔江波，易成刚，马显杰. 减张缝合联合拉力胶在张力性切口中的应用[J]. 中国美容整形外科杂志，2016，27(9)：547－550.

[16] KERRIGAN C L, HOMA K. Evaluation of a new wound closure device for linear surgical incisions：3M steri-strip s surgical skin closure versus subcuticular closure[J]. Plast and Reconstr Surg, 2010，125(1)：186－194.

[17] CHEN B, DING J, JIN J, et al. Continuous tension reduction to prevent keloid recurrence after surgical excision：preliminary experience in Asian patients [J]. Dermatol Ther, 2020，33(4)：e13553.

[18] 陈珺，章一新. 章式超减张缝合在闭合高张力创面中的临床应用效果[J]. 中华烧伤杂志，2020，36(5)：339－344.

[19] 常树森，莫小金，魏在荣，等. 遵义缝合法在股前外侧皮瓣供区缝合中的应用研究[J]. 中国修复重建外科杂志，2021，35(4)：477－482.

第十一章

皮肤美容缝合细节

常言说"细节决定成败"，皮肤缝合也不例外。只有做好了相关的各个细节工作，才有可能得到好的最终效果。

第一节　缝合前的细节

一、切开相关细节

伤口的美容缝合，并不是从缝合开始，而是在切开的时候就开始了。在切开这个环节，我们有以下细节需要注意。

细节 1　用什么手术刀做切开？

手术刀片有多种形状，临床上用得最多的是圆刀和尖刀两种（图 11-1）。

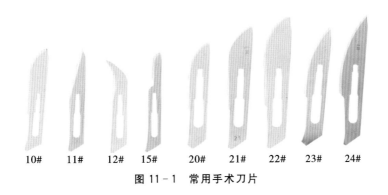

| 10# | 11# | 12# | 15# | 20# | 21# | 22# | 23# | 24# |

图 11-1　常用手术刀片

如果缝合要求不是很精细，选择圆刀、尖刀均可。如图 11-2 的手术切口，不需要很精细，用圆切或尖切都可以。

如果缝合要求很精细，就一定用尖刀。这是因为使用尖刀切开可以将手术位置精确到一个很小的点，用圆刀片就很难做到这一点。如图 11-3 这种精细的改形设计，就必须用尖刀，如果用圆刀切就很难实现操作。

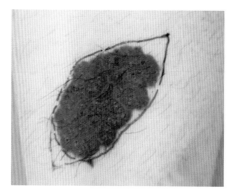

图 11-2　皮肤巨大黑色素痣切除，选择圆刀(如 15♯)

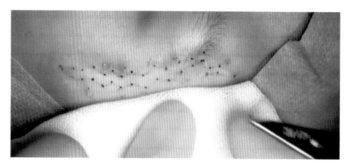

图 11-3　皮肤瘢痕切除 W 成形，选择 11♯刀片

切开的过程中，如果刀片不锋利了，要及时更换，越锋利的刀片，切开操作造成的创伤就越小。另外，切开皮肤时严禁用电刀、激光刀，即便是切真皮层也应禁止使用，因为用电刀、激光刀切皮一定会影响切口的愈合质量。

细节 2　切开的顺序

对于短切口，可以不追求严格的切开顺序。对于比较长的切口，切开是应该讲究顺序的。总的来说就是先切低的部分，再切高的部分(图 11-4)。

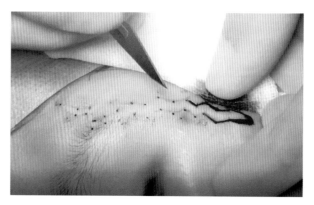

图 11-4　较长伤口的切开顺序

之所以要这样做，是因为如果先切高的部分，血就会流向低的部分，遮挡手术切口，使设计线模糊不清，从而影响切开的精准度。

如果切开位置不便从低到高切，我们可以把切口分成几段，先切位置低的段。在每个分段内可以从高到低切开。

细节3 切开的角度

如果只是一般的外科切口，不需要切除皮肤组织，一般只需要垂直切开（图11-5）。但如果是做瘢痕修复手术，则需要在垂直的前提下适当倾斜（图11-6），使创面呈外小内大的楔形，这样形状的伤口在缝合后表皮会对合得更好、更紧密。

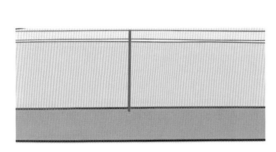

图 11-5 垂直切开

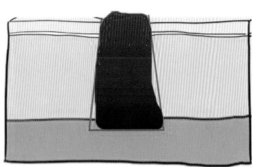

图 11-6 倾斜切开

细节4 切开的深度

对于大的、要求不是很精细的部位，我们通常一刀切透至皮下。但对于要求精细的、需要切除皮肤组织的部位，我们常常先用手术刀轻轻划开，保留一定厚度的真皮不切透，等切口全部划开后，再切透至皮下（图11-7）。

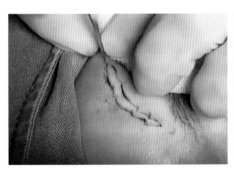

(a) 切开时，先用手术刀划开表皮

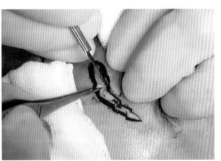

(b) 再用手术刀切透至皮下

图 11-7 切开力度示意图

之所以这样做，是因为如果直接切透一侧，再切另外一侧，此时组织是"游离"的，不容易固定，也就不利于精准切开。因此，对于要求精细的、需要切除皮肤组织的部位，我们一般是先划开，而不是直接切透。

二、皮下分离相关细节

细节 5　组织分离的层次和范围

皮肤切口两侧分离的层次常规为在皮下层，带上一薄层脂肪，而且层次要均匀，切忌深浅不一(图 11 - 8)。

切口两侧皮下游离范围要充分，否则不利于充分减张，但范围也不能太大，否则既会延长手术时间，也会造成不必要的创伤。一般来说，如果用比较细的缝合线把两侧皮缘拉拢而不至于崩断，则说明游离范围足够，否则就需要加大游离范围(图 11 - 9)。

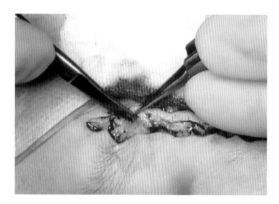

图 11 - 8　组织分离的层次

(在切口两侧皮下层游离，带上一薄层脂肪)

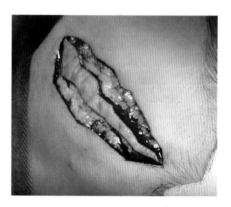

图 11 - 9　组织分离的范围

(瘢痕切除，切口两侧皮下潜行分离后)

三、皮缘修整相关细节

细节 6　皮下组织的修剪

对于伤口内多余的脂肪组织，我们应该用剪刀剪除，以免缝合后脂肪组织嵌入伤口中，这很可能会影响伤口的愈合质量(图 11 - 10)。

细节 7　真皮组织的修剪

真皮修剪可以用剪刀或尖刀片，剪刀或尖刀片要足够锋利，不锋利了必须及时更换。

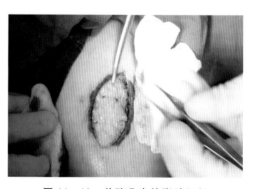

图 11 - 10　剪除凸出的脂肪组织

修剪时不要用镊子过度牵扯，只需轻轻固定住要修剪掉的真皮组织，如果过度牵扯，可能会造成修剪过度(图 11 - 11)。

修剪真皮组织的目的有两个：一是使修剪后的真皮创面有一定倾斜度，二是要让真皮创面尽量平滑。这对于皮缘的精准对合非常重要。

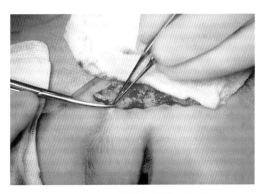

图 11-11　修剪切缘真皮组织

第二节　缝合中的细节

一、远位减张缝合(简称 LBD)的相关细节

细节 8　远位减张缝合缝合线的选择

远位减张缝合的目的就是减张,因此缝合线要有足够的强度,要足够粗。当然,在能满足减张要求的前提下,我们也没必要用更粗的线。

比如这个额部创面比较小,张力不大,可选择 5-0 号线(图 11-12)。能用 5-0 号线解决张力问题,就没必要用更粗的线;但如果采用 7-0 号甚至更细的线,可能达不到有效减张的目的。

对于更大张力的伤口,如小腿这种伤口(图 11-13),我们则必须使用 3-0 号甚至 0 号线。如果采用 5-0 号线,肯定达不到有效减张的目的。

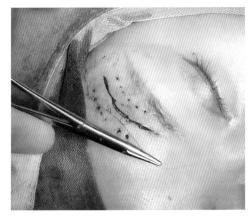

图 11-12　额部远位减张缝合,选择 5-0 号线

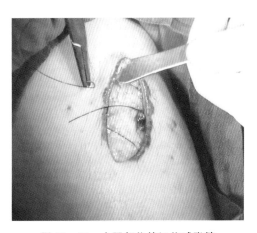

图 11-13　小腿部位的远位减张缝合,选择 3-0 号不可吸收缝合线

另外，对于远位减张缝合，建议首选不可吸收缝合线，尤其是张力较大的伤口。因为目前可吸收缝合线的有效维持时间均不到半年，这对于很多伤口缝合来说是远远不够的，我们需要使用能有效维持减张半年甚至更久的缝合线，这就需要采用不可吸收缝合线。

细节9　远位减张缝合的走针

远位减张缝合有很多种，下面我们以 LBD 为例，介绍远位减张缝合的走针（图 11-14）。

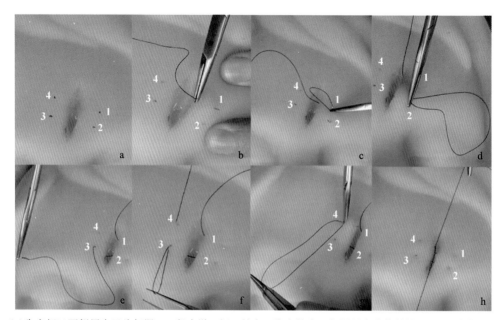

（a）先在切口两侧用尖刀片打洞。一般来说，切口越大，张力越大，打洞距离皮缘就越远；（b）从点1对应的创面深处进针，深入浅出，从点1出针；（c）从点1进针，在点1和点2之间的真皮和皮下交界处穿行，从点2出针，浅入浅出；（d）从点2进针，从创面深处出针，浅入深出；（e）从点3对应的创面深处进针，从点3出针，深入浅出；（f）从点3进针，在点3和点4之间的真皮和皮下交界处穿行，从点4出针，浅入浅出；（g）从点4进针，从创面深处出针，浅入深出；（h）最后在创面深处打结，完成操作。

图 11-14　LBD 的走针顺序

总的来说，远位减张缝合的着力点要足够远，这样一方面能将张力消灭在远离皮缘的位置，另一方面，还能将对皮缘的血供影响降到最低。另外，走针要足够深，否则很可能会看到缝合线的轮廓，甚至会导致排线。

细节10　远位减张缝合的松紧

远位减张缝合要拉多紧才算合适呢？对于张力很大的伤口，我们应尽可能拉紧，即便是这样，也不一定能完全消除伤口的张力。对于张力不大的伤口，拉紧打结的松紧要适度，皮缘能轻轻靠上即可。太松了达不到减张效果，太紧了会导致减张过度，造成不易恢复的凸起。

细节 11 远位减张缝合对位

尽管远位减张的目的并不是为了对合，但也不能完全无视组织的对位，应尽量避免组织的错位，尤其是水平方向的错位。如果远位缝合存在组织错位，而试图强行通过皮缘的移位缝合来对合，这样会增加切口的张力，也很难真正做到精准对合(图 11-15)。

另外，因为远位减张缝合的目的不是为了对合，故远位减张没必要缝合得太密，只要能充分减张即可。

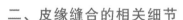

图 11-15 远位减张缝合时皮肤组织对位

二、皮缘缝合的相关细节

请参考第九、十章，此处不再赘述。

三、皮内缝合的相关细节

皮内缝合并不是皮肤缝合的必需步骤，有部分医生反对做皮内缝合，认为线头反应会刺激瘢痕形成。但对于美观要求很高的伤口，我们还是建议做皮内缝合，大量的案例证明皮内缝合是安全的、有效的。

细节 12 皮内缝合缝合线的选择

做皮内缝合时，伤口应该已经完全没有张力，皮内缝合的目的不是减张，而是精准对合。因此，皮内缝合一定要选择细的可吸收缝合线，若没有合适的缝合线，宁可不做皮内缝合。皮内缝合，我们首选 7-0 或 8-0 号可吸收缝合线。

细节 13 皮内缝合的走针

在所有的内缝合中，皮内缝合走针最浅。从一侧皮缘深层进针，穿过大部分真皮层后在真皮浅层出针，然后从对侧皮缘相应位置的真皮浅层进针，穿过大部分真皮层后在皮缘深层出针，最后在皮缘深处打结，完成操作(图 11-16)。

细节 14 皮内缝合的密度

皮内缝合并不需要密集地缝合一层，而是"见缝插针"，在有缝隙的地方或者觉得对合不够好的地方加针，确保皮缘的精准对合。

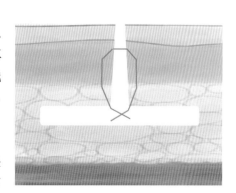

图 11-16 远位减张缝合完毕后的皮内缝合示意图

四、线结的处理细节

细节 15 线结的深藏和剪短

皮内缝合完成后有个很重要的步骤，那就是检查线结，要认真检查切口里有没有比较长的线头。对于比较长的线头，应埋至深处，不能埋至深处的应剪短(图 11 - 17)。

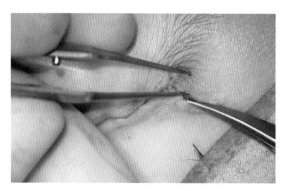

图 11 - 17   检查远位减张和皮内缝合的线结

这样做的原因是切口内的长线头常常会引发排线反应，排线反应不仅会给患者带来困扰，还可能会影响手术效果，故应尽量避免。

五、皮缘的再修整细节

细节 16   皮缘的修剪和剥离

在做外缝合之前，要检查表皮是否对合良好。对于多余的表皮，要进行适当的修剪，避免使一侧表皮覆盖在另一侧表皮之上。修剪表皮的剪刀一定要足够锋利，不锋利了应及时更换。另外，修剪时不要过度牵扯，以免去除过多。

有时候表皮会有内翻现象，尤其是边缘凹陷的瘢痕切缝，或者是做过点阵激光的瘢痕切缝。对于这种情况，在外缝合前，通常会用尖刀片将内翻的皮缘表皮连带一点真皮适度切开，使其足够外翻，这样可以让表皮对合得更好。

六、皮外缝合的相关细节

皮外缝合不是皮肤缝合的必须环节，但有条件还是应尽量做皮外缝合。皮外缝合可以进一步提高皮缘的精准对合，其效果优于其他任何非缝合方法(如免缝胶带、皮肤缝合器等)。

细节 17   皮外缝合缝合线的选择

与皮内缝合的作用相似，皮外缝合的目的不是减张，而是精准对合。因此，皮外缝合一定不要用粗线，美容缝合的皮外缝合一般采用 7 - 0 或者 8 - 0 号线(图 11 - 18)。另外，因为皮外缝合需要拆线，所以一般首选不可吸收线。

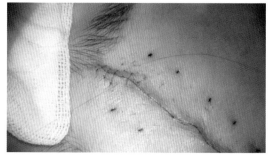

图 11 - 18   远位减张缝合(LBD)术后，采用 7 - 0 号尼龙线皮外缝合

细节 18   皮外缝合的密度和松紧

皮外缝合的目的不是减张，因此

皮外缝合可连续缝合，打结也不应打得过紧。相反，我们常常故意打滑结，因为当术后组织肿胀时线结会稍滑开，从而可减轻缝合线的切割作用。

皮外缝合不一定缝得很密，针距也不一定是均匀的，皮外缝合的原则是最大限度地将表皮对合好。

细节 19　皮外缝合的对合

皮外缝合是确保精准对合的最后一步缝合。如果发现两边的组织对合不好，就需要通过外缝合进行必要的调整，比如两侧的组织高低不同，外缝合时可以将高的一侧组织向下压，从而尽量使表皮精准对合（图 11-19）。

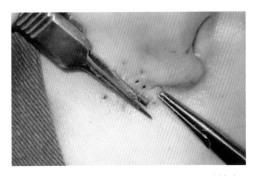

图 11-19　皮肤两侧厚度不一致的皮外缝合

第三节　缝合后的细节

一、肉毒毒素注射的相关细节

细节 20　肉毒毒素注射的位置和剂量

根据现有文献报道，肉毒毒素可以减小切口的张力，抑制真皮成纤维细胞的增殖和分泌活性，改善皮缘血供，还可以抑制局部油脂分泌，因此，如果没有禁忌证，建议缝合后常规注射肉毒毒素（图 11-20）。

在这里我们要强调，肉毒毒素并非适合所有患者，注射肉毒毒素前，一定要先排除手术禁忌证，尤其是要询问患者是否怀孕，如果没有怀孕，是否半年内有怀孕计划。如果已经怀孕或者半年内有怀孕计划，禁止注射肉毒毒素。

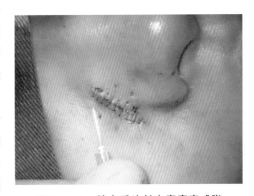

图 11-20　缝合后注射肉毒毒素减张

肉毒毒素应该注射在切口周围的真皮内。为什么不注射在皮下层呢？一方面是因为皮下层已经进行了剥离，如果注射到这一层药物基本都会流失；另一方面是因为注射在真皮层可以更好地作用于局部的成纤维细胞。

最佳注射剂量是多少呢？目前还缺乏足够的临床循证医学证据，总的原则是不能注射太少也不能注射太多，注射太少了达不到效果，注射太多了可能带来不必要的并发症，甚至会引起中毒。我们常规是按切口长度来注射，每 1cm 长度注射 4U 的肉毒毒素。

二、包扎相关细节

细节21 包扎的范围和力度

包扎技术非常重要。一个糟糕的包扎可能会毁了一台漂亮的手术。

包扎的范围要足够大，要尽量覆盖术区及其边缘，四肢关节部位还可能需要跨关节包扎。

包扎的力度要适当，适当加压有助于减少术后出血和血肿形成，但压力过大容易造成局部组织缺血。皮肤减张缝合后，局部切口常常是凸起的，包扎时如果凸起处受压，也可能导致局部缺血，影响愈合质量，因此包扎时我们应在凸起的切口周围垫上纱布，以减轻局部压力（图11-21）。

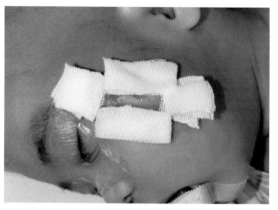

图11-21 包扎时在凸起的切口周围垫上纱布

第四节 无创操作的相关细节

一、不伤皮的相关细节

细节22 不夹皮、不割皮、不烫皮

在整个手术过程中，都应避免夹皮、顶皮，否则很可能会形成痂皮，从而影响愈合质量。出针困难时也不应用镊子尖部顶皮肤，而是用镊子柄或者垫着纱布去辅助出针（图11-22）。

长的缝合线会对组织造成切割伤，所以缝合的过程中忌硬抽长线。当缝合线穿过两侧皮缘后拉线时，不能直接从带针的一端拉线，而应在中间用针持或镊子先将尾侧端拉到位，然后再将带针的一侧拉到位（图11-15）。

电凝止血时如果不小心误伤到皮缘，很可能会导致皮缘坏死，影响最

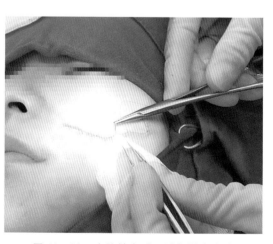

图11-22 皮外缝合时，避免钳夹皮肤

终的愈合质量。因此，电凝止血时要避开皮缘，一方面止血的时候我们要注意电凝的

角度，不要误伤皮缘；另一方面，对于皮缘的出血点，一般不需要电凝止血，通常压迫止血即可。

二、爱护创面的相关细节

细节 23　创面蘸血，而非擦血

为了看清创面的出血点，应将出血用纱布蘸去，而不是擦去。擦血的做法是错误的，会加重组织损伤。

细节 24　看清出血点后再电凝

电凝止血时，应该看清出血点后再电凝，这样可迅速、精准地找到出血点并止血，而不需要连续灼好几秒。连续烧灼会造成不必要的组织烧伤，后期的炎症反应当然也更重，不利于伤口恢复。

细节 25　电凝的能量

我们的建议是，在能有效止血的前提下，尽量用最低能量。能量越大，造成的热损伤的程度和范围就越大，炎症反应就越重，后期瘢痕也可能越重。

本章临床焦点问题

1. 细节决定成败，皮肤美容缝合只有做好了相关的各个细节，才有可能得到好的最终效果。

2. 远位减张缝合的主要目的是减张，但是也应注意皮肤组织的对位。

3. 远位减张缝合后建议行皮外缝合。

参考文献

[1] 王炜. 整形外科学[M]. 杭州：浙江科学技术出版社，1999.

[2] 刘宗辉，舒茂国，刘翔宇. 整形外科皮肤缝合技术的特点及应用[J]. 中国美容医学，2017，26(7)：136 - 139.

[3] 柴琳琳，汤绪文，杨东运，等. LBD 减张缝合技术在瘢痕切除中的应用探讨[J]. 中国美容医学，2019，28(8)：16 - 19.

[4] YANG D Y, WANG R F, TAO L, et al. Modified cicatrectomy with part of the cicatricial dermis retained[J]. Plast Reconstr Surg, 2012, 130(6)：902e - 903e.

[5] 周宇，陈骏，王娇群，等. A 型肉毒素在面部术后预防切口瘢痕增生中的作用[J]. 中国药物与临床，2020，20(2)：3.

[6] 郝荣涛，李宗超，陈兴，等. A 型肉毒素预防人瘢痕成纤维细胞增生机制的初步研究[J]. 重庆医学，2017，46(36)：4.

第十二章

心形缝合在人体不同部位的应用实例

经过 20 多年的临床实践，心形皮下缝合技术逐渐成熟，已经在整形外科以及很多其他的外科领域（包括产科、骨科、胸外科、普外科，以及耳鼻喉科等）得到了广泛的应用与推广，受到了众多外科医师的关注与认可。本章结合我们团队 20 多年的临床实践，针对人体不同部位的伤口缝合，以典型案例的方式，进一步阐述心形皮下缝合技术在身体常见部位的应用情况。

第一节 头 皮

头皮由浅入深分为五层，依次为皮肤、浅筋膜（皮下组织）、帽状腱膜（枕额肌）、腱膜下疏松结缔组织和颅骨外膜。其中，浅部三层紧密连接，难以分开，常将此三层合称为"头皮"。毛囊位于真皮层，紧连皮下组织层。

头皮相对于身体其他部位，最大的不同是有毛发生长。此外，头皮较致密，真皮层厚，即使较小的缺损，也会产生明显的张力。头皮呈弧形平铺于头顶，真皮厚，因此梭形切除后缝合很容易形成"猫耳"，需要相对更长的切口长度。

头皮缝合一般分为两层——帽状腱膜层和皮肤层，在很小的头皮伤口并且没有张力的情况下，可以直接进行全层缝合头皮。帽状腱膜层的缝合，建议首选心形皮下缝合，其余可选择折返埋没缝合等。若张力较大，也可考虑轮式埋没垂直褥式缝合；若裂隙特别窄，埋没垂直褥式缝合有困难时，可考虑埋没水平褥式缝合。皮外缝合建议使用单纯间断缝合，不推荐使用连续皮外缝合（过松不容易局部精确止血，过紧则可能影响毛囊血运），禁用皮内缝合，缝合时注意不能过紧，否则容易损伤毛囊。

缝合线选择：对于小的无张力的头皮伤口，如采用头皮全层缝合，建议使用 3-0 单股不可吸收缝合线，如尼龙线、聚丙烯线。由于头皮有头发遮盖，针眼瘢痕的反应不明显，也常采用丝线。帽状腱膜的缝合一般建议采用 3-0 可吸收缝合线或不可吸收缝合线，可为编织线；若张力很大，可考虑 2-0 可吸收缝合线，也可以采用不可吸收的缝合线（如丝线）。整形外科除皱手术因张力大，常采用 1-0 丝线。帽状腱膜缝合后，伤口张力彻底消除，此时皮外缝合可采用 4-0 或 5-0 单股不可吸收缝合线或丝线；如皮下减张不够彻底，可使用 2-0 或 3-0 单股不可吸收缝合线。

注意事项：①头皮的伤口关闭不仅要解决伤口闭合，还要保证毛囊不会因张力过大而缺血坏死，头皮深层减张是缝合的第一核心重点；②头皮的减张仅可通过帽状腱膜层的心形皮下缝合完成，确保帽状腱膜拉拢缝合，这既可减少伤口张力，避免损伤毛囊，还能有效避免头皮下血肿；③注意保护毛囊，头皮内线性瘢痕由于毛发的遮挡并不会明显，但是毛囊的损伤会导致伤口处瘢痕性脱发，使得瘢痕明显；④皮外缝合表皮要对位精确，特别注意打结力度适当，以皮肤接触即可，避免因过紧而导致毛囊坏死，针距和边距比普通皮肤缝合要大；⑤缝合操作注意无创，避免反复钳夹导致毛囊损伤，进而发生术后局部脱发，使瘢痕明显。

临床病例1(图12-1)：头皮裂伤。头皮顶部至额部10cm长、深及颅骨的皮肤软组织裂伤，清创后，用3-0可吸收缝合线(PDS)心形皮下缝合帽状腱膜，用5-0尼龙线单纯间断缝合皮肤，术后恢复良好。

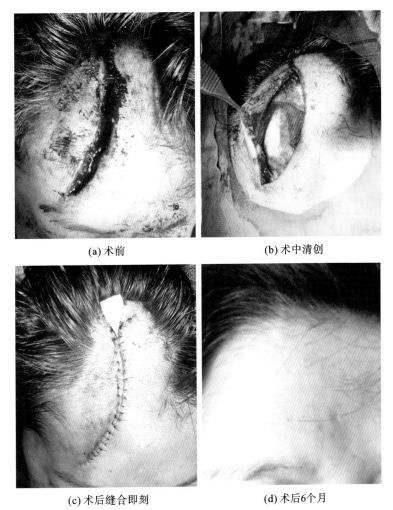

(a) 术前　　　　　　　　　　(b) 术中清创

(c) 术后缝合即刻　　　　　　(d) 术后6个月

图12-1 头皮裂伤清创美容缝合

第二节　面　部

面部是人体最重要的美容单位，因此对美容缝合的要求也最高。面部总体分为皮肤、浅筋膜（皮下脂肪）、面部浅表肌肉腱膜系统（superficial musculoaponeurotic system，SMAS）、深筋膜、深层肌肉/腺体/脂肪垫、骨膜/骨等层次，其中与皮肤缝合有关的是皮肤、浅筋膜（皮下脂肪）及面部浅表肌肉腱膜系统（SMAS）。面部根据功能分区又分为额部、眼睑、鼻、唇、面（脸）、耳郭等亚单位。由于每一个亚单位有其各自的特点，因此缝合时使用的方法和注意事项各有不同。

一、额部

额部是头皮的直接延续，其解剖结构与头部非常相似，由浅入深分别为皮肤、浅筋膜（皮下组织）、额肌、额肌下疏松结缔组织和骨膜。额肌与头皮帽状腱膜相延续，与头皮稍有区别，额肌与额部皮肤的结合没有头皮紧密，但是缝合上均类似。头皮帽状腱膜需要单独缝合一层，额肌也需要单独缝合一层，再行皮下缝合、皮内缝合或皮外缝合。

额部皮下缝合可采用埋没垂直褥式缝合，最好采用改良埋没垂直褥式缝合（心形皮下缝合）。成人和婴幼儿的额部皮肤稍有不同，尽管层次上一致，但是表皮、真皮厚度常有差别。成人发生的直线、整齐、污染轻的新鲜伤口在彻底清创后，由于真皮层厚，皮下缝合完毕后真皮内可能存在潜在腔隙，此时建议使用可吸收的单股缝合线（如 5 - 0 单乔）做连续皮内缝合。缝合完毕后，皮肤可采用皮肤黏合剂、免缝皮肤胶带等黏合，也可采用 7 - 0 单股不可吸收缝合线间断缝合。然而，对于儿童或婴幼儿，额头真皮层薄，直线整齐的伤口在完成心形皮下缝合后，可以采用黏合剂直接黏合或使用单股不可吸收缝合线完成皮外缝合。对于不规则或污染较重的伤口，完成心形皮下缝合后，如果没有条件进行皮内缝合，则建议最后使用单股不可吸收缝合线行皮外缝合。

缝合线选择：皮下减张缝合一般建议采用 5 - 0 可吸收缝合线（如薇乔或 PGA 等），如张力大，可考虑 4 - 0 可吸收缝合线，推荐使用长效吸收缝合线（PDS 或 PDO）；当伴有组织缺损张力特别大时，可考虑使用不可吸收缝合线（爱惜邦或聚丙烯缝合线等）。表皮的缝合建议采用 7 - 0 单股不可吸收缝合线（尼龙线或聚丙烯线等）。

注意事项：①额肌需要单独进行缝合，否则伤口愈合后肌肉收缩会出现皮下凹陷；②额部真皮及皮下组织比较薄，皮下埋没缝合时，注意避免走针太表浅，形成"酒窝"样凹陷；③额部皮肤质地相比面颊部要硬，容易形成猫耳畸形，此时，采用心形皮下缝合时，切口中间部分边距应大于切口两端边缘处的边距，这样缝合后切口中间隆起多而两端猫耳位置较平，可以缓解切口两端猫耳的形成；④缝合额部皮肤时，需考虑到双侧眉毛的对称性，必要时可以在切口远离眉毛侧行较大范围剥离，或者远位减张悬吊缝合（第七章图 7 - 14），或者用 Impli 缝合（第七章图 7 - 16）的方法进行缓解。

临床病例 2（图 12 - 2）：额部瘢痕。额部有一长 3cm 的陈旧性瘢痕，设计成"W"形切口，切除瘢痕，先用 5 - 0 可吸收缝合线（PDS）心形缝合皮下组织，再用 7 - 0 尼龙线单纯间断缝合皮肤。

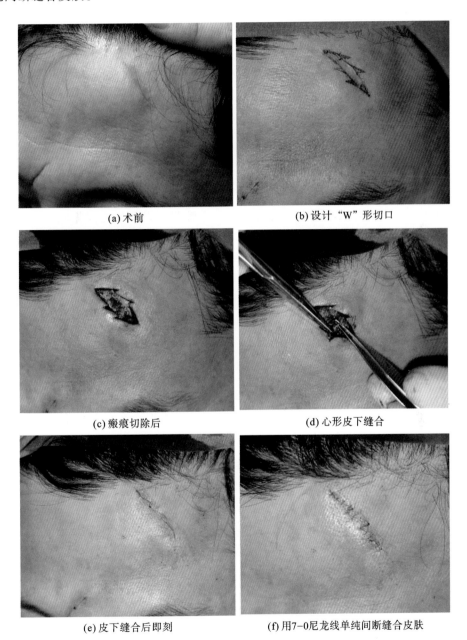

(a) 术前　　　　　　　　　　　　　(b) 设计"W"形切口

(c) 瘢痕切除后　　　　　　　　　　(d) 心形皮下缝合

(e) 皮下缝合后即刻　　　　　　　　(f) 用7-0尼龙线单纯间断缝合皮肤

图 12 - 2　额部瘢痕切除整形

临床病例 3（图 12 - 3）：额部外伤缝合术后修复。外院清创缝合（垂直褥式）术后 3 天，来我院给予拆除缝合丝线，清创，切除伤口肉芽组织，反复清洗后，皮下采用 4 - 0 PDS 行心形皮下缝合，用 5 - 0 单乔缝合线连续真皮皮内缝合，皮肤使用皮肤黏合剂黏合。

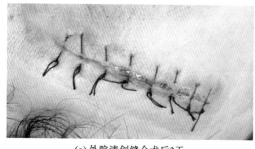
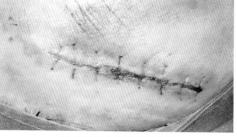

(a) 外院清创缝合术后3天　　　　　　　　　(b) 拆除缝合所使用的丝线

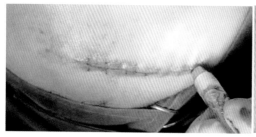
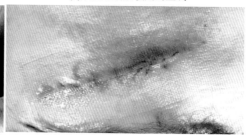

(c) 心形皮下缝合，连续皮内缝合真皮，　　　　　(d) 修复术后3天
　　用皮肤黏合剂黏合皮肤

图 12 - 3　额部失败缝合后的早期整形修复

二、眼睑

眼睑是人体最为特殊的部位之一，眼睑部位的真皮是人体最薄的真皮组织。因此，眼睑皮肤切口形成后，真皮收缩导致的张力并不大，但由于眼睑是运动的器官，因此也会产生相应的张力。一般组织缺损不大的横行切口张力小，纵行切口相对张力大，纵行切口推荐使用心形皮下缝合，横行切口可根据情况选择皮下减张缝合。然而，临床最常见的重睑手术和眼袋手术往往不需要进行皮下减张缝合。

利用心形皮下缝合减张的程度有所差别。对于横行切口，眼睑的心形皮下缝合边距小，针距可以适当放大，缝合完毕后，轻度隆起，减张后隆起程度轻，缝合线最好采用 6 - 0 可吸收缝合线；纵行切口则边距变大，针距适当缩小，隆起更为明显，减张程度大，缝合线可以采用 5 - 0 可吸收缝合线（如薇乔或 PGA）；如果纵行切口伴有组织缺损、张力大时，可以采用 5 - 0 长效吸收缝合线（PDS 或 PDO）或不可吸收缝合线（5 - 0 爱惜邦或聚丙烯）。

眼睑皮肤外缝合一般采用单纯间断缝合，也可采用单纯连续缝合；如两侧皮肤厚薄不等，也可采用裂隙两侧皮肤厚度不等的单纯间断缝合。眼睑皮肤缝合一般采用 7 - 0 单股不可吸收缝合线，如尼龙线或者聚丙烯缝合线；如果皮下缝合得好，也可以采用皮肤胶水或者拉力胶粘贴。

注意事项：①眼轮匝肌需要单独缝合；②线结不要太紧，需预留肿胀的空间；③防止皮肤内翻；④注意两侧皮肤的对称性，防止两侧眼睑形状不一致；⑤注意防止眼睑外翻。

临床病例 4(图 12-4)：重睑成形术。切开重睑成形术无须皮下减张缝合，直接皮外间断缝合即可。

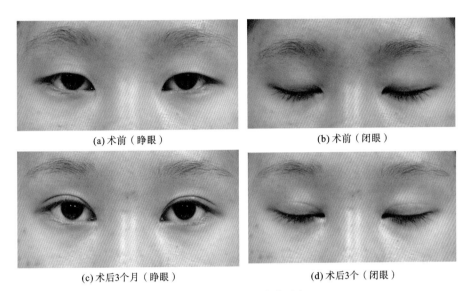

<table>
<tr><td>(a) 术前（睁眼）</td><td>(b) 术前（闭眼）</td></tr>
<tr><td>(c) 术后3个月（睁眼）</td><td>(d) 术后3个（闭眼）</td></tr>
</table>

图 12-4　切开重睑成形术

临床病例 5(图 12-5)：眼睑皮肤不规则裂伤。清创后局部皮瓣转移，皮下先用 6-0 可吸收缝合线(PDS)进行心形皮下缝合，再用 7-0 尼龙线皮外缝合。

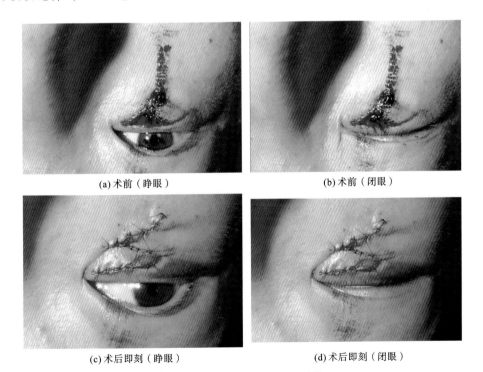

<table>
<tr><td>(a) 术前（睁眼）</td><td>(b) 术前（闭眼）</td></tr>
<tr><td>(c) 术后即刻（睁眼）</td><td>(d) 术后即刻（闭眼）</td></tr>
</table>

图 12-5　眼睑皮肤软组织裂伤

三、鼻

鼻部是面部皮肤真皮最厚的部位，其真皮内皮脂腺丰富，可分泌大量皮脂，部分患者鼻部皮脂腺过度分泌并伴有炎症，可形成"酒渣鼻"样改变。鼻翼和鼻尖部皮肤与皮下组织结合紧密，皮肤松动性差，即使很小的缺损，通常也无法直接闭合。鼻部皮肤缺损常需要使用皮瓣转移进行修复。鼻背部皮肤具有较好的移动性，可用作修复鼻尖及鼻翼局部缺损。皮瓣供区常用的有双叶瓣、菱形瓣等。此外，鼻唇沟皮瓣也是常用的皮瓣修复方法。

鼻部由于不同亚结构的皮肤差异很大，因此其皮下缝合方法有一定的区别，鼻背、鼻小柱皮肤可用 4-0/5-0 可吸收缝合线，推荐使用心形皮下缝合技术进行减张缝合，外缝合采用 7-0 单股不可吸收缝合线进行单纯间断缝合；对于鼻翼缘、鼻头等部位，由于皮下组织薄、真皮厚、皮肤移动性差且真皮内有大量皮脂分泌，因此切口两侧皮下的锐性剥离往往是需要的，皮下尽可能采用心形缝合技术，其他的如埋没水平褥式缝合或者普通的埋没间断皮下缝合由于增加缝合线在真皮层的存留或者需将线结留在真皮层，可能导致线结对皮脂腺腺体的环扎、减张效果不好等，应该被放弃。皮下缝合的缝合线可选择 5-0 或 6-0 普通可吸收缝合线（薇乔或 PGA），或者选用长效可吸收缝合线（PDS 或 PDO）；皮肤外缝合可以采用 6-0 或 7-0 单股不可吸收缝合线间断缝合。

注意事项：①鼻部尤其是鼻头部位真皮厚，真皮内皮脂腺分泌旺盛，皮下减张缝合时容易组织撕脱，进行适当的皮下锐性剥离是必要的，否则难以实施心形皮下缝合；②鼻部皮肤缺损时，不宜进行强行直接拉拢缝合，以免牵拉周围皮肤造成两侧鼻孔不对称，因此有皮肤缺损（即使是小的缺损）时，也建议进行局部皮瓣或者组织移植修复；③打结时不宜过紧，防止缝合线切割皮肤导致组织撕脱；④鼻唇沟、鼻头与鼻翼的自然转折部位的自然凹陷不能采用外翻缝合，避免形成脊状隆起；⑤鼻部皮肤缝合后需要每天清洁伤口。

临床病例 6（图 12-6）：鼻部外伤后缺损行额部扩张皮瓣鼻再造术。鼻外伤后，鼻尖、鼻小柱、鼻翼缺损，行额部扩张器植入，二期行额部扩张皮瓣鼻再造术。二期额部扩张皮瓣转移后，额部皮瓣供区用 3-0 可吸收缝合线缝合额肌，用 5-0 可吸收缝合线心形缝合皮下组织，用 7-0 尼龙线缝合皮肤。鼻部皮瓣受区用 5-0 可吸收缝合线心形缝合皮下组织，用 7-0 尼龙线缝合皮肤。

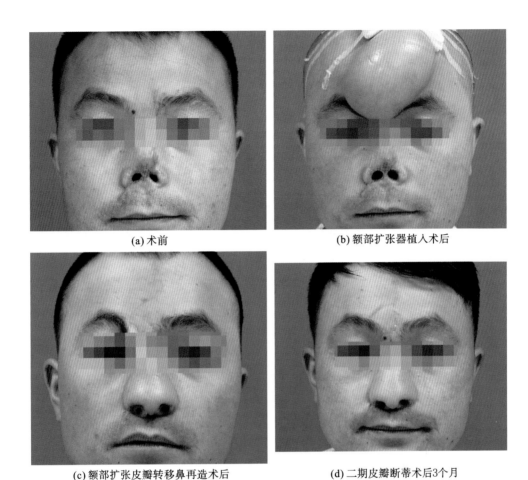

(a) 术前
(b) 额部扩张器植入术后

(c) 额部扩张皮瓣转移鼻再造术后
(d) 二期皮瓣断蒂术后3个月

图 12-6 鼻外伤缺损额部扩张皮瓣鼻再造术

临床病例 7(图 12-7)：开放切口鼻综合整形术。采用鼻小柱倒"V"切口联合鼻腔软骨下切口，行鼻头缩小自体耳软骨鼻尖成形术。术后鼻小柱切口用 5-0 PDS 心形皮下缝合，用 7-0 尼龙线缝合鼻小柱皮肤切口。

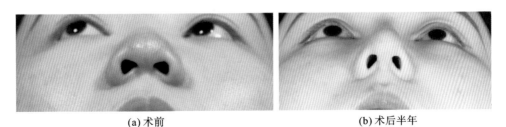

(a) 术前
(b) 术后半年

图 12-7 自体耳软骨开放切口鼻综合整形

四、唇

唇部包括唇部皮肤和黏膜两部分，其中黏膜部分由于黏膜薄、愈合快，且不易遗留瘢痕，因此黏膜的缝合要求没有皮肤的缝合要求高。如果靠近前庭沟非外露部位，一般直接全层缝合，不需要皮下减张缝合。然而，在外露部位，则需进行黏膜下缝合，可选择心形皮下缝合或者线结在下方的单纯埋没间断缝合，不过针距往往不用太密，既可以协助黏膜切口的对合，也可以防止切口内翻再次形成切迹。黏膜的外缝合可采用单纯间断缝合、单纯连续缝合、连续锁边缝合和水平褥式缝合等方法。黏膜下缝合的缝合线可以采用 6-0 普通吸收缝合线（薇乔或 PGA），黏膜缝合线可以采用 6-0 普通吸收缝合线（薇乔或 PGA），但往往需要在 9 天左右拆除缝合线；也可以采用 6-0 快吸收缝合线（快薇乔或 RPGA），此时不用拆线。

唇部皮肤真皮层相对较厚，皮下脂肪菲薄，紧贴着口轮匝肌。唇部皮肤缝合前一定要进行口轮匝肌的复位和缝合，恢复口轮匝肌的连续性。皮下缝合可采用心形皮下缝合技术缝合，也可以使用折返埋没缝合协助进行减张使用。皮肤缝合建议使用不可吸收缝合线进行间断缝合或者皮肤黏合剂黏合。

缝合线选择：唇部肌肉缝合建议采用 5-0/4-0 长时间吸收缝合线，如 PDS 或 PDO 缝合线；皮下缝合可采用 5-0/6-0 常规可吸收缝合线（薇乔或 PGA）；若张力较大，建议采用 5-0/6-0 长时间吸收缝合线（PDS 或 PDO）；皮肤外缝合建议使用 7-0/6-0 单股不可吸收缝合线或者使用皮肤黏合剂。

注意事项：①缝合时注意对齐切口两侧的唇红缘和干湿唇线；②注意尽可能地恢复人中、唇弓等结构的解剖形态；③如为贯穿性切口，先缝合口内侧伤口，充分冲洗创面后，再依次缝合肌肉、皮下及皮肤；④术后应适当制动，减少口唇活动。

临床病例 8（图 12-8）：唇裂修复术。采用改良微小三角瓣法修复单侧不完全唇裂，将肌肉解剖复位后，用 6-0/5-0 可吸收缝合线减张缝合皮下，用皮肤黏合剂黏合皮肤。

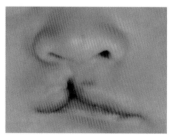 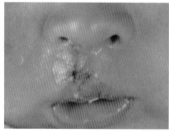 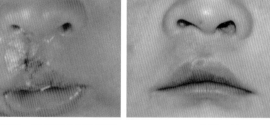

| (a) 术前唇部裂开 | (b) 术后即刻，采用PDS心形皮下缝合，用皮肤黏合剂黏合 | (c) 术后一年 |

图 12-8 唇裂修复术

临床病例 9（图 12-9）：双侧唇裂修复术。双侧完全唇裂，前唇与侧唇存在明显台阶，手术中切口张力很大。将肌肉充分解剖复位后，用 5-0 PDS 缝合线缝合口轮匝肌，用 6-0/5-0 可吸收缝合线减张缝合皮下，用 7-0 尼龙线间断缝合皮肤。

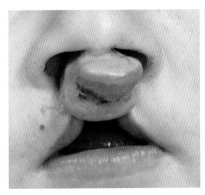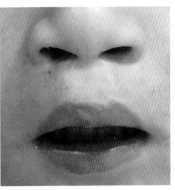

(a) 术前　　　　　　　　　　(b) 术后一年

图 12-9　双层唇裂修复术

五、耳郭

耳郭为"三明治"结构，两侧的皮肤软组织包绕中间的耳郭软骨。耳郭皮肤菲薄，皮肤活动性差，皮下脂肪薄，下方紧贴着耳郭软骨。耳郭缝合时，一般分层缝合耳郭软骨、皮下组织和皮肤。即使是无组织缺损的、张力小的皮肤伤口，也建议先行缝合皮下，再行皮外缝合。

由于耳软骨骨组织比较脆，受力时容易撕裂，因此耳郭软骨的缝合尽量将耳郭软骨膜保留，带着骨膜一起缝合。缝合采用 5-0 普通可吸收缝合线（薇乔或 PGA），张力大时也可以采用长效吸收缝合线（PDS 或 PDO）。皮下缝合首先推荐采用心形皮下缝合技术，也可采用缝合线结在下方的单纯埋没皮下缝合，皮下组织采用 5-0 普通可吸收缝合线（薇乔或 PGA），张力大时可采用长效可吸收缝合线（PDS 或 PDO）。皮肤外缝合一般采用 7-0/6-0 单股不可吸收缝合线，如尼龙线或聚丙烯缝合线；若伤口很小且无张力，也可在缝合软骨后直接使用 6-0 单股不可吸收缝合线全层缝合；伤口整齐的直线伤口，在行充分的皮下减张缝合后，也可采用皮肤黏合剂直接黏合。

注意事项：①带着软骨膜的耳郭软骨的对合至关重要，决定着耳郭的外形；②耳郭皮肤及皮下组织薄，心形皮下缝合时应注意避免缝合线穿透表皮，形成"酒窝"样凹陷；③耳郭皮肤软组织耐缺血能力强，即使很窄的蒂部也可满足大部分耳郭的血供，这就要求蒂部缝合时，皮下缝合或者外缝合时缝合线边距要小、针距大，以减少对组织血供的影响；④耳郭皮肤活动性差，若有耳郭皮肤缺损，则需要进行充分的皮下分离，必要时，在不影响外形的情况下，修剪部分暴露的耳郭软骨。

临床病例 10（图 12-10）：耳郭撕脱伤回植术。右耳郭撕脱伤，仅剩宽 1cm 的软组织连接。行撕脱耳郭回植术（吻合 1 条耳郭动脉，未吻合静脉）。术后撕脱耳郭完全成活。采用 5-0 PDS 缝合线缝合软骨和深部组织，用 5-0 可吸收缝合线心形缝合皮下组织，用 7-0 尼龙线缝合皮肤。

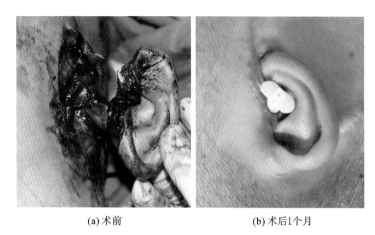

(a) 术前   (b) 术后1个月

图 12 - 10 撕脱耳郭回植术

　　临床病例11(图 12 - 11)：耳郭再造术。先天性小耳畸形，采用耳后皮肤扩张自体肋软骨分期耳再造术。术后外形良好。

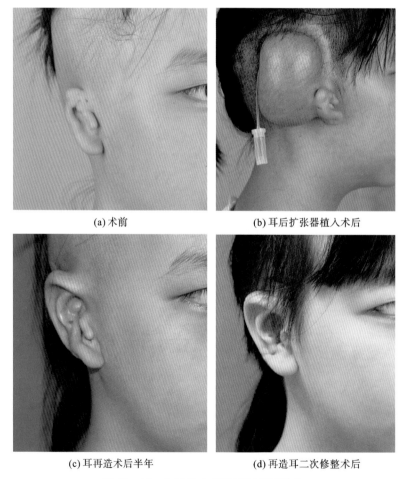

(a) 术前   (b) 耳后扩张器植入术后

(c) 耳再造术后半年   (d) 再造耳二次修整术后

图 12 - 11 先天性小耳畸形耳郭再造术

六、面颊部

面颊部也称脸部，是面部占表面积最大的部位。其皮肤厚度中等，皮下脂肪较薄，下方为浅表肌腱膜系统（superficial musculoaponeurotic system，SMAS），面部表情肌即位于该层。面部 SMAS 头皮部为帽状腱膜，额部为额肌，颞部为颞浅筋膜，眼周为眼轮匝肌，耳前为腮腺咬肌筋膜，面颊、鼻周及口周为面部表情肌，唇部为口轮匝肌，受面神经支配，控制面部表情。SMAS 深层为面部深层肌肉、腺体和骨骼组织。

面部缝合需要逐层进行，进行深层组织的手术或者受外伤缝合时一定要注意面神经的损伤情况。面部皮下减张缝合一定要充分，推荐采用心形皮下缝合技术缝合。皮肤缝合可采用 7-0 单股不可吸收缝合线（如尼龙线或 Prolene 缝合线等）单纯间断缝合，根据实际情况，也可以考虑皮内连续缝合或者使用皮肤黏合剂。

缝合线选择：面部皮下减张缝合建议使用 4-0/5-0 普通可吸收缝合线（如薇乔或 PGA），编织或者单股缝合线均可，切口张力大时可考虑长效可吸收缝合线（如 PDS 或 PDO）。皮肤外缝合采用 6-0/7-0 单股不吸收缝合线（如尼龙线或者 Prolene 缝合线等）单纯间断缝合或者连续皮外缝合，如果是成年人真皮层厚的直线切口，则可采用 6-0/5-0 单股可吸收缝合线（如单乔等）皮内连续缝合，然后对表皮使用皮肤黏合剂或者拉力胶。对婴幼儿也可以采用心形皮下缝合技术缝合皮下，缝合线选择参考成人，无须皮内缝合，直接使用皮肤黏合剂或者拉力胶粘贴表皮。

注意事项：①面部切口设计需要考虑面部美观，切口尽可能顺皮纹走向，充分利用并重建面部自然皱褶或者皮肤交界部位，如鼻唇沟、耳屏前等（可以采用 Z 成形手术切口设计），以减少术后瘢痕；②缝合时注意避免面部器官牵拉移位，尤其是口角、鼻翼等部位（避免面部器官移位，可采用远离部位广泛剥离，远位牵引减张，详细参见第七章第四节第一部分的悬吊缝合）；③设计切口和松解分离组织时，注意避免损伤面神经；④面部切口缝合后，尽可能避免遗留明显的"猫耳"。

临床病例 12（图 12-12）：面部瘢痕切除整形术。面部有一 5cm 血管瘤激光治疗后的瘢痕，根据瘢痕形状设计切口，注意避免将切口设计成直线，完整切除瘢痕后，用 5-0 可吸收缝合线心形缝合皮下组织。用皮肤黏合剂黏合皮肤。

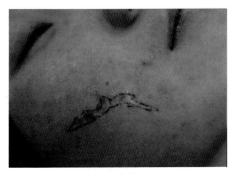
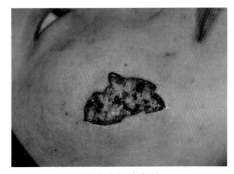

(a) 术前   (b) 瘢痕切除术后

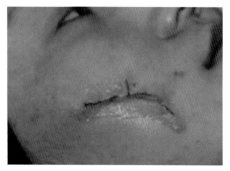
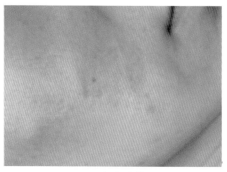

(c) 心形皮下缝合，采用皮肤黏合剂黏合　　　　　　　(d) 术后3个月

图 12 - 12　面部瘢痕切除整形术

临床病例 13(图 12 - 13)：面部外伤二期清创整形术。患者面部皮肤软组织挫裂伤清创缝合术后 3 天来我科就诊，立即拆除缝合线，重新清创，修整创缘后，用 5 - 0 可吸收缝合线心形缝合皮下组织，用 7 - 0 尼龙线单纯间断缝合皮肤。

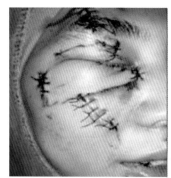
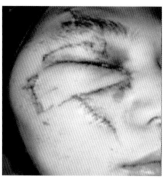
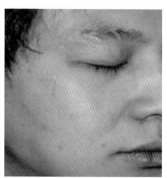

(a) 面部外伤外院缝合术后3天　　　(b) 拆除缝线，清创美容缝合后　　　(c) 术后1年

图 12 - 13　面部外伤二期清创整形缝合

临床病例 14(图 12 - 14)：面部黑色素痣切除术。患儿，男，5 岁，面部皮肤黑色素痣切除缝合术。对患者面部 5cm×3cm 大小黑色素痣一次全部切除后，先用远位皮下减张缝合进行预减张，再用心形皮下缝合技术缝合皮下组织，最后使用皮肤黏合剂黏合皮肤。

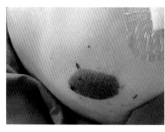
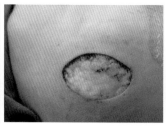
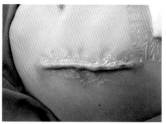

(a) 术前　　　　　　　(b) 黑色素痣切除术后　　　　　　(c) 皮下心形缝合，皮肤黏合

图 12 - 14　面部黑色素痣切除缝合

临床病例 15(图 12-15)：面部瘢痕切除整形术。患者，女，23 岁，面部有一 5cm "蜈蚣"样瘢痕，根据瘢痕形状设计"W"形切口，切除瘢痕，用5-0 PDS 心形缝合皮下组织，用 7-0 尼龙线缝合皮肤。

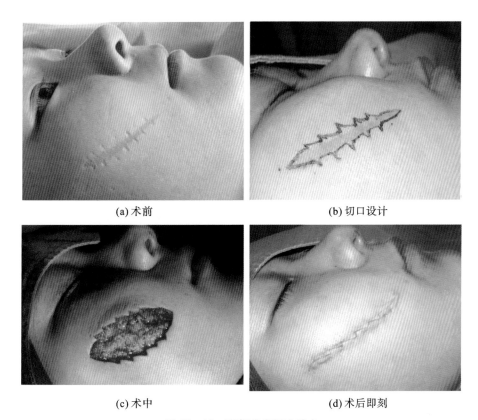

(a) 术前　　　　　　　　　　　　　(b) 切口设计

(c) 术中　　　　　　　　　　　　　(d) 术后即刻

图 12-15　面部瘢痕切除缝合

临床病例 16(图 12-16)：面部瘢痕。患者，女，面部瘢痕 20 年，采用手术切除＋多个微小 Z 成形术，根据瘢痕形状设计多个微小"Z"形切口，切除瘢痕，用 5-0 PDS 心形缝合皮下组织，用 7-0 尼龙线缝合皮肤。

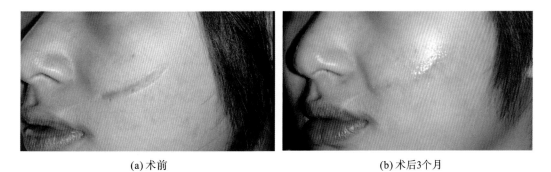

(a) 术前　　　　　　　　　　　　　(b) 术后3个月

图 12-16　面部瘢痕切除缝合

临床病例 17(图 12 - 17)：面部瘢痕切除整形术。面部有一 8cm 长的不规则瘢痕，根据瘢痕形状设计切口，完整切除瘢痕后，用 5 - 0 可吸收缝合线心形缝合皮下组织，用皮肤黏合剂黏合皮肤。

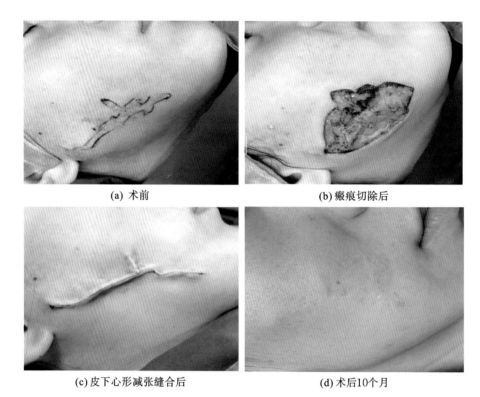

(a) 术前 　　　　　　　　　　　　　(b) 瘢痕切除后

(c) 皮下心形减张缝合后 　　　　　　　(d) 术后10个月

图 12 - 17　面部瘢痕切除缝合

第三节　颈　部

颈部皮肤松弛、有弹性、纹路明显。颈部手术大多有标准的手术切口入路，一般设计原则应尽可能顺着颈部皮纹方向设计切口，这样可以最大程度地减轻术后瘢痕。颈部皮肤软组织包括皮肤、皮下脂肪组织和颈阔肌层，这三层与皮肤缝合关系密切。其深面为颈深筋膜、颈部肌肉、腺体、血管和神经等，其深部解剖复杂，进行深部手术时需要很好地掌握专科解剖知识。

颈部皮肤缝合一般分为颈阔肌和颈部皮肤两层。颈阔肌一般需要单独严密缝合，这样既可减小皮肤缝合时的张力，又可防止伤口愈合后局部凹陷。颈阔肌一般采用 4 - 0/5 - 0可吸收缝合线单纯间断缝合或者连续缝合，可以根据张力大小选择吸收缝合线的种类。

颈部皮肤缝合根据伤口方向、张力大小选择合适的方法，颈部完全平行于颈横纹的横切口(如甲状腺切口)，传统的观念认为，可以在颈阔肌缝合后直接采用连续皮内缝合或者连续真皮内埋没缝合进行缝合。然而，整形美容缝合的观点认为，颈阔肌缝合后采用线结在下方的皮下缝合或者心形皮下缝合才是缝合的核心，缝合后伤口张力为负张力，同时兼具精确的对合功能，皮下缝合完成后采用连续皮内缝合或者皮外缝合补充。皮下缝合一般采用 4-0/5-0 可吸收缝合线（薇乔或 PGA），连续皮内缝合一般采用 4-0/5-0 单股合成可吸收缝合线，皮外缝合则采用 6-0/7-0 单股合成不可吸收缝合线行间断缝合或连续缝合，如聚丙烯缝合线或尼龙线，但需要拆线，也可以不行皮外缝合，直接使用皮肤胶水或拉力胶，对术后伤口的愈合及最终瘢痕的遗留具有极大的改善作用。

对于垂直或者斜行于颈横纹的伤口，则需要进行皮下减张缝合，心形皮下缝合技术目前是最理想的选择，完成皮下缝合后，再采用可吸收的单股缝合线（如单乔）做连续皮内缝合，表面可以使用皮肤胶水或拉力胶；对不规则的切口则可采用 6-0/7-0 单股不可吸收缝合线完成表皮缝合。

注意事项：①颈部皮肤纹路比较明显，设计切口时应尽量沿着颈部皮纹的方向；②颈阔肌为纵向走行，与皮肤纹路垂直，有效关闭颈阔肌对伤口愈合和减小张力至关重要；③因为颈部皮肤比较松弛，所以缝合时要准确对位，最好能在头部正中位时做好标记，避免伤口两侧组织错位，引起畸形；④如果伤口为垂直颈横纹方向，则可在切口上设计"Z"形交叉皮瓣，避免术后瘢痕收缩引起的颈部牵拉；⑤对位于颈部自然皮纹内的切口，缝合时不宜过度外翻或者形成过高的脊状隆起，以免影响颈部皮纹外观。

临床病例 18（图 12-18）：右侧腮腺肿瘤切除手术。手术切口采用 5-0 保护薇乔心形皮下缝合，用 6-0 尼龙线外缝合，7 天拆线。

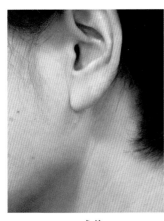 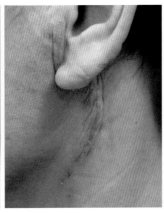 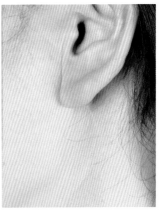

(a) 术前　　　　　　(b) 术毕（心形皮下缝合完毕后）　　　　　(c) 术后1年

图 12-18　腮腺切口伤口缝合

临床病例 19（图 12-19）：颈部瘢痕切除整形术。颈部瘢痕 10 余年，行瘢痕切除，皮下潜行分离，用 4-0 PDS 心形皮下缝合，皮肤用 7-0 尼龙线缝合。

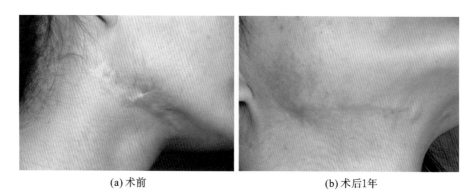

(a) 术前   (b) 术后1年

图 12-19　颈部瘢痕切除缝合

　　临床病例 20(图 12-20)：颈部增生性瘢痕切除缝合，Z 成形术。术中为了避免纵行直线瘢痕，行 Z 成形术。皮下采用 4-0 PDS 缝合线心形皮下缝合，皮肤采用 7-0 尼龙线单纯间断缝合。

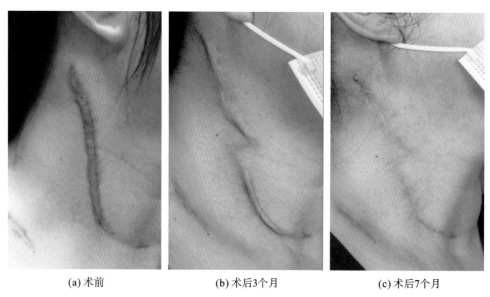

(a) 术前   (b) 术后3个月   (c) 术后7个月

图 12-20　颈部增生性瘢痕切除缝合 Z 成形术

第四节　躯　干

　　躯干是人体面积最大的部位，其真皮组织厚、缝合张力大，是最容易形成增生性瘢痕和瘢痕疙瘩的位置。躯干部位虽然没有面颈部美容要求高，但是由于其张力大，容易造成明显的增生性瘢痕，影响患者的外观和生活，因此，缝合时也需要做到最大可能的减张缝合，以减轻术后瘢痕增生。

　　躯干部位又可进一步分为肩背部、胸部、腰腹部三个亚单位，每个亚单位张力不尽相同，在缝合上又有其各自的特点。

一、肩背部

　　肩背部皮肤软组织由浅入深分别为皮肤、皮下脂肪和肌肉。肩背部皮肤真皮层厚，皮肤血运较其他部位差，加上肩背部伤口往往张力大，容易出现愈合不良。肩背部是人体最容易长增生性瘢痕和瘢痕疙瘩的部位。

　　由于肩背部皮肤张力大，因此减张缝合至关重要，综合全面的评价标准（效果，兼顾的优点及规避的缺点，可操作性），改良埋没垂直褥式缝合（心形缝合）是该部位首选的缝合技术，也可根据情况采用其他缝合方法，如连续的心形皮下缝合技术、改良埋没水平褥式缝合、轮式埋没垂直褥式缝合、双重蝶形缝合等（但均因操作难度大、减张不确切或真皮内存留异物、局部血运造成影响等而不推荐采用）。

　　缝合线选择：可使用 1-0～3-0 抗张力维持时间长的可吸收缝合线（如 PDS 或 PDO 等），如无该缝合线，则可以使用 0 号丝线，要注意此时心形皮下缝合的切口两边浅出 C 点以及 C′点必须足够深，不带任何真皮组织。如果采用 1-0～3-0 普通可吸收缝合线，切口的张力不能太大，否则缝线被吸收后瘢痕极易变宽。皮肤的外缝合可采用 3-0～5-0 单股缝合线皮内连续缝合，外用皮肤胶水或拉力胶；也可采用 6-0/5-0 尼龙线或 Prolene 缝合线间断缝合，7 天之内拆除外缝合线。

　　注意事项：①肩背部皮肤张力大，强行拉拢缝合困难，往往需要进行皮下游离减张，进行皮下游离减张时要保证皮瓣的厚度，避免引发皮瓣血运障碍，一般需要在肌膜表面游离；②肩背部皮肤肥胖患者往往皮下脂肪过厚，此时可以考虑将脂肪分成两部分，深层的一部分增加缝合一层，消灭无效腔，较浅的部分与真皮一起构成皮瓣，进行修剪后行心形皮下缝合；③缝合时应注意消除皮下无效腔，预防积血积液感染；④由于肩背部真皮厚，缝合时选用较大且韧性好的三角针缝合（反三角针更好），肩背部是特别容易出现增生性瘢痕或瘢痕疙瘩的部位，缝合时真皮伤口内应尽可能避免或者减少存留异物，尽可能选用组织反应低的缝合材料；⑤缝合后应适当限制躯体运动，预防伤口裂开。

　　临床病例 21（图 12-21）：肩背部瘢痕疙瘩。患者，女，40 岁。双侧肩背部瘢痕疙瘩，行瘢痕疙瘩切除术和放射治疗（分次手术，先右侧后左侧，手术间隔 11 个月）。右侧肩背部瘢痕疙瘩，行瘢痕疙瘩切除术后使用不可吸收缝合线（2-0 爱惜邦）加可吸收缝合线（2-0 PDS），采用心形皮下缝合技术缝合皮下，用 6-0 尼龙线进行皮外缝合，皮外缝合 7 天拆线；对左侧肩背部瘢痕疙瘩切除后采用局部皮瓣转移修复，用不可吸收缝合线（2-0 爱惜邦）加可吸收缝合线（2-0 PDS）采用心形皮下缝合技术缝合皮下，皮外使用 6-0 尼龙线进行缝合，皮外缝合 7 天拆线。

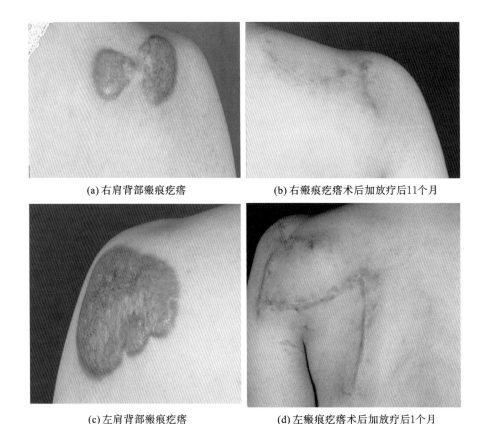

(a) 右肩背部瘢痕疙瘩　　　　　　　(b) 右瘢痕疙瘩术后加放疗后11个月

(c) 左肩背部瘢痕疙瘩　　　　　　　(d) 左瘢痕疙瘩术后加放疗后1个月

图 12 - 21　肩背部瘢痕疙瘩切除加放疗

临床病例 22(图 12 - 22)：患者，男。腰背部疼痛行脊柱手术。患者手术分层缝合肌肉和深层组织后，切缘两侧皮下适度分离，修剪皮下组织，用 1 - 0 和 3 - 0 PDS 缝合线心形皮下缝合技术缝合皮下(先用 1 - 0 PDS 远位减张缝合，后用 3 - 0 PDS 补充减张缝合)，用 4 - 0 单股可吸收缝合线皮内连续缝合，对皮肤采用拉力胶粘贴，术后伤口愈合良好，随访半年瘢痕不明显。

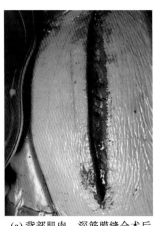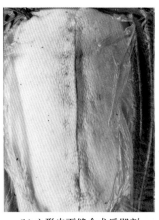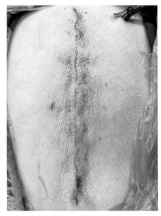

(a) 背部肌肉、深筋膜缝合术后　　　(b) 心形皮下缝合术后即刻　　　(c) 皮内连续缝合术后

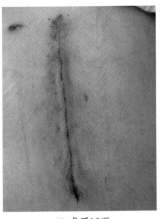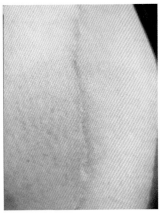

(d) 术后10天　　　　　(e) 术后6个月

图 12-22　脊柱手术后伤口缝合

二、胸壁

胸壁，尤其是胸骨表面皮肤，是人体张力最大的部位之一，也是最容易形成增生性瘢痕和瘢痕疙瘩的部位。胸壁皮肤软组织由浅入深分别是皮肤、皮下脂肪(乳腺)、肌肉。侧胸部的皮肤组织相对富裕，一般手术切口不会造成很大张力，但是胸部正中切口张力明显，因此进行胸壁皮肤缝合时皮下减张尤为重要。胸部伤口缝合需分层缝合肌肉、皮下和皮肤。

胸壁正中部位皮肤张力大，同肩背部缝合一样，减张缝合至关重要，对该部位首选改良埋没垂直褥式缝合(心形缝合)。其他缝合方法，如改良埋没水平褥式缝合、轮式埋没垂直褥式缝合、蝶形缝合、双重蝶形缝合，由于操作相对较难、缺点明显、优点不明显，因此临床上不推荐。

缝合线选择：1-0/3-0抗张力维持时间长的可吸收缝合线(如 PDS)，伴发组织缺损的张力超大的切口，可以采用不可吸收的缝合线(如丝线或 Prolene 线或爱惜邦缝合线等)进行心形皮下缝合(此时务必按照心形皮下缝合走针轨迹进行，避免切口对合缘真皮内出现缝合线)。皮内的缝合可采用4-0/5-0单股可吸收缝合线皮内连续缝合，也可以采用外缝合，此时可选用6-0/5-0尼龙线或者单股不可吸收缝合线(如 Prolene 等)进行间断或者连续缝合。

侧胸壁皮肤切口张力相对较小，但减张缝合同样至关重要，改良埋没垂直褥式缝合(心形缝合)同样是该部位的首选。缝合线可选择1-0～4-0可吸收缝合线。皮内的缝合可采用4-0/5-0单股缝合线皮内连续缝合，也可采用6-0/5-0尼龙线或单股不可吸收缝合线间断缝合或连续缝合。

注意事项：①需要有效地关闭无效腔，以避免术后渗血积液，必要时可放置负压引流(尤其是对侧胸壁剥离范围较大的切口)；②中线部位伤口张力较大，需要充分减张，缝合完毕后还可用减张胶带进行减张护理；③胸廓会随呼吸运动，术后可以使用胸带适当制动，以减少术后术区疼痛及伤口张力。

临床病例 23（图 12-23）：心脏病冠状动脉搭桥术后伤口感染不愈合。给予清创，去除感染组织和异物（钢丝及内固定物），局部胸大肌瓣覆盖胸骨，在胸大肌表面充分分离皮下，用 2-0 PDS 线心形皮下缝合技术缝皮下，用 5-0 尼龙线单纯间断外缝合，术后 7 天拆线。

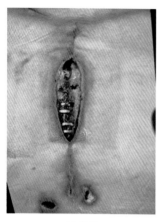 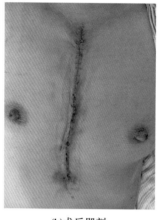 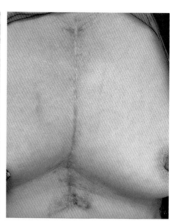

(a)术前　　　　　　　　(b)术后即刻　　　　　　　　(c)术后6个月

图 12-23　心脏病冠状动脉搭桥术后伤口感染的清创缝合术

临床病例 24（图 12-24）：左侧腮腺黏液囊性癌，手术加放、化疗后复发，慢性感染性创面形成。手术解剖并保护左侧颈内动脉，切除创面及创周组织，送冰冻及病理检查；解剖右侧甲状腺上动脉及表浅静脉（因左侧血管无吻合条件），剥离隧道至颏下颈部皱褶处；解剖右侧背阔肌肌皮瓣（8cm×14cm），保留胸背动、静脉外侧支，皮瓣取下和两侧皮下分离完成后，侧胸创面缺损面积变成 16cm×15cm；皮瓣血管与右侧颈部甲状腺上动脉及表浅静脉吻合，蒂部通过隧道，皮瓣缝合修复左侧缺损。对供区缺损用2-0不可吸收缝合线（爱惜邦）心形皮下缝合技术缝合皮下，用 6-0 尼龙线间断行皮外缝合，7 天拆线。

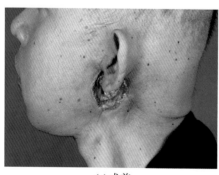 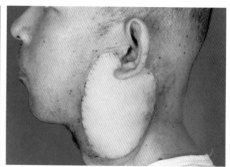

(a)术前　　　　　　　　　　(b)肌皮瓣显微外科修复术后

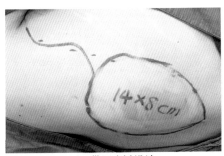
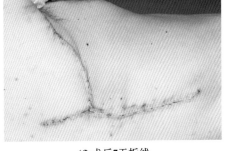

(c) 供区皮瓣设计　　　　　　　　(d) 背阔肌肌皮瓣切除后创面变宽

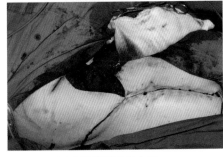
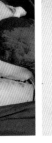

(e) 心形皮下缝合术后　　　　　　　　(f) 术后7天拆线

图 12 - 24　显微外科面颈部复发肿瘤切除加背阔肌皮瓣移植术

三、腰腹部

　　腰腹部脂肪相对较厚，皮肤松动性较肩背部和胸壁好，真皮厚度较肩背部薄，缝合时张力相对适中，但对部分脂肪特别厚的患者，缝合时张力较大，并且容易发生脂肪液化、坏死，伤口裂开风险较大。腹壁皮肤软组织由浅入深分别为皮肤、皮下脂肪和深筋膜。缝合时需分层缝合深筋膜、皮下组织和皮肤，如果皮下脂肪非常厚，则需要单独缝合皮下脂肪层，再进行皮下减张缝合、关闭无效腔。

　　腰腹部脂肪肥厚，因此脂肪层的处理非常重要，要避免出现操作过程中过多损伤伤口内脂肪组织，避免出现无效腔或者脂肪液化。切口位置过多疝出切口边缘的脂肪可以适当修剪，形成梯形切口，并且可防止脂肪进入切口造成切口对合不良。缝合完肌肉和深筋膜后，缝合皮下组织时需要全层缝合，以避免无效腔。如果脂肪过厚，皮下缝合时无法全层缝合，则可将深层脂肪间断缝合数针，皮下缝合首选改良埋没垂直褥式皮下缝合技术（心形缝合），其余如轮式埋没垂直褥式缝合、蝶形缝合、双重蝶形缝合，也可根据情况采用。

　　缝合线选择：1 - 0～4 - 0 抗张力维持时间长的可吸收缝合线（如 PDS 或 PDO）或普通可吸收缝合线（如薇乔或 PGA），缝合线型号根据脂肪厚度和张力大小而定。皮内缝合可采用 4 - 0/5 - 0 单股可吸收缝合线（如单乔）皮内连续缝合。皮肤外缝合可采用 6 - 0/5 - 0 尼龙线或聚丙烯（Prolene）做间断缝合或连续缝合，也可以使用皮肤黏合剂，必要时联合使用皮肤免缝胶带。

注意事项：①腰腹部肌肉收缩力量大，按层次采用"8"字缝合法缝合肌肉，关闭肌膜或前鞘，有利于减少伤口张力；②缝合完深筋膜后，缝合腰腹部脂肪，由于这层组织比较厚，过厚的脂肪最好分成两层缝合，即深层间断缝合，关闭无效腔，浅层脂肪合并皮肤形成一个固定厚度的皮瓣，使用心形皮下缝合技术缝合皮下；③腹部切口内脂肪组织较多，增加了切口缝合张力，可以将疝出皮肤切缘的部分脂肪修除，形成梯形伤口，以利于减张缝合；④对特别巨大的组织缺损可以联合使用远位悬吊缝合以及腹直肌前鞘折叠技术提前减张，以减少皮下缝合前伤口的张力。

临床病例 25(图 12-25)：对烧伤后胸部瘢痕采取腹部取皮植皮术。患者烧伤后瘢痕，曾于 2 年前在同一医院整形外科行腹部取皮，瘢痕松解植皮术，下腹部取皮区采用单纯间断缝合，留下明显的"蜈蚣"样增生性瘢痕，瘢痕硬、红、明显突出皮面。此次再次入院，需要再次行瘢痕切除植皮术。为与原供区切口瘢痕进行对比，观察心形

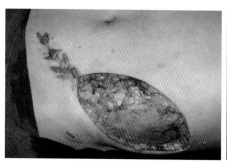
(a) 腹部取皮术后创面，修剪切缘

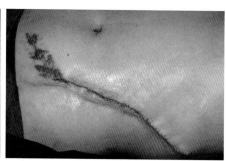
(b) 心形皮下缝合

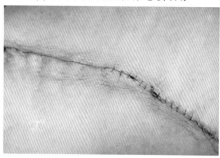
(c) 对切口一半采用6-0尼龙线间断外缝合，
另一半采用4-0单股可吸收线皮内连续缝合

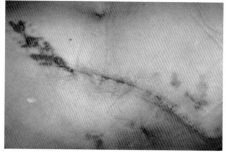
(d) 术后1周

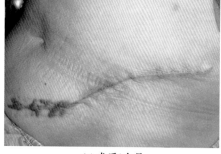
(e) 术后1个月

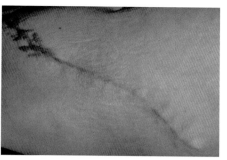
(f) 术后6个月

图 12-25 腹部全厚皮片切取术

皮下缝合后的效果，在下腹部原取皮位置旁再次取皮（8cm×5cm），取皮后采用1-0慕丝线做心形皮下缝合，对切口一半采用6-0尼龙线单纯间断外缝合，另一半采用4-0单股可吸收缝合线皮内连续缝合。术后6个月，采用心形皮下缝合部位瘢痕较原切口瘢痕明显变细，增生不明显；采用6-0尼龙线单纯间断皮外缝合与采用4-0单股可吸收缝合线皮内连续缝合遗留的瘢痕未见明显差异。

临床病例26（图12-26）：下腹部剖宫产瘢痕切除联合腹壁整形。患者下腹部剖宫产后半年，纵切口的增生性瘢痕凸起皮面、红、硬、宽。手术切除瘢痕同时行腹壁整形手术：术中设计切除瘢痕加皮肤面积14cm×9cm，切口最后长宽为15cm×11cm，用1-0号慕丝线做心形皮下缝合，用4-0单乔缝合线皮内连续缝合，用拉力胶黏贴伤口，10天后去除拉力胶，术后3年、14年复诊，瘢痕不明显，患者腹围明显减小，患者非常满意。

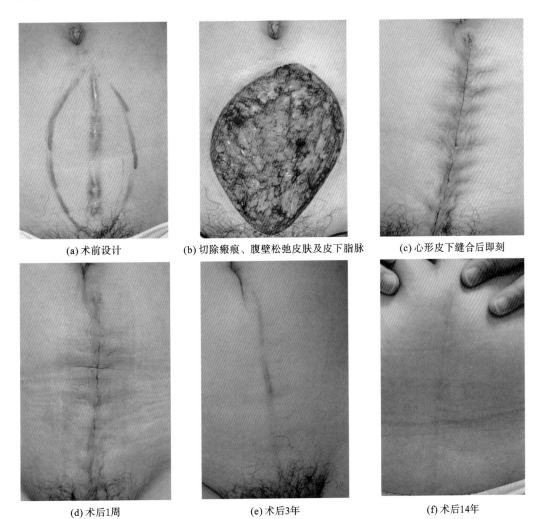

(a) 术前设计　　　　　(b) 切除瘢痕、腹壁松弛皮肤及皮下脂脉　　　　　(c) 心形皮下缝合后即刻

(d) 术后1周　　　　　(e) 术后3年　　　　　(f) 术后14年

图12-26　下腹部瘢痕切除＋腹壁整形

临床病例 27(图 12-27)：腹壁整形术。患者产后腹壁松弛，行腹壁整形手术，用 2-0 PDS 做心形皮下缝合，用 4-0 单乔缝合皮内，用皮肤黏合剂黏合皮肤，术后瘢痕不明显。

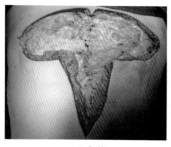 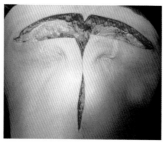 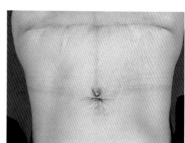

(a) 术前　　　　　　　　(b) 心形皮下缝合　　　　　　　(c) 术后40天

图 12-27　腹壁整形术

临床病例 28(图 12-28)：下腹部剖宫产瘢痕切除联合腹壁整形术。患者下腹部有一横行剖宫产瘢痕，伴下腹壁松弛下垂，手术切除下腹壁瘢痕，同时行腹壁整形术。术中切除下腹壁瘢痕、下腹壁松弛皮肤和皮下脂肪组织，腹壁整形术后，用 1-0 丝线做心形皮下缝合，用 4-0 单乔线皮内连续缝合皮肤，用拉力胶粘贴伤口，10 天后去除拉力胶。术后效果良好，瘢痕不明显。

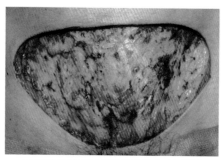 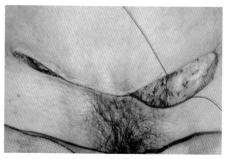

(a) 切除松弛下垂的腹壁皮肤和皮下组织　　　(b) 用3-0 PDS缝线做心形皮下缝合

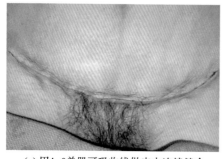 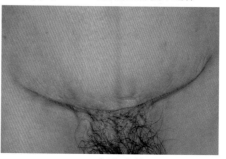

(c) 用4-0单股可吸收线做皮内连续缝合　　　　　(d) 术后3个月

图 12-28　下腹部瘢痕切除＋腹壁整形术

第五节 乳 房

乳房是人体相对特殊的部位，对于女性，乳房属于第二重要的美容部位，仅次于面部。乳房的皮下组织较厚，皮肤移动性好，乳房皮肤缝合时张力相对较小。对乳房做切口设计时应尽可能地考虑切口位置的隐蔽性，乳房手术常用的切口有乳晕周围切口、乳房下皱襞切口等。此外，乳房具有软组织自我塑形的过程，术后乳房会随着时间的推移自我重新塑形，因此，在乳房恢复期选择佩戴大小合适的胸罩也很重要。

缝合线选择：缝合乳房时，要紧密缝合腺体，不留无效腔，然后用 4-0 可吸收缝合线采用改良埋没垂直褥式缝合技术减张缝合皮下组织，其余方法如折返缝合也可考虑。乳晕周围皮肤缝合建议使用 6-0/7-0 尼龙线或单股不吸收缝合线（如 Prolene）单纯间断缝合，对乳房其他部位皮内可采用 4-0/5-0 单股可吸收缝合线（如单乔）做皮内连续缝合。

注意事项：①乳房手术前切口的设计至关重要；②乳房皮肤的切口和腺体的切口方向可以不一致，如乳房皮肤采用乳晕周围切口，而腺体同样可以采用放射状切口；③乳房手术缝合时需要注意两侧乳房的对称性和乳头、乳晕的位置；④乳房术后可用医用减张胶带减张，并注意佩戴合适的胸托。

临床病例 29（图 12-29）：右侧乳房中部良性肿物。设计乳晕切口，切除肿物后，对乳晕切口用 4-0 可吸收缝合线心形缝合皮下，用皮肤黏合剂黏合皮肤，术后瘢痕不明显。

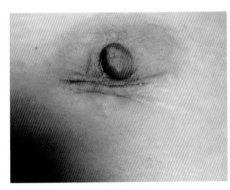 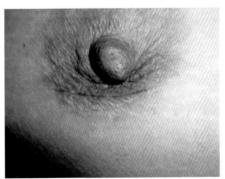

(a) 术后即刻　　　　　　　　　　　(b) 术后6个月

图 12-29　乳腺良性肿物切除术（乳晕切口）

临床病例 30（图 12-30）：左侧乳房下极良性肿物。设计乳房下皱襞切口，切除肿物后，用 4-0 可吸收缝合线心形缝合皮下，用 5-0 单股可吸收缝合线皮内连续缝合，术后瘢痕不明显。

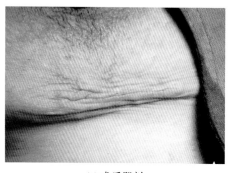
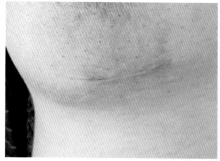

(a) 术后即刻　　　　　　　　　　　(b) 术后6个月

图12-30　乳腺良性肿物切除术(乳房下皱襞切口)

临床病例31(图12-31):右侧乳腺癌,扩大切除加腋窝淋巴清扫。对手术切口用2-0 PDS做心形皮下缝合,用6-0尼龙线缝合皮肤,7天拆线。

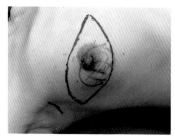
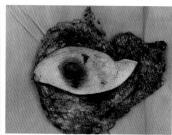
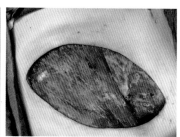

(a) 术前设计　　　　　　(b) 切除肿瘤标本　　　　(c) 切除肿瘤加同侧腋窝淋巴
　　　　　　　　　　　　　　　　　　　　　　　　　　清扫术后创面

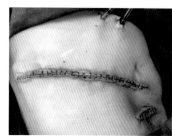
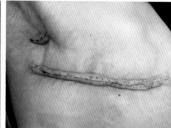
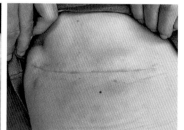

(d) 用2-0 PDS做心形皮下缝合,用　(e) 7天后拆除皮肤缝合线　　　(f) 术后3个月
　　6-0尼龙线缝合皮肤

图12-31　乳腺癌根治术后伤口缝合

临床病例32(图12-32):双平面假体隆胸术,乳晕切口,使用4-0 PDS行心形皮下缝合,用6-0尼龙线缝合皮肤,7天拆线。

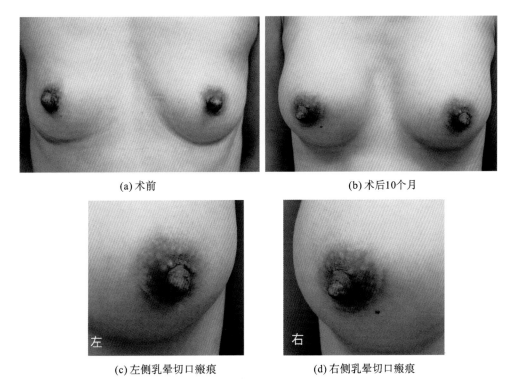

(a) 术前　　　　　　　　　　　　　　　　　(b) 术后10个月

(c) 左侧乳晕切口瘢痕　　　　　　　　　　　(d) 右侧乳晕切口瘢痕

图 12 - 32　乳晕切口入路假体隆胸术

临床病例 33(图 12 - 33)：双侧乳房下垂，行短瘢痕法乳房上提术，同期假体植入术，术后乳房"棒棒糖"形下壁和环乳晕切口采用 3 - 0 PDS 行心形皮下缝合，用 6 - 0 尼龙线缝合皮肤，术后 7 天拆线。术后乳房外形好，瘢痕不明显。

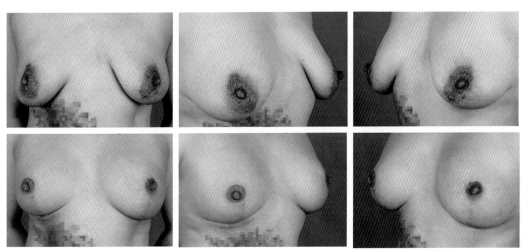

(a) 正面、右斜前位、左斜前位术前和术后10个月对比

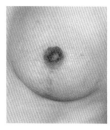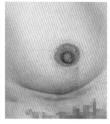

(b) 两侧乳房术后切口瘢痕局部放大显示

图 12 - 33　双侧乳房下垂，行短瘢痕法乳房上提术，同期假体植入术

第六节　四　肢

四肢软组织由浅入深分为皮肤、皮下组织、深筋膜、肌肉（肌腱）。上下肢、近远端的差别较大。如大腿和上臂处的皮下脂肪相对较多，肌肉较厚，小腿和手臂次之，而到肢体远端如足背、手背处，皮下脂肪较少，肌肉一般移行为腱性结构。把四肢归为一类首先是因为它们的张力都很大，这种张力并不是因为组织丰富，而是来自肌肉或肌腱反复运动带来的力量，因此对缝合的强度要求较高。其次，四肢皮肤软组织血运相对其他部位差，越往四肢末端血运越差，因此在减张缝合的同时，还要注意切缘皮肤的血运情况，以防切缘皮肤缺血坏死。

四肢皮肤缝合时需依次缝合肌肉、筋膜、皮下、皮肤。

注意事项：①四肢组织尤其是远端肢体的血运比较差，设计切口时要考虑血运，减张分离时皮瓣不宜太薄；②四肢伤口存在组织缺损，进行缝合时需要评估张力，张力过大时不宜直接拉拢缝合，否则可能会导致室筋膜间隙综合征或者肢体远端血运不良；③由于肢体活动功能的重要性，术后需要尽早进行功能锻炼，同时伤口愈合后需要反复活动，较其他部位张力往往更大，伤口减张至关重要。这些部位使用心形皮下缝合技术能在精准对合伤口的同时充分减少伤口张力，能够促进伤口愈合并预防术后瘢痕形成；④由于很多伤口直接跨关节，伤口的缝合还要考虑减少伤口的感染，传统的用丝线和粗针的直接缝合往往能将细菌通过表皮、真皮丝线缝隙带入深部甚至关节腔，导致关节腔感染，因此，选择光滑的具备抗菌功能的缝合线尤为重要。

临床病例 34（图 12 - 34）：左侧大腿游离股前外侧皮瓣切取术。在左侧大腿外侧设计一 15cm×10cm 大小的股前外侧皮瓣，切取皮瓣后，在切口两侧皮下适当游离，然后用 3 - 0 PDS 缝合线做心形皮下缝合，用 6 - 0 尼龙线缝合皮肤，伤口一期关闭，术后伤口瘢痕不明显。

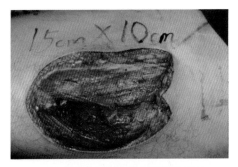
(a) 取完右侧肌前外侧皮瓣后的创面

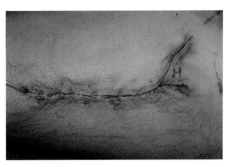
(b) 皮下潜行分离后，心形皮下缝合固定

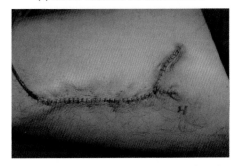
(c) 心形皮下缝合后，用6-0尼龙线缝合皮肤

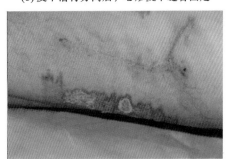
(d) 术后1个月

图 12-34　左侧大腿游离股前外侧皮瓣切取术

临床病例 35(图 12-35)：左侧大腿瘢痕切除缝合术。左侧大腿后外侧有一 15cm ×2cm 大小的增生性瘢痕，切除瘢痕后，在切口两侧皮下适当游离，然后用 3-0 PDS 缝合线做心形皮下缝合，用 6-0 尼龙线缝合皮肤。

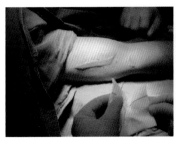
(a) 术前

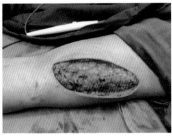
(b) 瘢痕切除后，修剪皮缘，皮下两侧潜行分离

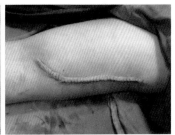
(c) 心形皮下缝合后，用6-0尼龙线单纯间断缝合皮肤

图 12-35　左侧大腿瘢痕切除缝合术

临床病例 36(图 12-36)：右上肢瘢痕切除缝合术。右侧上肢有一约 18cm×2cm 的瘢痕，完整切除瘢痕，然后用 3-0 PDS 缝合线做心形皮下缝合，用 6-0 尼龙线缝合皮肤。

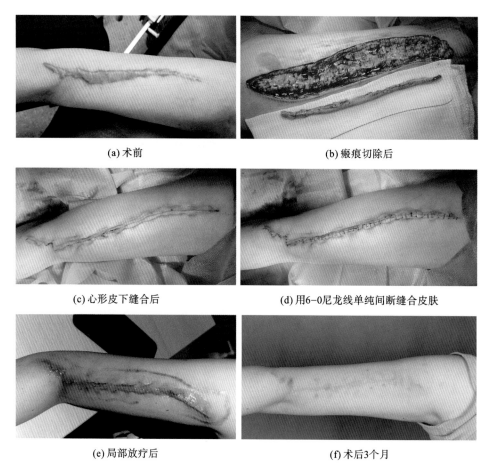

(a) 术前   (b) 瘢痕切除后

(c) 心形皮下缝合后   (d) 用6-0尼龙线单纯间断缝合皮肤

(e) 局部放疗后   (f) 术后3个月

图 12 - 36　右上肢瘢痕切除缝合术

第七节　心形缝合在慢性创面缝合中的应用

随着生活水平的提高及医疗条件的改善，慢性创面患者越来越多。在临床工作中，我们发现有一部分慢性创面患者可以通过清创后采用心形皮下减张缝合的方式关闭创面，并且能够取得良好的愈合效果。

注意事项：①时机很重要，关闭创面前一定保证创面干净，没有明显脓肿，彻底清创，以减小再次感染的概率；②注意缝合力度和间距，慢性创面的缝合不同于清洁创面，想办法减张以获得较小瘢痕的同时，还要兼顾降低感染和坏死的可能，一般这类患者全身情况较差、局部血运不佳及创口周围相对不清洁，因此缝合时间距适当宽一些，外翻程度相比普通伤口也没那么高的要求；③缝合线选择很重要，除了考虑强度，缝合线的组织反应性也变得同等重要，抗菌薇乔、PDS 及带有抗菌涂层的PDS - plus缝合线等比较适用于关闭这类创面。

临床病例37(图12-37)：肾移植术后创面缝合。患者肾移植术后出现伤口漏尿，继发感染，做清除脓肿、换药及负压吸引等治疗 1 个月后，创面逐渐干净，右侧腹部形成瘢痕，且留有约 7cm 长的皮肤裂口，在慢性创面基础上设计梭形切口，切除创口及周围瘢痕组织，在切口两侧皮下适当游离，然后用 2−0 PDS 缝合线间断缝合腹外斜肌及心形减张缝合皮下组织，用 6−0 尼龙线缝合皮肤，伤口一期关闭，术后伤口瘢痕不明显。

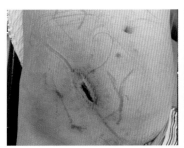
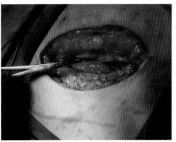

(a) 感染1个月后的成熟创面　(b) 切除创口及瘢痕，皮下潜行分离后，可见移植肾

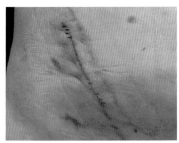
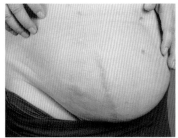

(c) 用2−0 PDS缝合线心形减张缝合皮
下组织，用6−0尼龙线缝合皮肤　(d) 术后1年

图 12−37　肾移植术后创面缝合

临床病例 38（图 12−38）：结肠癌根治术后创面缝合。患者结肠癌根治术后出现伤口脂肪液化，换药两周后，创面逐渐干净，切除创口及周围瘢痕组织，在切口两侧皮下适当游离，然后用 2−0 抗菌薇乔缝合线做皮下心形减张缝合，用 6−0 尼龙线缝合皮肤，伤口一期关闭，术后伤口瘢痕不明显。该患者皮肤缝合采用自身对照，伤口上半部分为普通间断缝合，下半部分为心形减张缝合（瘢痕增生相对轻），如图 12−38（d）。

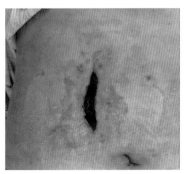
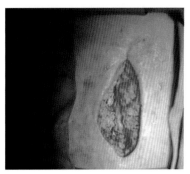

(a) 感染两周后的创面　(b) 切除术后心形减张缝合

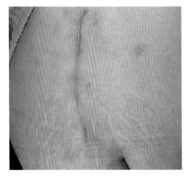

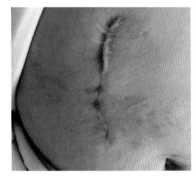

(c) 术后1个月   (d) 术后1年（上半部分普通缝合，
下半部分心形减张缝合）

图 12-38　结肠癌根治术后创面

　　临床病例 39(图 12-39)：开胸术后创面缝合。心脏瓣膜置换术后 1 月余，伤口愈合不良，裂口约 40cm，换药 2 周后，切除瘢痕组织，在切口两侧皮下适当游离，然后用 3-0 PDS 缝合线做皮下心形减张缝合，用 6-0 尼龙线缝合皮肤。

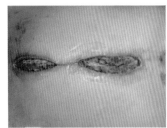

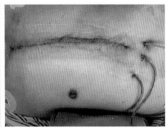

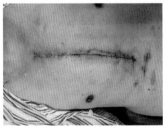

(a) 术前裂口   (b) 术后，修剪皮缘，做皮下心形
减张缝合   (c) 术后2周

图 12-39　开胸术后创面缝合

　　临床病例 40(图 12-40)：剖宫产术后创面缝合。剖宫产术后 1 周，伤口脂肪液化，裂口约 10cm，换药 4 周后切除创缘组织，在切口两侧皮下适当游离，然后用 2-0 PDS 缝合线做皮下心形减张缝合，用 6-0 尼龙线缝合皮肤。

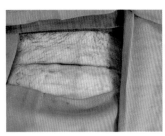

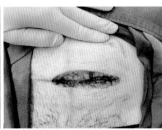

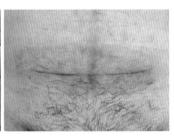

(a) 术前裂口   (b) 修剪皮缘，皮下两侧潜行分离，
做皮下心形减张缝合   (c) 术后2周

图 12-40　剖宫产术后创面缝合

临床病例 41(图 12-41)：糖尿病足创面缝合。图为患者因糖尿病足，右足第一足趾坏死截趾后的创面。用咬骨钳去除远端骨组织，切除肉芽组织，在切口两侧皮下适当游离，然后用 2-0 抗菌薇乔缝合线做皮下心形减张缝合，用 5-0 尼龙线缝合皮肤。

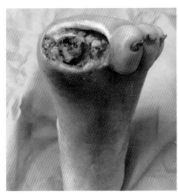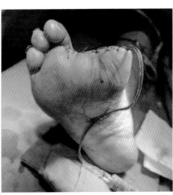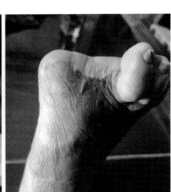

(a) 术前创面　　　(b) 修剪皮缘，皮下两侧潜行分离，　　　(c) 术后3个月
　　　　　　　　　　　做皮下心形减张缝合

图 12-41　糖尿病足创面缝合

本章临床问题焦点

1. 不同部位的皮肤结构不同，缝合方法和缝合材料也不相同，但是皮下减张缝合的基本原则是一致的。

2. 心形皮下减张缝合几乎可以应用于全身所有部位。

第十三章

伤口护理和瘢痕治疗

伤口护理对于促进伤口愈合与减弱术后瘢痕非常重要。伤口护理的好坏直接影响手术效果和伤口愈合。伤口护理包括术后伤口的包扎、固定、换药、拆线以及瘢痕防治和后期康复。

第一节 围手术期伤口护理

一、术前准备

手术前，需明确患者的手术方法和部位、围手术期的注意事项以及术后可能造成的不适和并发症，并对患者进行心理疏导，解除患者的心理恐惧。手术区域需常规进行备皮，并在手术前核查标记手术部位。对于术后需要特殊体位或者长期卧床的患者，可在术前嘱其进行训练，提前让患者适应。

二、伤口消毒

传统普外科在关闭腹部伤口之前，使用酒精或者碘伏消毒伤口皮肤，以防止伤口感染。其实对于很多Ⅰ类手术切口而言，无需使用碘伏或者酒精消毒伤口。由于碘伏或者酒精对伤口皮肤具有刺激性，可能杀死伤口新生的上皮细胞，造成更明显的瘢痕。我们推荐对于Ⅰ类及Ⅱ类手术切口，可使用生理盐水反复冲洗来清洁伤口，而不使用消毒剂进行伤口消毒。只有在皮肤伤口被污染或者在处理感染伤口时，才使用消毒剂进行消毒。伤口换药时，同理，对于清洁伤口只需用生理盐水清洗即可，无需使用消毒剂消毒。

临床常用消毒剂的适应证及优缺点，见表 13-1。

三、包扎固定

伤口愈合需要提供一个无菌、湿润的环境。因此，伤口缝合完毕之后，包扎的目的就是使伤口与外界隔离，防止细菌进入伤口，同时给伤口提供一个湿润的环境，促进伤口愈合(感染化脓性伤口除外)。给伤口提供一个湿润的环境最简单、方便的方法，

表 13-1 临床常用消毒剂的适应证及优缺点

类别	名称	消毒力	消毒机理	浓度	适应证	优点	缺点
双胍类	氯己定（洗必泰）	低效	改变细菌胞浆膜的通透性	0.02%～0.05%	常用于皮肤黏膜消毒，手术前冲洗手，0.01%～0.025%浓度可用于腹腔、膀胱等冲洗		
季铵盐类	苯扎溴铵（新洁尔灭）	低效	改变细菌胞浆膜的通透性	0.05%～0.1%	用于外科洗手，皮肤黏膜消毒，浸泡器械，皮肤创伤冲洗，以及金属器械、塑料、橡皮管、棉织品等消毒	对酒精过敏者选择碘伏，对碘伏也过敏者选择新洁尔灭，实践中对碘伏过敏者很少见	
	苯扎氯铵（洁尔灭）	低效	改变细菌胞浆膜的通透性		用于手术前皮肤消毒，黏膜和伤口消毒		
碘制剂	碘酒（碘酊）	中效	卤化作用		用于皮肤感染和消毒	碘酊需要用酒精脱碘，价格相对便宜	有强烈刺激性，若使用浓度过高可引起皮肤起泡、脱皮及皮炎
	碘伏	中效	卤化作用	1%或以下	可用于皮肤、黏膜的消毒；也可处理烫伤、治疗滴虫性阴道炎、霉菌性阴道炎、皮肤霉菌感染等；还可用于手术前和其他皮肤的消毒、各种注射部位皮肤消毒、器械浸泡消毒以及阴道手术前消毒等	与酒精相比，碘伏引起的刺激疼痛较轻微，而且用途广泛，患者接受，效果确切	正常使用时对黏膜有明显刺激作用，少数人可出现过敏反应
	安尔碘	高效	卤化作用	有效含碘量 0.45%～0.55%	常用于口腔炎症消毒杀菌，伤口与疖肿消毒、肌肉注射前皮肤消毒，还适用于伤口换药消毒		对黏膜和伤口有一定的刺激性
醇类	乙醇	中效	与菌体的蛋白质结合	70%～75%	皮肤、体温计消毒		不用于大伤口或黏膜消毒，因其刺激性大

续表

类别	名称	消毒力	消毒机理	浓度	适应证	优点	缺点
酚类	来苏尔（煤粉皂），主要成分为甲酚	中效	与菌体的蛋白质结合		1%～2%溶液用于手部皮肤消毒，3%～5%溶液用于器械、物品消毒，5%～10%溶液用于环境、排泄物的消毒		正常使用可有呼吸道刺激症状，少数人有眼睛刺激症状，个别人对甲基苯酚有过敏反应
重金属盐类	红汞（红药水）		与菌体的蛋白质结合	2%	用于皮肤黏膜，小创伤（创面≤10cm² 或伤口长度≤3cm）消毒	红药水较碘酒相对温和，适用于新鲜的创面	可使皮肤染上红色，有时可发生局部过敏反应
	硝酸银		与菌体的蛋白质结合	1%	用于新生儿滴眼，预防淋球菌感染		
含无机氯类	漂白粉	高效	卤化作用		用于饮用水和果蔬的杀菌消毒，还常用于游泳池、浴室、家具等设施及物品的消毒，也常用于油脂、淀粉、果皮等食物的漂白		遇高温、水、酸或油脂部可引起燃烧爆炸，并且遇金属粉末会增加其危险性
	次氯酸钠	高效	卤化作用		用作漂白剂、氧化剂及水净化剂，对于造纸、纺织、轻工业等，具有漂白、杀菌、消毒的作用		
氧化剂	高锰酸钾	高效	氧化细菌体内活性基因	0.10%	用于急性皮炎或急性湿疹，特别是伴继发感染（湿敷）以及清洗小面积溃疡		高浓度反复多次使用可引起腐蚀性灼伤
	过氧化氢	高效	氧化细菌体内活性基因	3%	用于外耳道、口腔黏膜消毒		
	过氧乙酸	高效	氧化细菌体内活性基因	0.2%～0.5%	用于塑料、玻璃、人造纤维消毒以及皮肤消毒（洗手）		对金属有腐蚀性，不可用于金属器械的消毒

续表

类别	名称	消毒力	消毒机理	浓度	适应证	优点	缺点
醛类	甲醛（福尔马林）	高效	与菌体的蛋白质结合	10%	①用于浸泡、物品表面消毒。②用于房间空气消毒：10%溶液加等量水，加温蒸发，密闭房间6～24小时；或加半量高锰酸钾，产生烟雾，消毒效果更好		甲醛属于一类致癌物
	戊二醛	高效	与菌体的蛋白质结合	先调整pH值至7.5～8.5，再配成2%溶液	①2%戊二醛（碱性、酸性、中性）可用于各种不怕湿的医疗器械消毒与灭菌。②用于内窥镜的消毒与灭菌		对金属有腐蚀性
烷基化合物	环氧乙烷	高效		塑料袋消毒法：1.5mL/L，作用24小时（>15℃）	用于医疗器械、敷料及手术用品等的消毒与灭菌，尤其是怕湿、怕热和怕腐蚀的精密仪器等物品的消毒与灭菌		
酸碱类	醋酸（乙酸）		影响细菌的正常代谢	5～10mL/m³加等量水蒸发	用于房间消毒，控制呼吸道感染		
染料	龙胆紫（龙胆紫、紫药水）		影响细菌的正常代谢	2%～4%水溶液	表浅创伤消毒	有较好的杀菌作用，且能与组织无刺激性，对组织、皮肤表面凝结成保护膜而起收敛作用、防止细菌感染和局部组织液的外渗	紫药水可使皮肤残留紫色斑痕，对于较大面积的皮肤创伤不用为好，以免影响美观

即在伤口表面形成一层油性保护膜，我们最常用的方法是在伤口表面涂抹抗生素软膏，如红霉素眼膏、百多邦软膏等。这样既可具有保湿的作用，还可以起到一定的预防伤口感染的目的。除了使用抗生素软膏外，还可使用凡士林纱布覆盖，凡士林纱布除了起到防水保湿的作用以外，还可防止敷料黏附于伤口表面。伤口上涂抹抗生素软膏或者覆盖凡士林纱布后，再使用干燥的纱布块覆盖或者使用创口贴进行包扎固定。目前，临床上还有很多商品化的促进创面愈合的湿性敷料，可根据临床具体情况选用。

一般的伤口仅需覆盖包扎即可，无需进行加压包扎。但对于部分有活动性出血或者可能存在潜在腔隙的伤口，为防止术后出血或者血肿，则需要进行加压包扎。还有部分伤口，如胸壁、腹壁伤口，为了减轻术后伤口张力，可采用胸带、腹带进行加压，防止因咳嗽等造成局部伤口张力过大，致使伤口裂开。一般伤口缝合后无需特殊制动，如行植皮、骨折、肌腱等手术则可能需要术后制动。

四、伤口换药

多数伤口应在术后48小时内行首次换药。换药的主要目的是观察伤口愈合情况及有无感染、化脓和皮下积血、积液，清洁伤口表面渗血或者渗液，清洁伤口一般情况无需使用消毒剂进行消毒（尤其是酒精、碘酒等刺激性强的消毒剂），用生理盐水清洗伤口即可。清洁伤口时，需注意要像呵护我们的眼睛一样爱护伤口，但凡不能进入眼睛的液体尽可能不要进入伤口。如有血痂难以清除或渗出较多的伤口，可使用过氧化氢（双氧水）清洗血痂，清除渗出液，再用生理盐水清洗。对于部分有污染或者存在感染可能的伤口，则可使用Ⅲ型碘伏进行消毒。

伤口换药除清洁伤口外，最主要的是观察伤口愈合情况，观察伤口有无红肿、渗出，触诊有无皮下积血、积液，有无线头反应等。如发现异常应及时处理，如伤口消毒、湿敷、拆除缝合线、全身抗感染等处理。对于有伤口感染的患者，一定要分析原因，对症解决。第一次换药后，对于头面部伤口，可外用红霉素、百多邦等软膏涂抹伤口表面，无需再次包扎，躯干或四肢伤口则再次进行敷料包扎。

伤口换药的次数一般根据伤口具体情况而定。大多数伤口需2～3天换药一次，对于部分感染伤口，则需每天换药或每天多次换药。表浅的清洁伤口，也可不换药，待拆线即可。

五、伤口拆线

对于采用不可吸收缝合线缝合的伤口，在伤口愈合后，需要拆除缝合线。传统的拆线时间为头面部5～7天，躯干部7～9天，四肢和关节部10～12天，对于张力特别大的伤口可延迟至14天。但凡超过7天拆除的缝合线不可避免会留下明显的缝合线瘢痕。

我们推荐，对所有的伤口（即使是有皮肤缺损，张力大的伤口），只要进行了充分的皮下减张缝合（如心形皮下缝合），都应该在术后7天内拆线，以防术后形成缝合线瘢痕。采用充分的皮下减张缝合后，皮肤的缝合多采用 5-0 及以下单股不可吸收缝合线进行缝合。选用此型号缝合线，可协助皮肤对合，防止切缘渗血。

第二节　术后伤口瘢痕治疗

伤口愈合后，如何预防瘢痕变宽、增生和促进功能康复同样至关重要。从受伤第 3 天至伤后的第 21 天，伤口处于增生期，此期伤口以上皮化和肉芽组织增生为主要特征；而从伤后的第 21 天开始，伤口进入重塑期，伤口内肉芽组织逐渐转化为瘢痕，最大程度恢复结构完整和张力强度。因此，一般来说瘢痕防治应该从伤口愈合后开始，持续至伤口愈合后一年。而功能康复训练一般从术后三周开始，直至功能恢复。

一、伤口局部减张

前文提及，张力是影响伤口愈合和瘢痕形成的重要因素。伤口两侧皮肤真皮内胶原纤维、弹性纤维和肌成纤维细胞等成分收缩产生的张力在瘢痕成熟的过程中持续存在。如果伤口缝合后早期是平整的（皮下未能减张达到负张力），伤口两侧持续存在的张力将使得伤口越变越宽，直到伤口瘢痕彻底稳定（临床经验与研究报道显示，伤口瘢痕多在半年至一年左右成熟），成熟的瘢痕不再变宽。如果采用了术中减张缝合技术，皮下缝合完毕后伤口形成脊状隆起（减张形成了局部负张力），此时可以不考虑减张护理，当伤口逐渐变平时，减张护理可以介入。如果皮下减张缝合未形成脊状隆起（即未形成负张力），则可在伤口缝合完毕后即进行减张处理。伤口局部的减张护理应持续至伤口愈合后半年至一年，根据缝合部位伤口的张力大小和皮下减张缝合的效果而定。

减张的方法已在前面的章节中讲到，目前最常用的减张方法为医用免缝胶带（也称拉力胶），其次是医用减张拉扣（也称无创皮肤缝合器）。其他（如医用免缝拉链）也可应用于伤口的皮肤减张（具体见第十章）。

二、抗瘢痕药物治疗

瘢痕的药物治疗多以预防为主，治疗为辅。目前临床常用的抗瘢痕药物以外用药物为主，此外，还有部分口服和局部注射的药物。口服抗瘢痕药物较少，主要为积雪苷片，在伤口愈合时开始使用，直至伤口愈合后半年。其他类药物（如维生素等）可作为辅助性用药。外用药物包括膏剂和贴剂两种。膏剂包括硅酮凝胶、复方肝素钠尿囊素凝胶、积雪苷霜软膏、多磺酸粘多糖乳膏、维生素乳膏等。硅酮凝胶类药物是目前临床抗瘢痕治疗的一线用药，其作用机理是在伤口表面形成一层硅凝胶膜，阻止水分蒸发，抑制瘢痕增生。复方肝素钠尿囊素凝胶主要作用成分为洋葱提取物，与肝素、尿囊素等共同作用，抑制瘢痕的纤维母细胞增生，对于早期瘢痕效果相对较好，价格相对便宜。积雪苷霜软膏是目前最常用的中药类祛疤膏，功效是消肿解毒，去热利湿，治疗烧烫伤等积聚内火热毒。多磺酸粘多糖乳膏主要用于治疗表浅性静脉炎，此外还能通过促进间叶细胞的合成以及恢复细胞间物质保持水分的能力从而促进结缔组织的再生，用于软化瘢痕。贴剂主要为硅胶贴片，目前市场上有很多不同种类的硅胶贴，其规格、大小、厚薄各有差异，也是抗瘢痕治疗的一线用药。外用抗瘢痕药物一般从伤口愈合后开始使用，使用半年，也可使用一年甚至更长时间。多数抗瘢痕药物用于伤后早期增生性瘢痕，对于陈旧性瘢痕（一年以上）和萎缩性瘢痕效果不佳。此外对于瘢痕疙瘩也效果不佳。

除上述口服和外用抗瘢痕药物外，还有局部注射用抗瘢痕药物。注射药物主要为激素类药物，如曲安奈德、倍他米松等，对于严重的增生性瘢痕或者瘢痕疙瘩，也可注射干扰素、五氟尿嘧啶等。注射类药物不同于外用药物用于早期预防，而是用于已增生的瘢痕或者瘢痕疙瘩，预防性注射仅用于患者有明确的瘢痕体质。注射类药物一般在发现瘢痕增生后开始使用，2～3周注射一次，3或4次为一个治疗周期。

三、瘢痕的激光治疗

瘢痕的激光治疗在近30年取得了飞速的发展。其创伤小、效果佳，治疗过程容易接受而被人们广泛选用。瘢痕的激光治疗根据瘢痕的不同时期选择不同的激光治疗方法。

对于瘢痕增生期（一般指瘢痕早期，瘢痕形成的3个月以内），最具代表性的有脉冲染料激光（PDL，波长585nm）、强脉冲激光（IPL）、KTP激光（波长585nm）、可调脉宽倍频Nd：YAG激光（波长532nm）、V-beam激光（波长595nm）等。目前瘢痕早期以脉冲染料激光应用最为广泛，能够显著减少早期增生性瘢痕表浅的血管，还可使胶原重塑，从而改善瘢痕的外观。

对于重塑期的瘢痕（一般指瘢痕形成的3个月以上至1年内），此期主要治疗策略为促进成纤维细胞凋亡，减少胶原合成，可用Nd：YAG激光（波长1064nm），其治疗层深较PDL激光更深。此外二氧化碳点阵激光产生的微小热治疗区（MTZ），成纤维细胞凋亡明显增加，并伴有Ⅰ型、Ⅲ型胶原的变化，因此重塑期瘢痕可用二氧化碳点阵激光治疗。此外，也有实验证实光动力治疗也可抑制成纤维细胞Ⅰ型胶原的产生，通过促进MMP-1、MMP-3表达来抑制纤维化。

对于成熟的瘢痕（一般指瘢痕形成1年以上），目前常用的方法有超脉冲二氧化碳点阵激光和Er：YAG激光。点阵激光的作用机制是点阵式光热作用理论，即点阵激光作用于瘢痕时产生矩阵状排列的微热损伤，会刺激皮肤重新均匀地启动修复过程，最终使表皮和真皮在内的皮肤全层重塑和重建。

四、瘢痕的压力治疗

临床证实，压力治疗是增生性瘢痕最有效的非手术治疗方法之一。其主要作用机制是通过局部压迫，阻断瘢痕内血液循环，抑制瘢痕增生，并可重塑胶原蛋白的排列。

常用的压迫方法包括弹性绷带、压力衣、压力支架、3D打印面具、压力垫，此外，硅胶贴片也可起到一定的压迫作用。压力治疗一般在创面愈合后即可开始，一般使用一年左右。

五、瘢痕的放射治疗

对于瘢痕疙瘩和部分有明确瘢痕体质的增生性瘢痕患者，放射治疗是有效的治疗方法之一。目前，放射治疗一般在瘢痕切除后24小时内即开始，放射剂量多在15Gy以内，一般不超过20Gy，放射治疗多分3~5次完成，连续治疗3~5天。

六、肉毒素注射治疗

肉毒素是一种神经毒素，能抑制神经肌肉接头处乙酰胆碱的释放，引起肌肉松弛麻痹而发挥对肌张力障碍和肌肉痉挛性疾病的治疗作用。肉毒杆菌毒素会导致化学性肌肉麻痹，注射少量肉毒杆菌毒素可使特定的面部表情肌暂时瘫痪，同时减少上覆皮肤的张力，从而动态地在2~6个月改善皱纹。同样的效果也可以被用来减轻面部切口愈合的张力，减轻伤口周围的张力对于改善瘢痕质量和减少增生性瘢痕的发生是很重要的。肉毒素引起的暂时性肌肉麻痹可以减少伤口周围的运动和压力，这种张力的减轻有助于预防面部瘢痕加宽、肥大和色素沉着。

七、术后功能康复

伤口愈合后的康复治疗除前面所讲的预防瘢痕增生外，还应防止瘢痕挛缩所造成的功能障碍，尤其是手部及关节部位的瘢痕，瘢痕挛缩常造成严重的功能障碍。预防瘢痕挛缩的方法包括使用支具、牵伸、自主功能锻炼等。

本章临床问题焦点

1. 关闭伤口前，清洁伤口时不建议用消毒液消毒冲洗伤口，一般使用生理盐水清洗伤口即可。同样，换药时，清洁伤口不建议用消毒液消毒，用生理盐水清洗伤口即可。

2. 伤口愈合需要一个无菌、湿润的环境。因此，伤口包扎的目的就是使伤口与外界隔离，防止细菌进入伤口，同时给伤口提供一个湿润的环境，促进伤口愈合。

3. 但凡超过7天拆除的缝合线不可避免会留下明显的缝合线瘢痕。我们建议，对所有的伤口，只要进行了充分的皮下减张缝合（如心形皮下缝合），都应该在术后7天内拆线，以防术后形成缝合线瘢痕。

（4）一般来说瘢痕防治应该从伤口愈合后开始，持续至伤口愈合后一年。

参考文献

［1］张文福. 手术部位皮肤消毒进展［J］. 中国消毒学杂志，2014，31(1)：63-66.

［2］中华人民共和国国家质量监督检验检疫总局，中国国家标准化管理委员会. GB15982. 医院消毒卫生标准. 2012：1-13.

［3］WS/T367-2012. 医疗机构消毒技术规范. 中华人民共和国卫生部. 2012.

［4］ATKINSON J A，MCKENNA K T，BARNETT A G，et al. Randomized controlled trial to determine the efficacy of paper tape in preventing hypertrophic scar formation in surgical incisions that traverse Langer's skin tension lines［J］. Plast Reconstr Surg，2005，116(6)：1648-1656.

［5］谭军. 激光治疗瘢痕的现状与展望［J］. 中国美容医学，2017，26(2)：1-4.

［6］陈红波，冯晓玲，孙家明. 硅酮凝胶防治面部术后瘢痕增生的临床研究［J］. 中国美容整形外科杂志，2015，(3)：138-141.

［7］龙飞，王晓军. 瘢痕疙瘩放射治疗的研究进展［J］. 中华整形外科杂，2016，32(2)：158-160.

［8］XU ZHIGANG，HU DAHAI. Clinical observation of botulinum toxin type A on reducing the scar of facial plastic incision［J］. Medical and Pharmaceutical Journal，2019，23(5)：1010-1012.